Khan · Kunz · Kleijnen · Antes

Systematische Übersichten und Meta-Analysen

Springer-Verlag Berlin Heidelberg GmbH

K.S. Khan · R. Kunz
J. Kleijnen · G. Antes

Systematische Übersichten und Meta-Analysen

Ein Handbuch für Ärzte in Klinik und Praxis
sowie Experten im Gesundheitswesen

Deutsche Ausgabe adaptiert
und herausgegeben von Regina Kunz

Mit 5 Abbildungen und 40 Tabellen

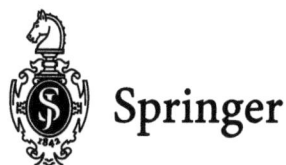 Springer

Dr. Khalid S. Khan
Academic Department of Obstetrics
and Gynaecology
Birmingham Women's Hospital
Birmingham, B15 2 TG, United Kingdom
E-Mail: k.s.khan@bham.ac.uk

PD Dr. Regina Kunz
Gemeinsamer Bundesausschuss
Auf dem Seidenberg 3a
53721 Siegburg, Germany
E-Mail: regina.kunz@arge-koa.de

Prof. Dr. Jos Kleijnen
25 Oak Tree Lane
Haxby, York
Y032 3 YL, United Kingdom
E-Mail: jk13@york.ac.uk

Dr. Gerd Antes
Deutsches Cochrane Zentrum
Institut für Med. Biometrie
und Med. Informatik
Universitäts-Klinikum Freiburg
Stefan-Meier-Straße 26
79104 Freiburg, Germany
E-Mail: antes@cochrane.de

ISBN 978-3-540-43936-3   ISBN 978-3-642-18890-9 (eBook)

DOI 10.1007/978-3-642-18890-9

Bibliografische Information Der Deutschen Bibliothek
Die Deutsche Bibliothek verzeichnet diese Publikation in der Deutschen Nationalbibliografie; detaillierte bibliografische
Daten sind im Internet über <http://dnb.ddb.de> abrufbar.

http://www.springer.de/medizin

© Springer-Verlag Berlin Heidelberg 2004
Ursprünglich erschienen bei Springer-Verlag Berlin Heidelberg New York 2004

Produkthaftung: Für Angaben über Dosierungsanweisungen und Applikationsformen kann vom Verlag keine Gewähr
übernommen werden. Derartige Angaben müssen vom jeweiligen Anwender im Einzelfall anhand anderer Literaturstellen auf ihre Richtigkeit überprüft werden.

Die Wiedergabe von Gebrauchsnamen, Warenbezeichnungen usw. in diesem Werk berechtigt auch ohne besondere
Kennzeichnung nicht zu der Annahme, dass solche Namen im Sinne der Warenzeichen- und Markenschutzgesetz-
gebung als frei zu betrachten wären und daher von jedermann benutzt werden dürften.

Lektoratsplanung: J. Engelbrecht, Heidelberg
Desk Editing: T. Schneider, Heidelberg
Copy Editing: U. Meyer-Krauß, Heidelberg
Lektorat: E. Nörenberg, Garbsen
Umschlaggestaltung: deblik, Berlin
Layout: deblik, Berlin
Satz und Repro: AM-productions GmbH, Wiesloch

Gedruckt auf säurefreiem Papier   SPIN 10877239   22/3160Sy – 5 4 3 2 1 0

Widmung

Khalid S. Khan widmet dieses Buch Heinke Kunst.

Danksagungen

Ohne allseitige Unterstützung ist es kaum möglich, ein solches Buch fertigzustellen. Unser besonderer Dank gilt Susan Hahné, Anjum Doshani, Peter J. Thompson und Jack Cohen für die kritische Durchsicht einer früheren Version dieses Buches; Mary Publicover für ihre kritische Stellungnahme zu Schritt 2; Christine Anne Clark und Anne Marie Bagnell für die Durchsicht von Fallstudie 1 und Sue O'Meara für die Durchsicht von Fallstudie 3. Edith Motschall vom Deutschen Cochrane Zentrum in Freiburg hat uns mit vielen hilfreichen Hinweisen zur Literatursuche in Deutschland unterstützt.

Internetseiten unterliegen einem beständigen Wandel. Die in diesem Buch enthaltenen Internetadressen wurden zuletzt im November 2003 überprüft.

Die Autoren haben in den Fallstudien und Beispielen des vorliegenden Buches die Evidenz im Kontext spezifischer Szenarien interpretiert. Bei der Interpretation der systematischen Reviews in anderen Zusammenhängen sind natürlich auch andere Auflösungen dieser Szenarien denkbar.

Vorwort

Sind Sie Arzt und möchten die Qualität Ihrer Patientenversorgung mit Hilfe systematischer Übersichtsarbeiten (Reviews) verbessern? Streben Sie eine Tätigkeit im Public Health-Bereich, als Epidemiologe oder in der Technologiebewertung („health technology assessment") an? Oder wollen Sie vielleicht mit Ihrem ersten Review beginnen? Dann ist dies genau das richtige Buch für Sie. Es beschreibt die wichtigsten Prinzipien, nach denen systematische Übersichtsarbeiten über medizinische Forschungsergebnisse erstellt werden und gibt Ihnen einen Leitfaden zur Bewertung, Durchführung und praktischen Anwendung solcher Reviews an die Hand.

Versorgungspraxis und Gesundheitspolitik stützen sich heute mehr denn je auf klar strukturierte, ausführliche Zusammenfassungen von Informationen, wie z. B. evidenzbasierte Leitlinien, die aus systematischen Literaturübersichten gewonnen werden. Sie sollten daher auch nachvollziehen können, wie solche Reviews entstehen. Möglicherweise haben Sie aber keine spezielle Ausbildung in den Grundlagen und Methoden der Gesundheitsforschung erhalten. Hier möchten wir Ihnen helfen. Mit der Lektüre dieses Buches können Sie sich die Prinzipien erarbeiten, nach denen Reviews über die wissenschaftliche Literatur erstellt werden. Sie werden in der Lage sein, veröffentlichte systematische Reviews kritisch zu bewerten und die daraus abgeleiteten Schlussfolgerungen und Empfehlungen zu beurteilen, um diese in Ihrer eigenen Patientenversorgung schließlich anwenden zu können.

Nicht immer werden publizierte Reviews und Leitlinien unseren Bedürfnissen gerecht. Haben Sie sich schon einmal Gedanken darüber gemacht, wie Sie einen eigenen Review verfassen könnten? Zunehmend eröffnen sich auch im klinischen Bereich Zugriffsmöglichkeiten auf die dafür erforderlichen Ressourcen. Medizinische Informationsquellen, spezialisierte Bibliothekare, Internetzugang zu zahlreichen Fachzeitschriften, Fernleihen und Online-Literaturdienste sowie die Verfügbarkeit anwenderfreundlicher Software ermöglichen es heute auch interessierten Ärzten, eigene systematische Reviews zu erstellen. Die Vermittlung von Grundwissen zur Planung und Erstellung solcher Übersichtsarbeiten ist ein weiterer Schwerpunkt dieses Buches. Unsere Zielgruppe sind dabei Ärzte und Anfänger auf dem Gebiet der Reviewerstellung, weniger die erfahrenen Epidemiologen und Statistiker. Mit Hilfe des vorliegenden Buches sollten Sie schon bald mit Ihrem ersten eigenen Review beginnen können.

Viel zu lange hatten systematische Reviews und Reviewer etwas Mysteriöses an sich. Welches sind die Prinzipien, nach denen bestimmte Studien ausgewählt, andere dagegen ausgeschlossen werden? Wie gehen Reviewer vor, um Ergebnisse zu poolen, d. h. zusammenzufassen? Wie kann eine Ansammlung nichtsignifikanter Ergebnisse plötzlich Signifikanz erreichen? Begeben Sie sich mit uns nun auf eine Reise, auf der diese Geheimnisse gelüftet werden. Wir wünschen Ihnen dabei viel Vergnügen!

Die Autoren

Über die Autoren

Mit zusammen mehr als 150 systematischen Reviews zählen wir schon zu den „alten Hasen". Im Laufe der Jahre haben wir gemeinsam mit Ärzten und Entscheidungsträgern Reviews erstellt, deren Ergebnisse in Praxis und Politik eingeflossen sind. Mit anderen Epidemiologen und Statistikern arbeiten wir daran, die Methoden zur Erstellung systematischer Reviews zu verbessern. Zwei von uns sind im akademischen Bereich tätig und beschäftigen sich mit der Erstellung und Förderung systematischer Reviews. Zwei von uns arbeiten im klinischen Bereich, wo wir die wissenschaftlichen Erkenntnisse aus Reviews, die sog. Evidenz, in der praktischen Arbeit mit unseren Patienten anwenden können.

Khalid S. Khan arbeitet als Gynäkologe und Geburtshelfer am „Women's Hospital" in Birmingham (Großbritannien) und verfügt über eine formale Ausbildung und große Erfahrung auf dem Gebiet systematischer Übersichtsarbeiten und evidenzbasierter Medizin (EbM). Mit seiner Zusatzausbildung in „Medical Education" ist er außerdem „Associate Director" am „Education Resource Centre" seines Krankenhauses. Dort leitet er einen Journal Club sowie andere EbM-Aktivitäten, wie etwa evidenzgestützte Visiten und Workshops zur kritischen Literaturbewertung. Neben seiner klinischen Tätigkeit leitet er eine Reihe von Projekten zu systematischen Reviews, unterrichtet Ärzte in der Aus- und Weiterbildung und ist als Gutachter für mehrere Fachzeitschriften tätig. Im Jahre 2000 erhielt er die Gelegenheit, für ein Jahr als Methodiker an das „Centre for Reviews and Dissemination" (CRD) in York zu gehen. Dort aktualisierte er den CRD-Report 4 „Undertaking Systematic Reviews of Research on Effectiveness". Die Idee zum vorliegenden Buch entstand ebenfalls während seiner Zeit in York.

Regina Kunz ist praktizierende Nephrologin an der Berliner Charité und außerdem als Wissenschaftlerin am Deutschen Cochrane Zentrum in Freiburg tätig. Sie gehört zu den wenigen Ärzten mit einer formalen Ausbildung in klinischer Epidemiologie sowie der Erstellung systematischer Reviews. Sie ist Gründungsmitglied des Deutschen Netzwerkes EbM und leitet die EbM-Referenzstelle des Kompetenznetz Rheuma in Deutschland. Darüber hinaus war sie an der Entwicklung des Deutschen EbM-Curriculums beteiligt und hat umfangreiche Erfahrung in der Leitung von Kursen zu systematischen Reviews und EbM. Schließlich gehört sie dem wissenschaftlichen Beirat der „Zeitschrift für Ärztliche Fortbildung und Qualitätssicherung" an und ist Mitherausgeberin des Werkes „Lehrbuch Evidenzbasierte Medizin in Klinik und Praxis" (Deutscher Ärzteverlag 2000).

Jos Kleijnen ist Direktor des „Centre for Reviews and Dissemination" in York, Großbritannien. Nach Abschluss des Medizinstudiums hat er die Laufbahn eines klinischen Epidemiologen eingeschlagen. Er verfügt über vielfältige Erfahrungen in der Erstellung und Verbreitung systematischer Reviews sowie anderer Forschungsarbeiten. Er gehört verschiedenen „Steering Groups" und Beiräten von Auftraggebern für Reviewerstellung an. Weiterhin war er Gründungsdirektor des Niederländischen Cochrane-Zentrums und ist Mitglied verschiedener „Methods Working Groups" der Cochrane Collaboration. Daneben ist er Editor der „Cochrane Peripheral Vascular Diseases Review Group", leitet in mehreren Ländern Kurse zu systematischen Reviews und EbM und pflegt eine enge Zusammenarbeit mit dem Horten-Zentrum in Zürich.

Gerd Antes ist Direktor des Deutschen Cochrane Zentrums in Freiburg. Als Biometriker verfügt er über eingehende Kenntnisse der mathematischen Grundlagen von Meta-Analysen, Heterogenität, Funnel-Plots u. ä. Abgesehen von seinem Interesse an methodischer Forschung, statistischen Auswertungen und medizinischer Informatik hat er die deutsche Cochrane-Initiative ins Leben gerufen und widmet einen Großteil seiner Zeit der Förderung von EbM und systematischen Reviews in Deutschland. Er ist Gründungsmitglied und Sprecher des Deutschen EbM-Netzwerkes. Seit mehreren Jahren gehört er der „Steering Group" der Cochrane Collaboration an.

Wir haben dieses Buch geschrieben, weil wir davon überzeugt sind, dass Ärzte und andere Gesundheitsberufe viel aus Reviews und Leitlinien lernen können. Umgekehrt stellen deren Inhalte und Perspektiven eine Bereicherung für alle Gesundheitsberufe dar. Wir hoffen, dass praktizierende Mediziner sich durch dieses Buch ermutigt fühlen, systematische Reviews kritisch zu lesen, effektiv anzuwenden und sich sogar daran wagen, den ersten eigenen Review zu erstellen.

Inhaltsverzeichnis

1	**Einleitung**	**1**
1.1	*Kritische Bewertung systematischer Reviews*	3
1.2	*Erstellung eines systematischen Reviews*	5
1.3	*Aufbau des Buches*	6
2	**Abschnitt A: Schritte eines systematischen Reviews**	**9**
2.1	*Schritt 1: Reviewfragen formulieren*	10
2.1.1	Wie man Reviewfragen formuliert	10
2.1.2	Variation von Populationen, Interventionen und Endpunkten	11
2.1.3	Variationen im Studiendesign	16
2.1.4	Modifikation Ihrer Fragen während der Reviewerstellung	20
2.2	*Schritt 2: Relevante Literatur identifizieren*	22
2.2.1	Erstellen einer vorläufigen Literaturliste	22
2.2.2	Sammeln und Management von Literaturstellen	30
2.2.3	Auswahl der relevanten Studien	31
2.2.4	Publikationsbias und andere systematische Verzerrungen	34
2.3	*Schritt 3: Qualität der Literatur bewerten*	37
2.3.1	Entwicklung von Checklisten zur Qualitätsbewertung	37
2.3.2	Qualitätsbewertung in Reviews mit verschiedenen Studiendesigns	43
2.3.3	Wie zuverlässig ist die Qualitätscheckliste eines Reviews?	45
2.3.4	Wie man Qualitätsbewertungen in einem Review verwendet	46
2.4	*Schritt 4: Evidenz zusammenfassen*	50
2.4.1	Aufbau eines Evidenzberichts	50
2.4.2	Unterschiede in den Effekten zwischen den Studien untersuchen	54
2.4.3	Meta-Analyse (quantitative Synthese) der Therapieeffekte einzelner Studien ...	56
2.4.4	Klinische Heterogenität	59
2.4.5	Methodische Heterogenität	61
2.4.6	Durchführung einer Meta-Analyse bei ungeklärter Heterogenität	62
2.5	*Schritt 5: Ergebnisse interpretieren*	64
2.5.1	Aufspüren von Publikationsbias und ähnlichen Biasformen	65
2.5.2	Wie man die Aussagekraft der Reviewergebnisse bestimmt	66
2.5.3	Fallstricke bei der Einstufung von Praxisempfehlungen	70
2.5.4	Wie man die Reviewergebnisse klinisch umsetzt	73

3   Abschnitt B: Fallstudien **79**

3.1   Fallstudie 1: Identifizierung und Bewertung systematischer Reviews 80

3.1.1   Szenario: Medikamentöse Behandlung einer beginnenden Schizophrenie 80

3.1.2   Auflösung des Szenarios 88

3.2   Fallstudie 2: Review zu potenziellen Risiken einer Public-Health-Maßnahme 89

3.2.1   Szenario: Risiken der Trinkwasserfluoridierung 89

3.2.2   Auflösung des Szenarios 97

3.3   Fallstudie 3: Review zur Wirksamkeit einer Therapie 98

3.3.1   Szenario: Antimikrobielle Therapie zur Behandlung chronischer Wunden 98

3.3.2   Auflösung des Szenarios 107

3.4   Fallstudie 4: Reviews zur Testgenauigkeit 108

3.4.1   Szenario: Ultraschall als bildgebender Test bei postmenopausalen Frauen
        mit Vaginalblutung 108

3.4.2   Auflösung des Szenarios 119

Empfohlene Literatur **121**

Glossar **123**

Sachverzeichnis **137**

Allgemeine Abkürzungen

CDSR	Cochrane Database of Systematic Reviews
CENTRAL	Cochrane Central Register of Controlled Trials
CER	Control Event Rate, Ereignisrate in der Kontrollgruppe
CI	Konfidenzintervall
DARE	Database of Abstracts of Reviews of Effects
EbM	Evidenzbasierte Medizin
EER	Experimental Event Rate, Ereignisrate in der Experimentalgruppe
ES	Effect Size, Effektgröße für kontinuierliche Daten
HTA	Health Technology Assessment
ITT	Intention-to-Treat-Analyse
LR	Likelihood Ratio, Wahrscheinlichkeitsverhältnis
	(LR+, LR bei positivem Testergebnis; LR-, LR bei negativem Testergebnis)
MeSH	Medical Subject Heading
NNT	Number Needed to Treat
OR	Odds Ratio [nicht zu verwechseln mit dem Boole'schen OR-
	($\cong$ ODER-)Operator in elektronischen Literaturrecherchen]
RCT	Randomisierte, kontrollierte Studie
RD	Risikodifferenz (oder ARR, Absolute Risikoreduktion)
RR	Relatives Risiko
SD	Standard Deviation, Standardabweichung
SE	Standard Error, Standardfehler

Einleitung

1.1   Kritische Bewertung systematischer Reviews   – 3

1.2   Erstellung eines systematischen Reviews   – 5

1.3   Aufbau des Buches   – 6

Ein **systematischer Review** ist ein wissenschaftlicher Artikel, in dem relevante Studien identifiziert, ihre Qualität bewertet und ihre Ergebnisse nach wissenschaftlichen Methoden zusammengefasst werden.

Eine **Meta-Analyse** ist nicht mit einem **systematischen Review** identisch, sondern vielmehr ein Teil des **Reviews**. Sie ist ein statistisches Verfahren, bei dem die Ergebnisse mehrerer Einzelstudien zu einem Gesamtergebnis zusammengefasst werden. *Nicht alle Publikationen, die unter der Bezeichnung Meta-Analyse herausgegeben werden, sind systematische Reviews!*

Im weiteren Verlauf beziehen wir uns mit dem Begriff **Reviews** stets auf **systematische Reviews**, die ausschließlich nach systematischen Methoden verfasst sein sollten. In diesem Buch verwenden wir also beide Begriffe synonym.

Heutzutage gibt es kaum noch medizinische Fachzeitschriften, in denen man keine Übersichtsartikel (Reviews) findet. Woher kommt das? Übersichtsarbeiten fassen wissenschaftliche Erkenntnisse (die sog. Evidenz) zu einem bestimmten Thema aus einer Vielzahl von Einzelstudien zusammen. Häufig sind Forschungsergebnisse, die für unsere ärztliche Tätigkeit von Interesse sind, aber über die gesamte medizinische Literatur verstreut und meist auch in uns fremden Sprachen publiziert. Ein Übersichtsartikel hingegen verschafft uns problemlos einen schnellen Überblick über die gesamte Bandbreite der Evidenz zu dem uns interessierenden Thema. Deshalb sind Übersichtsarbeiten auch so beliebt. Wir können uns damit auf dem Laufenden halten, ohne sämtliche, für unsere Praxis relevanten Einzelstudien durcharbeiten zu müssen. Wem kämen solche Übersichtsarbeiten angesichts zunehmender Belastungen im Berufsleben und dem damit verbundenen Mangel an Zeit nicht gelegen? Seien wir doch ehrlich: Selbst wenn wir Zeit und Mittel hätten, relevante Studien zu finden und zu bewerten, würden viele von uns trotz allem lieber zu einem Review greifen.

Aber hier ist ein Wort der Warnung angebracht: Die Art und Weise, wie in konventionell erstellten Reviews Studien recherchiert, wissenschaftliche Belege gesammelt und Schlussfolgerungen abgeleitet werden, ist oft genug fragwürdig. Schlimmstenfalls sind der gesamte Reviewprozess und seine Schlussfolgerungen von den persönlichen Interessen des Autors beeinflusst. Denn bei vielen Reviews, die wir lesen, handelt es sich um Beiträge, die auf Einladung verfasst wurden, und nicht um genuin wissenschaftliche Arbeiten. Können wir ausschließen, dass uns Übersichtsarbeiten dieser Art nicht in die Irre leiten? Wohl kaum. Und dies ist auch der Grund, weshalb konventionelle Übersichtsarbeiten heutzutage mehr und mehr durch systematische Reviews verdrängt werden.

Sorgfältig erstellte systematische Reviews der medizinischen Literatur sind eigenständige Forschungsarbeiten. Sie identifizieren relevante Studien, bewerten ihre Qualität und fassen deren Ergebnisse anhand wissenschaftlicher Methoden zusammen. Dadurch unterscheiden sie sich von konventionellen Übersichtsarbeiten und aus dem Stehgreif erstellten „Experten"-Beiträgen. Wichtiger noch, die Empfehlungen systematischer Reviews beruhen auf ausgewogenen Schlussfolgerungen, die aus der gesammelten Evidenz abgeleitet sind, und geben nicht die persönliche Meinung von „Experten" wider.

Das vorliegende Buch beschreibt die grundlegenden Prinzipien der systematischen Auswertung von Primärstudien, die sich mit den Wirkungen medizinischer Interventionen befassen. Mit Hilfe dieses Buches soll es Ihnen möglich werden, einen Review selbstbewusst auf seine Qualität und Aussage hin kritisch zu bewerten und auch mit der Erstellung einer eigenen Übersichtsarbeit zu beginnen.

1.1   Kritische Bewertung systematischer Reviews

Immer häufiger stützen sich gesundheitspolitische Entscheidungen auf klar strukturierte, umfassende Zusammenfassungen von Informationen, die durch systematische Reviews der relevanten Literatur gewonnen wurden. Damit erfordert das Praktizieren einer evidenzbasierten Versorgung in der heutigen Zeit mehr als nur die kritische Bewertung einzelner Studien. Medizinische Leitlinien, deren Empfehlungen häufig auf systematischen Übersichten beruhen, liefern ein ausgezeichnetes Beispiel dafür, dass systematische Reviews aus unserem Berufsleben nicht mehr wegzudenken sind.

Vermutlich kommen systematische Reviews einem Quantensprung in der Erstellung von Übersichten gleich. Allerdings sollte man ihnen nicht unbedingt blind vertrauen, denn ebenso wie einzelne Studien können auch Reviews und Leitlinien von unterschiedlichster Qualität sein. Es gibt zahlreiche Beispiele dafür, dass selbst Reviews aus hervorragenden medizinischen Fachzeitschriften oder Leitlinien von wissenschaftlichen Fachgesellschaften gleichwohl von schlechter Qualität sein können. Deswegen müssen wir auch in scheinbar glaubwürdigen Reviews und Leitlinien mit irreführenden Schlussfolgerungen rechnen. Für jeden praktizierenden Arzt sollte dies Grund genug sein, sich eingehender mit den Prinzipien systematischer Reviews zu befassen. Was aber, wenn Sie im Bereich Gesundheitsforschung lediglich über methodische Grundkenntnisse verfügen und Ihnen die Bewertung von Reviews als sehr mühsam erscheint? Dieses Buch wird Ihnen helfen, sich den Prozess der systematischen Auswertung medizinischer Literatur mit all seinen Tücken zu erschließen, und Sie werden lernen, besser zwischen hochwertigen und weniger hochwertigen Reviews und Leitlinien zu unterscheiden.

Verschiedene Quellen mit bereits existierenden Reviews, an denen wir unsere Entscheidungen in der Patientenversorgung orientieren können, sind in ◻ Tabelle 1.1 aufgelistet. Bei der Suche nach geeigneten Reviews wird uns gelegentlich aber schmerzlich bewusst, dass zu vielen Fragen aus der täglichen Praxis entweder gar

Welche Schritte muss man beim Auffinden der Bewertung und der Anwendung von Reviews berücksichtigen?

Schritt 1
Die Reviewfragen formulieren
|
Schritt 2
Die relevante Literatur identifizieren
|
Schritt 3
Die Qualität der Literatur bewerten
|
Schritt 4
Die Evidenz zusammenfassen
|
Schritt 5
Die Ergebnisse interpretieren

Evidenzbasierte Medizin (EbM) ist der gewissenhafte, ausdrückliche und abwägende Gebrauch der gegenwärtig besten wissenschaftlichen Evidenz für Entscheidungen in der medizinischen Versorgung individueller Patienten. Systematische Reviews liefern aussagekräftige Evidenz zur Unterstützung der EbM.

Leitlinien sind systematisch entwickelte Entscheidungshilfen für Ärzte und Patienten über die angemessene Vorgehensweise bei speziellen Gesundheitsproblemen. Häufig, aber *nicht* immer stützen sie sich auf Evidenz aus systematischen Reviews.

◻ **Tabelle 1.1.** Ausgewählte Quellen für systematische Reviews und Leitlinien

Cochrane Library* (http://www.cochrane.org)

Die Cochrane Library umfasst drei Datenbanken veröffentlichter Reviews und Reviews in Vorbereitung:

— **Cochrane Database of Systematic Reviews (CDSR)**
Enthält die Volltexte von der Cochrane Collaboration erstellter und regelmäßig aktualisierter systematischer Reviews zu medizinischen Interventionen sowie Protokolle zu laufenden Reviews.

— **Database of Abstracts of Reviews of Effects (DARE)[+]**
Enthält kritische Bewertungen systematischer Reviews aus anderen Datenbanken als der CDSR. Die Reviews werden durch regelmäßige Recherchen bibliographischer Datenbanken, Handsuchen in wichtigen medizinischen Fachzeitschriften sowie durch Sichtung der grauen Literatur identifiziert (kostenloser Zugriff unter http://www.york.ac.uk/inst/crd).

▼

1

◼ **Tabelle 1.1.** Fortsetzung

— **Health Technology Assessment (HTA) Database**
Abstracts abgeschlossener Technologiebewertungen und laufender Projekte,
die von den Mitgliedern des International Network of Agencies for Health Technology
Assessment (INAHTA) sowie anderer HTA-Einrichtungen durchgeführt werden.
Die meisten davon umfassen systematische Reviews (kostenloser Zugriff unter
http://www.york.ac.uk/inst/crd).

— **Cochrane Review Groups' (CRGs) Output**
Findet sich unter „About the Cochrane Collaboration" in der Cochrane Library.
Umfasst eine Liste aller Publikationen der 50 CRGs.

Es existieren wesentlich mehr systematische Reviews, als man gemeinhin denkt. Allein in
der 4. Ausgabe der Cochrane Library 2002 befanden sich 1519 abgeschlossene Reviews
und 1136 Protokolle über laufende Reviews in der CDSR, 2940 Abstracts von Reviews
mit strukturierter methodischer Bewertung in der DARE-Datenbank, und 2838 Abstracts
von abgeschlossenen Technologie-Bewertungen in der HTA-Datenbank.

Allgemeine elektronische Datenbanken (*siehe dazu auch Tabelle 2.7*)
— MEDLINE – PubMed Clinical Queries bei Verwendung der Suchoption „Systematic
Reviews", zugänglich unter www.ncbi.nlm.nih.gov/entrez/query/static/clinical.html
— CINAHL, EMBASE, PsycLIT etc. können nach Reviews durchsucht werden, indem die
Suchfilter des Centre for Reviews and Dissemination (Kombination aus Textwörtern,
Deskriptoren und Schlagwörtern zur Erfassung relevanter Artikel) entsprechend
angepasst werden. Die Suchstrategien des Centre for Reviews and Dissemination
sind zugänglich unter http://www.york.ac.uk/inst/crd/search.htm.

Ausgewählte Internetseiten (in alphabetischer Reihenfolge)
— CMA Infobase – http://www.cma.ca/cpgs/
— Guidelines and Guidelines in Practice – http://www.eguidelines.co.uk
— Health Services/Technology Assessment Text (HSTAT) – http://text.nlm.nih.gov/
— National Coordinating Centre for Health Technology Assessment –
http://www.hta.nhsweb.nhs.uk/
— National Electronic Library for Health – http://www.nelh.nhs.uk/
— National Institute for Clinical Excellence (NICE) – http://www.nice.org.uk/
— National Guidelines Clearinghouse – www.guideline.gov/
— OMNI – http://omni.ac.uk (verwendet eine fortgeschrittene Suchstrategie
und spezifiziert Leitlinien nach Quellentyp)
— ScHARR-Lock's Guide to the evidence – http://www.shef.ac.uk/uni/academic/
R-Z/scharr/ir/scebm.html
— SIGN-Leitlinien – http://www.sign.ac.uk/
— Turning Research Into Practice (TRIP) – http://www.tripdatabase.com/

Ausgewählte Printpublikationen

— Clinical Evidence – http://www.clinicalevidence.org
— Effective Health Care Bulletin – http://www.york.ac.uk/inst/crd/ehcb.htm

* *Für ein Recherchebeispiel der Cochrane Library siehe Fallstudie 1*
⁺ *kostenlos zugänglich unter www.york.ac.uk/inst/crd*

Webseiten sind beständigen Änderungen unterworfen. Die Internet-Adressen in diesem Buch
stammen von November 2003.

keine relevanten Reviews existieren oder vorhandene Reviews nicht adäquat sind.
Warum also nicht selbst einen Review erstellen, wenn sich keiner finden lässt, der
den Anforderungen gerecht wird?

1.2   Erstellung eines systematischen Reviews

Internetrecherchen, die elektronische Beschaffung oder Fernleihe von Artikeln, benutzerfreundliche Software für Meta-Analysen usw. schaffen die Voraussetzungen für eine neue Form der Literaturauswertung. Da die entsprechenden Ressourcen in zunehmendem Maße auch im klinischen Bereich verfügbar sind, ist die Erstellung systematischer Reviews für praktizierende Ärzte heutzutage eine durchaus realistische Option. Weshalb aber sollten Ärzte eigene Reviews erstellen?

Gründe dafür gibt es genug. Manch einer will vielleicht eine Übersichtsarbeit erstellen, um damit eine evidenzbasierte Versorgung zu fördern oder um klinische Empfehlungen oder Strategien zu untermauern. Andere sehen darin einen Beitrag zur eigenen beruflichen Weiterentwicklung oder eine Gelegenheit für eine Publikation in einem Journal mit Peer-Review. Wiederum andere möchten das Einleitungskapitel zu einer Dissertation oder einem Forschungsprojekt schreiben, eine Präsentation für eine wissenschaftliche Tagung vorbereiten oder einen Gastbeitrag verfassen. Dazu müssen wir das Rad natürlich nicht jedesmal neu erfinden, sondern sollten uns dabei weitestmöglich auf schon vorhandene Reviews und Leitlinien stützen. Denn vielleicht gibt es bereits aktuelle hochwertige Reviews mit sämtlichen Informationen, die wir brauchen. Existieren aber zu einem Thema noch keine Reviews oder sind die vorhandenen veraltet bzw. von nicht ausreichender Qualität, dann können wir entweder „Experten" um Rat fragen, vorhandene Primärstudien auswerten oder einen systematischen Review erstellen.

Wir sollten uns aber darüber klar sein, dass eine „Expertenmeinung" unter Umständen nicht evidenzbasiert ist bzw. von anderen nicht unbedingt akzeptiert wird, denn zu jeder „Expertenmeinung" gibt es bekanntlich auch immer eine Gegenmeinung. Die alleinige Bewertung von einzelnen Studien kann selbstverständlich kein vollständiges Bild ergeben. Und eben dies ist der Ansatzpunkt für einen neuen Review. Viele Cochrane-Reviews entstehen auf genau diese Weise, und sind sie erst einmal publiziert, nutzen sie Ärzten, Entscheidungsträgern, Patienten. Die Erstellung eines neuen systematischen Reviews ist zwar sehr mühsam, doch die Mühe lohnt sich.

Was ist unser nächster Schritt? Es gibt nur einen Weg. Als Akademiker im Gesundheitswesen, ohne tiefergehende Kenntnisse in Epidemiologie und Statistik, mögen wir uns zwar mit der Veröffentlichung von Leitartikeln, Stellungnahmen und Kommentaren auskennen, doch steigt der Druck seitens der Herausgeber von Zeitschriften, dass wir in unseren Arbeiten systematischer vorgehen. Warum also keinen systematischen Review als nächsten Beitrag einreichen? Möglicherweise haben wir Bedenken, weil wir nicht über die nötigen Kenntnisse oder Fertigkeiten zur Abfassung von Reviews verfügen. Doch dem kann abgeholfen werden: Das vorliegende Buch enthält alle wichtigen Informationen, die man zur Planung und Erstellung von Reviews der medizinischen Literatur braucht.

In erster Linie wendet sich dieses Buch an Ärzte und andere Gesundheitsberufe sowie noch unerfahrene Reviewer, weniger an Epidemiologen und Statistiker. Es versetzt den Leser nicht nur in die Lage, ohne die Unterstützung professioneller Reviewer eigene Reviews zu verfassen, sondern enthält außerdem Hinweise auf weiterführende Literatur und Ratschläge, wie man sich bei schwierigen Fragestellungen erfolgreich um professionelle Unterstützung bemüht. Angesichts des Arbeitsaufwandes, der in den verschiedenen Schritten der Reviewerstellung steckt,

Die Cochrane Collaboration ist ein internationales Netzwerk von Ärzten und Wissenschaftlern. Ihr Ziel ist es, systematische Reviews zu medizinischen Interventionen zu erstellen, zu aktualisieren und zugänglich zu machen, um auf diese Weise einen Beitrag zur informierten Entscheidungsfindung im Gesundheitswesen zu leisten (http://www.cochrane.org).

Bei einem **Cochrane-Review** handelt es sich um einen systematischen Review, der nach der Methodik der **Cochrane Collaboration** erstellt und in der **Cochrane Library** erfasst wurde.

1

ist man gut beraten, einen oder mehrere Reviewer zu finden, die Lust haben, sich an dieser Arbeit zu beteiligen. Zudem ist es für Anfänger ratsam, an lokalen Workshops oder Kursen zu systematischen Reviews teilzunehmen. Viele davon werden von der Cochrane Collaboration veranstaltet. Wenden Sie sich doch einfach an das Deutsche Cochrane Zentrum (www.cochrane.de) und erkundigen sich dort nach dem nächsten Workshop-Termin.

1.3   Aufbau des Buches

Schritt 1
Die Reviewfragen formulieren
|
Schritt 2
Die relevante Literatur identifizieren
|
Schritt 3
Die Qualität der Literatur bewerten
|
Schritt 4
Die Evidenz zusammenfassen
|
Schritt 5
Die Ergebnisse interpretieren

Das vorliegende Buch befasst sich vorwiegend mit wissenschaftlichen Reviews, in denen die Auswirkungen von *Interventionen* oder *Expositionen* auf die Gesundheit untersucht werden.

Die Anleitungen in diesem Buch sollen Ihnen helfen, sich die Prinzipien systematischer Reviews zu erschließen. Schritt für Schritt wird der Reviewprozess in den folgenden Kapiteln erklärt. Es sind nur fünf Schritte. Jeder Schritt enthält präzise Anleitungen. Diese wiederum werden anhand von Beispielen erläutert, die wir veröffentlichten Reviews entnommen haben. Viele dieser Beispiele werden Sie durch die verschiedenen Reviewschritte begleiten, so dass die Verbindung zwischen den einzelnen Schritten deutlich erkennbar wird. Darüber hinaus wird die Anwendung der Theorie anhand von Fallstudien veranschaulicht. Jeder Fall besteht aus einem Szenario, für das wir Evidenz aus Reviews benötigen, aus einer Demonstration verschiedener Reviewmethoden sowie einem Vorschlag zur Auflösung des Szenarios. Das Erarbeiten der verschiedenen Schritte, Beispiele und Fallstudien gewährt dabei tiefere Einblicke in die kritische Bewertung und Durchführung eines systematischen Reviews.

Wenn Sie sich dazu entschlossen haben, mit einem Review zu beginnen, raten wir Ihnen dringend, vorher eine Projektskizze oder ein Protokoll mit entsprechenden Hintergrundinformationen zu erstellen, in dem Sie das zu behandelnde Problem sowie die für Ihren Review vorgesehene Methodik darlegen. Während des gesamten Reviewprozesses wird dieses Protokoll Sie stets an Ausgangspunkt und Ziel Ihrer Arbeit erinnern. Außerdem kann man das Protokoll einem Peer-Review-Verfahren unterziehen, bevor Sie mit der eigentlichen Arbeit beginnen. Gelegentlich wird vorgeschlagen, ein solches Protokoll ins Internet einzustellen, um eine breitere Rückmeldung zu erhalten. Sie sollten sich aber bewusst sein, dass die Kommentare der Besucher Ihrer Homepage von unterschiedlichster Qualität sein können. Realistisch gesehen steigen Ihre Chancen auf einen fachlich fundierten Kommentar deutlich, wenn Sie das Protokoll gezielt einem Kollegen mit Reviewerfahrung zu lesen geben oder wenn Sie Ihr Protokoll bei der entsprechenden Reviewgruppe der Cochrane Collaboration registrieren lassen.

Bei der Erstellung eines solchen Protokolls wie auch im weiteren Verlauf der Reviewarbeit wird Ihnen das vorliegende Buch ein nützlicher Begleiter sein. Werfen wir noch einen Blick auf den Reviewprozess. Als erstes müssen Sie die Probleme, die Sie angehen wollen, als gut strukturierte Fragen formulieren (Schritt 1). Dies ist ein Schlüsselschritt: Alle weiteren Aspekte des Reviews leiten sich unmittelbar aus diesen Fragen ab. Zweitens müssen in einer gründlichen Literaturrecherche alle potenziell relevanten Studien identifiziert werden (Schritt 2). Damit wird aus einer Übersichtsarbeit ein systematischer Review. Drittens ist die Qualität der ausgewählten Studien zu bewerten (Schritt 3), und viertens werden die Studiencharakteristika und die Studienergebnisse zusammengefasst (Schritt 4). Falls durchführbar und sinnvoll, kann bei der Zusammenfassung der Ergebnisse auch eine statistische

Meta-Analyse hilfreich sein. Ausgehend von der Interpretation und Prüfung der klinischen Relevanz der Reviewergebnisse lassen sich schließlich entsprechende Schlussfolgerungen und Empfehlungen ableiten (Schritt 5).

Am Ende jedes einzelnen Schrittes werden die wichtigsten Aspekte der Bewertung und Durchführung von Reviews zusammengefasst. Fallstudien illustrieren die Anwendung der Reviewmethodik, die in den fünf Schritten entwickelt wird. Möglicherweise wird sich der ein oder andere Leser zunächst mit der Reviewmethodik befassen wollen, bevor er sich den Fallstudien zuwendet. Wieder andere lesen die Fallstudien lieber parallel zu den theoretischen Grundlagen in den einzelnen Schritten. Die Literaturempfehlungen enthalten Hinweise auf weiterführende Texte zu theoretischen und methodischen Fragestellungen, die über den hier abgedeckten Kernbereich hinausgehen.

Mit diesem Buch bieten wir Ihnen Grundlagen, die sich sowohl für den Anwender systematischer Reviews als auch den unerfahrenen Reviewer eignen. Das Buch ist nicht als fertiges Rezept zur Bewertung bzw. Erstellung systematischer Reviews gedacht; vielmehr präsentiert es eine Reihe von Modulen, die je nach Fragestellung und Kontext variiert werden können.

Übersicht

Schlüsselaspekte dieses Buches

- Dieses Buch versetzt den Leser in die Lage, die Qualität veröffentlichter Reviews zuverlässig zu bewerten und eigene Reviews zu verfassen.
- Es beschreibt die wichtigsten Prinzipien, wie zu spezifischen Fragen der Gesundheitsversorgung systematische Übersichtsarbeiten erstellt werden, und wendet sich in erster Linie an Ärzte und andere Gesundheitsberufe.
- Schritt für Schritt wird anhand von anschaulichen Beispielen und Fallstudien erklärt, wie man Übersichtsarbeiten bewertet und durchführt.
- Am Ende jedes einzelnen Reviewschrittes werden die Schlüsselaspekte der kritischen Bewertung und Durchführung eines Reviews zusammengefasst.

Abschnitt A:
Schritte eines systematischen Reviews

2.1   **Schritt 1: Reviewfragen formulieren**   – 10

2.1.1   Wie man Reviewfragen formuliert   – 10

2.1.2   Variation von Populationen, Interventionen und Endpunkten   – 11

2.1.3   Variationen im Studiendesign   – 16

2.1.4   Modifikation Ihrer Fragen während der Reviewerstellung   – 20

2.2   **Schritt 2: Relevante Literatur identifizieren**   – 22

2.2.1   Erstellen einer vorläufigen Literaturliste   – 22

2.2.2   Sammeln und Management von Literaturstellen   – 30

2.2.3   Auswahl der relevanten Studien   – 31

2.2.4   Publikationsbias und andere systematische Verzerrungen   – 34

2.3   **Schritt 3: Qualität der Literatur bewerten**   – 37

2.3.1   Entwicklung von Checklisten zur Qualitätsbewertung   – 37

2.3.2   Qualitätsbewertung in Reviews
mit verschiedenen Studiendesigns   – 43

2.3.3   Wie zuverlässig ist die Qualitätscheckliste eines Reviews?   – 45

2.3.4   Wie man Qualitätsbewertungen in einem Review verwendet   – 46

2.4   **Schritt 4: Evidenz zusammenfassen**   – 50

2.4.1   Aufbau eines Evidenzberichts   – 50

2.4.2   Unterschiede in den Effekten zwischen
den Studien untersuchen   – 54

2.4.3   Meta-Analyse (quantitative Synthese)
der Therapieeffekte einzelner Studien   – 56

2.4.4   Klinische Heterogenität   – 59

2.4.5   Methodische Heterogenität   – 61

2.4.6   Durchführung einer Meta-Analyse bei ungeklärter Heterogenität   – 62

2.5   **Schritt 5: Ergebnisse interpretieren**   – 64

2.5.1   Aufspüren von Publikationsbias und ähnlichen Biasformen   – 65

2.5.2   Wie man die Aussagekraft der Reviewergebnisse bestimmt   – 66

2.5.3   Fallstricke bei der Einstufung von Praxisempfehlungen   – 70

2.5.4   Wie man die Reviewergebnisse klinisch umsetzt   – 73

Abschnitt A begleitet Sie Schritt für Schritt durch die einzelnen Phasen der Review-erstellung. Es sind insgesamt nur fünf Schritte. In jedem Schritt werden die grund-legenden Prinzipien eines Reviews anhand von Beispielen aus veröffentlichten Reviews erläutert. Viele Beispiele werden Ihnen in den einzelnen Schritten wieder begegnen und Ihnen auf diese Weise die Verknüpfung der verschiedenen Review-phasen vor Augen führen.

- Schritt 1: Die Reviewfragen formulieren
- Schritt 2: Die relevante Literatur identifizieren
- Schritt 3: Die Qualität der Literatur bewerten
- Schritt 4: Die Evidenz zusammenfassen
- Schritt 5: Die Ergebnisse interpretieren

2.1   Schritt 1: Reviewfragen formulieren

Schritt 1
Die Reviewfragen formulieren
|
Schritt 2
Die relevante Literatur identifizieren
|
Schritt 3
Die Qualität der Literatur bewerten
|
Schritt 4
Die Evidenz zusammenfassen
|
Schritt 5
Die Ergebnisse interpretieren

Fragekomponenten
- Patienten
- Interventionen
- Endpunkte
- Studiendesigns

Von systematischen Reviews erwarten wir Antworten auf fokussierte Fragen für eine optimale Versorgung unserer Patienten und der Bevölkerung. Der Schlüssel zum Erfolg eines Reviewprojektes liegt in der Fähigkeit des Reviewers, die Fragen und Probleme, die der Review beantworten soll, genau zu spezifizieren. Dies ist ein ganz entscheidender Schritt, denn wie Sie im Verlauf noch sehen werden, ergeben sich alle weiteren Schritte des Reviews aus eben diesen Fragen. Wir werden daher in diesem ersten Schritt nicht nur detailliert beschreiben, wie eine Reviewfrage formuliert wird, sondern auch kurz erläutern, wie man die Auswirkungen untersucht, die Änderungen in der Definition der einzelnen Bestandteile einer Reviewfrage mögli-cherweise mit sich bringen.

2.1.1   Wie man Reviewfragen formuliert

Die Formulierung einer Frage ist längst nicht so einfach, wie es auf den ersten Blick aussieht. Ein strukturiertes Vorgehen erweist sich hierbei als besonders nützlich. Das Gerüst einer Reviewfrage besteht aus vier Komponenten: den *Populationen, Inter-ventionen* (bzw. *Expositionen*) und *Endpunkten*, die sich auf das gestellte Problem beziehen, sowie den *Studiendesigns*, die zur Beantwortung der Reviewfrage geeig-net erscheinen. ◘ Tabelle 2.1 zeigt für eine Vergleichsstudie, in welcher Beziehung die verschiedenen Bestandteile einer Reviewfrage zueinander stehen.

Die Formulierung unserer Reviewfragen in ◘ Tabelle 2.1 mag für einen unerfah-renen Reviewer abschreckend wirken. Aber Sie sollten sich nicht sofort geschlagen geben. Wir werden Sie in den folgenden Abschnitten Schritt für Schritt durch die ein-zelnen Phasen der Fragenformulierung begleiten, damit Sie für Ihren Review gleich von Anfang einen guten Start hinlegen. Zugegeben, es fällt auch erfahrenen Ärzten nicht immer leicht, Fragen für eine evidenzbasierte Praxis richtig zu formulieren. Daher kann es niemanden ernsthaft verwundern, wenn gerade Anfänger zu Beginn ihres Reviews mit Schwierigkeiten zu kämpfen haben. Dieser erste Schritt ist zwar mühsam, doch werden Sie bald merken, dass die Mühe sich auszahlt, weil sich nämlich die weiteren Reviewschritte auf effiziente Weise direkt aus diesen Fragen ergeben.

Noch bevor die eigentliche Arbeit am Review beginnt, investieren die meisten ernsthaften Reviewer beträchtliche Zeit und Mühe, das Problem in die richtigen Fragen umzuwandeln, und vermeiden somit, dass sie die Fragen zu einem späteren Zeitpunkt noch einmal ändern müssen. Sie sollten da keine Ausnahme machen. Wenn es Ihnen schwerfällt, die einzelnen Fragekomponenten auszutüfteln, können Sie sie zunächst einfach als freie Frage niederschreiben. Wie in ◻ Tabelle 2.2 beispielhaft gezeigt, lässt sich die freie Frage anschließend in eine strukturierte Frage umwandeln. Stellen Sie sich dabei vor, dass mit *Population* die Teilnehmer- oder Patientengruppe beschrieben wird, für die Ihr Review Evidenz liefern soll. Die *Interventionen* beschreiben, vereinfacht dargestellt, die Vorgehensweisen und ihre jeweiligen Alternativen, die für Ihre *Population* in Betracht kommen. *Endpunkte* sind Kenngrößen dafür, was sich die *Population* von den *Interventionen* erhofft, z. B. die Vermeidung von Krankheit oder Tod. Und schließlich müssen Sie sich überlegen, welches *Design* die Studie haben müsste, um die Auswirkung Ihrer *Interventionen* untersuchen zu können. Beispielsweise lässt sich der Effekt einer *Intervention* als „Krankheit, die durch die Intervention vermieden wurde" messen, indem man die *Endpunkte* in den Gruppen einer *Population* mit bzw. ohne *Intervention* vergleicht.

Der springende Punkt bei der Formulierung von Reviewfragen ist das strukturierte Vorgehen. Die in ◻ Tabelle 2.1 dargestellte Struktur sollte aber nicht als starres Korsett gesehen werden, vielmehr lässt sie sich je nach Situation an die Erfordernisse der freien Frage anpassen. Bei einer epidemiologischen Frage zur Ätiologie lässt sich z. B. die Komponente *Intervention* problemlos gegen *Exposition* austauschen. Die Frage lautet dann, inwieweit sich die *Endpunkte* in den jeweiligen *Populationen* unterscheiden, die bestimmten Substanzen oder Risikofaktoren ausgesetzt waren oder nicht (◻ Tabelle 2.2). Bei Fragen zur Genauigkeit von Screeninguntersuchungen oder diagnostischen Tests lässt sich die Komponente *Intervention* durch *Test* ersetzen und *Endpunkt* durch den *Referenzstandard*, an dem die Genauigkeit des untersuchten Tests gemessen wird (◻ Tabelle 2.2). In diesem Sinne ist die vorgeschlagene Struktur variabel und auf ein breites Spektrum von Fragen anwendbar.

Freie Frage: Sie beschreibt in sprachlich einfacher Form (wie vage auch immer) das Anliegen, für das Sie in Ihrem Review eine Lösung suchen.

Strukturierte Frage: Der Reviewer überführt eine freie Frage nach einem strukturierten Verfahren in eine klare, explizite Form

In diesem Buch befassen wir uns im Kontext **vergleichender** *Studiendesigns* hauptsächlich mit Fragen zu den **quantitativen** Effekten von *Interventionen* (Therapie, Prävention, Sozialversorgung etc.) bzw. *Expositionen* (Umweltfaktoren, Risikofaktoren etc.).

2.1.2 Variation von Populationen, Interventionen und Endpunkten

Haben Sie erst einmal einen Blick dafür entwickelt, wie die Fragen strukturiert sind (◻ Tabelle 2.1), werden Sie erkennen, dass es sich bei einem systematischen Review um die Analyse vorhandener Studien mit den darin definierten *Populationen*, *Interventionen* und *Endpunkten* handelt. Anfangs waren Sie möglicherweise skeptisch, eine Reviewfrage auf diese Weise zu formulieren. Wenn Ihnen aber klar wird, dass sich hinter der freien Frage unterschiedliche *Populationen*, *Interventionen* und *Endpunkte* verbergen, ergeben sich am Ende wahrscheinlich doch deutlich mehr Fragen als nur diese eine. Wenn nicht, sollten Sie genau prüfen, inwieweit jede einzelne Fragekomponente Variationen zulässt. Dies ist ein wichtiger Aspekt. Selbst bei so unkomplizierten Fragen wie der Behandlung chronischer Wunden mit antimikrobiellen Präparaten (◻ Tabelle 2.2) sollte klar sein, dass es zahlreiche Arten von chronischen Wunden (*Populationen*), antimikrobiellen Präparaten (*Interventionen*) und Möglichkeiten gibt, die Wundheilung zu messen (*Endpunkte*) (◻ Tabelle 2.3).

2

◘ Tabelle 2.1. Formulierung von strukturierten Fragen für systematische Reviews

Fragekomponenten

— Die Populationen | Die präzise Beschreibung einer Gruppe von Teilnehmern oder Patienten, des klinischen Problems sowie der Versorgungsebenen (z.B. primär/ sekundär/ tertiär, ambulant/stationär)

— Die Interventionen (bzw. Expositionen) | Die wichtigste(n) in Betracht gezogene(n) Maßnahme(n), z.B. Therapien, Versorgungsabläufe, soziale / pädagogische Interventionen, Risikofaktoren, diagnostische Tests etc.

— Die Endpunkte | Die klinischen Änderungen des Gesundheitszustands (Morbidität, Mortalität) sowie andere damit verbundene Änderungen, z.B. Nutzung der Ressourcen im Gesundheitswesen

— Das Studiendesign | Das angemessene Vorgehen bei der Rekrutierung von Teilnehmern bzw. Patienten für eine wissenschaftliche Studie, bei der Verabreichung von Interventionen sowie der Auswertung ihrer Ergebnisse.

Beziehung zwischen den Fragekomponenten in einer Vergleichsstudie
Eine Vergleichsstudie bewertet die Wirksamkeit einer *Intervention* (oder *Exposition*) anhand von Vergleichsgruppen. Beispielsweise können Studienteilnehmer oder Patienten aus einer relevanten *Population* (mit oder ohne Randomisierung) alternativen *Interventions*- (oder *Expositions*-)gruppen zugeteilt und nachbeobachtet werden, um die Auswirkung der *Interventionen* (bzw. *Expositionen*) auf die *Endpunkte* zu bestimmen.

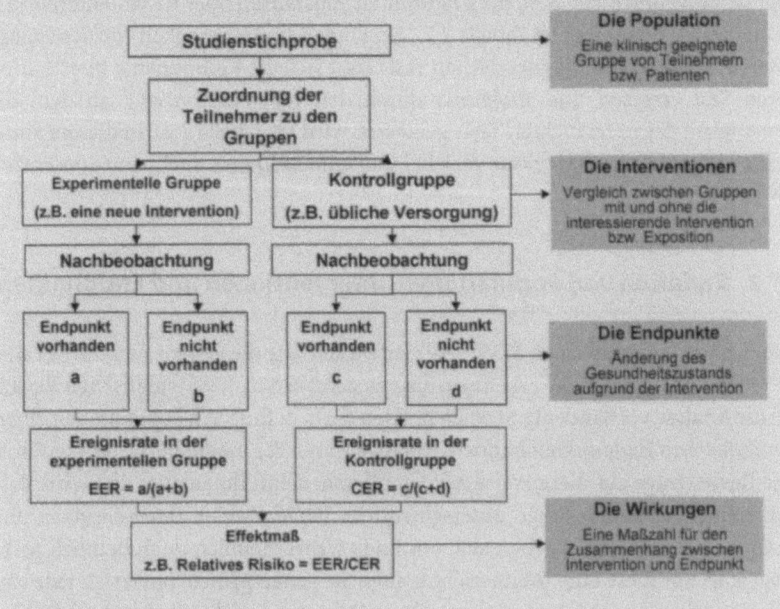

Siehe dazu das entsprechende Studiendesign in Tabelle 2.4.

◻ **Tabelle 2.2.** Einige Beispielfragen

Eine Frage zur klinischen Effektivität
Freie Frage: Welches der zahlreichen antimikrobiellen Präparate fördert bei Patienten mit chronischen Wunden die Heilung?

Strukturierte Frage

▬ Die Population	Fördern bei Erwachsenen mit verschiedenen Formen chronischer Wunden im ambulanten Bereich ....
▬ Die Interventionen	.... systemische oder topische antimikrobielle Präparate ....
▬ Die Endpunkte	.... die Wundheilung?
▬ Das Studiendesign	eine Vergleichsstudie, in der Patienten mit chronischen Wunden den zu untersuchenden Behandlungsalternativen zugeteilt werden und die Wirkung dieser Interventionen auf die Wundheilung bestimmt wird (z.B. randomisierte, kontrollierte Studie).

Zu einem entsprechenden Review siehe Fallstudie 3.

Ein Beispiel zur Ätiologie
Freie Frage: Gibt es eine Beziehung zwischen der Exposition mit Benzodiazepinen während der Schwangerschaft und Missbildungen bei Neugeborenen?

Strukturierte Frage

▬ Die Population	Verursacht bei Schwangeren ....
▬ Die Exposition	.... eine Einnahme von Benzodiazepinen in der Frühschwangerschaft...
▬ Die Endpunkte	.... Missbildungen beim Neugeborenen?
▬ Die Studiendesigns	▬ eine Studie, die Frauen in einem frühen Schwangerschaftsstadium rekrutiert, ihre Einnahme von Benzodiazepinen (*Exposition*) erfasst, diese Frauen nachbeobachtet und ihre Neugeborenen untersucht, um die Missbildungsrate der Kinder von Frauen mit – im Vergleich zu Frauen ohne - Exposition zu bestimmen (Kohortenstudie)
	▬ eine Studie, die die Einnahme von Benzodiazepinen in der Frühschwangerschaft retrospektiv bei Frauen mit einem missgebildeten Kind – im Vergleich zu Frauen mit einem gesund geborenen Kind – untersucht (Fall-Kontroll-Studie).

Zur entsprechenden Meta-Analyse siehe Tabelle 2.20.

Eine Frage zur Testgenauigkeit
Freie Frage: Lässt sich bei postmenopausalen Frauen mit abnormer Vaginalblutung durch Ultraschall des kleinen Beckens ein Uteruskarzinom exakt ausschließen?

Strukturierte Frage

▬ Die Population	Kann bei Frauen mit postmenopausaler Vaginalblutung in einem ambulanten Setting (Primärversorgung) ....
▬ Der Test	.... durch Ultraschall des kleinen Beckens ....
▬ Der Referenzstandard	.... die histologisch gesicherte Diagnose „Uteruskarzinom" exakt vorhergesagt werden ?
▬ Das Studiendesign	eine Studie, die Frauen aus einer relevanten Population rekrutiert, Test (Ultraschall) plus Referenzstandard anwendet, um das Vorliegen eines Karzinoms (Histologie) zu bestätigen oder auszuschließen, und die Genauigkeit bestimmt, mit der der Test das Karzinom nachweisen kann (*siehe Tabelle 3.13*).

Zu einem entsprechenden Review siehe Fallstudie 4.

2

☐ **Tabelle 2.3.** Formulierung von Reviewfragen: Variationen in den *Populationen, Interventionen, Endpunkten* und *Studiendesigns*

Fragebeispiel zur klinischen Effektivität

Freie Frage: Welches der zahlreich erhältlichen antimikrobiellen Präparate fördert bei Patienten mit chronischen Wunden die Heilung?
Strukturierte Frage *(in Erweiterung von Tabelle 2.2)*

▬ Die Population	Erwachsene mit verschiedenen Formen chronischer Wunden:	– diabetische Ulzera – venöse Ulzera – Druckulzera
▬ Die Interventionen	antimikrobielle Präparate: *versus* Vergleichspräparat:	– systemische Präparate – topische Präparate *versus* – andere Präparate
▬ Die Endpunkte	klinisch (verschiedene Möglichkeiten zur Messung der Wundheilung)	– komplette Heilung – verbleibende Wundfläche – Heilungsscores
▬ Die Studiendesigns	experimentelle und Beobachtungsstudien: *(siehe Tabelle 2.4)*	– randomisierte, kontrollierte Studien – experimentelle Studien ohne Randomisierung – Kohortenstudien mit zeitgleichen Kontrollen

Zu einem entsprechenden Review siehe Fallstudie 3

Ein weiteres Beispiel zur klinischen Effektivität

Freie Frage: Führen strukturierte Hausbesuchsprogramme bei älteren Menschen zu einer Besserung des Gesundheitszustands?

Strukturierte Frage:

▬ Die Population	ältere Menschen verschiedener Altersgruppen	– 65 bis 74 Jahre – 75 bis 85 Jahre – über 85 Jahre
▬ Die Interventionen	Hausbesuchsprogramm mit strukturierter Einschätzung von Basisfunktionen (Assessment): *versus* Vergleichsbehandlung:	– Intensität des Assessments – Häufigkeit des Assessments *versus* – Standardversorgung
▬ Die Endpunkte	klinisch (verschiedene Möglichkeiten zur Messung von Gesundheit und der Nutzung von Ressourcen im Gesundheitssystem):	– Mortalität – Funktionszustand – Einweisung in ein Pflegeheim
▬ Das Studiendesign	experimentelle Studien: *(siehe Tabelle 2.4)*	– randomisierte, kontrollierte Studien – experimentelle Studien ohne Randomisierung

Zu einer entsprechenden Meta-Analyse siehe Tabelle 2.18.

 ▼

◻ **Tabelle 2.3.** Fortsetzung

Fragebeispiel zur klinischen Wirksamkeit und Kosteneffektivität

Freie Frage: In welchem Umfang lässt sich bei Patienten mit bevorstehender Hüftoperation das postoperative Infektionsrisiko durch antimikrobielle Prophylaxe verringern, und sind die Kosten dafür gerechtfertigt?

Strukturierte Frage:

▬ Die Population	Patients, bei denen ein Hüftgelenkersatz ansteht:	–	verschiedene Verfahren
▬ Die Interventionen	antimikrobielle Prophylaxe:	–	verschiedene Arten von Antibiotika
	versus	–	*versus*
	Vergleichsbehandlung:	–	Placebo
		–	keine Antibiotika
▬ Die Endpunkte	klinisch:	–	postoperative Infektion
	ökonomisch:	–	Kosten pro vermiedener Infektion
▬ Das Studiendesign	klinisch:	–	experimentelle Studien (*siehe Tabelle 2.4*)
	ökonomisch:	–	Kosteneffektivitätsanalysen

Eine entsprechende Bewertung der Studienqualität siehe Tabelle 2.12.

Deshalb müssen Sie sorgfältig überlegen, in welchen Aspekten sich *Populationen*, *Interventionen* und *Endpunkte* von Studie zu Studie unterscheiden könnten. Solcherlei Unterschiede sind sowohl für die Definition der Studienauswahlkriterien (Schritt 2) als auch für die Planung der Tabellarisierung der Studienergebnisse (Schritt 4) von großer Bedeutung. Anhand der Unterschiede fällt es Ihnen auch leichter zu verstehen, warum die Effekte der *Interventionen* von Studie zu Studie unterschiedlich ausfallen können (Schritt 4), und zu überprüfen, inwieweit die Studienergebnisse anwendbar sind (Schritt 5). Das bedeutet auch, dass die Schlussfolgerungen der einzelnen Studien und Reviews voneinander abweichen können, je nach dem, wie sehr sich die Merkmale ihrer *Populationen,* die Art oder Verabreichung ihrer *Interventionen* sowie die gewählten *Endpunkte* voneinander unterscheiden. Wir werden diese Aspekte an anderer Stelle noch im Detail erörtern. Hier wollen wir lediglich kurz auf die Konsequenzen für die Formulierung der Reviewfragen eingehen.

Studien*populationen* können sich bezüglich Alter und Geschlecht der Patienten, Schweregrad der Erkrankung, Vorliegen von Komorbidität etc. voneinander unterscheiden. Bei einer Untersuchung zur Auswirkung von Hausbesuchen bei älteren Menschen (◻ Tabelle 2.3) beispielsweise war die *Intervention* bei den 65- bis 74-Jährigen wirksamer als bei über 85-jährigen Studienteilnehmern. Ebenso können auch die Charakteristika der *Interventionen* (z. B. Versorgungsumgebung, Compliance oder Intensität, sonstige Routineversorgung etc.) mit jeweils unterschiedlichen Effekten verbunden sein. So sind etwa Hausbesuchsprogramme bei älteren Menschen wirksamer, wenn die formale Einschätzung von Fertigkeiten des täglichen Lebens („Assessment") in mehreren Dimensionen und/oder mit häufigen Nachbeobachtungen durchgeführt wird.

Für die Bewertung der Wirksamkeit muss man alle klinisch relevanten und wichtigen *Endpunkte* identifizieren, mit denen sich Erfolg oder Misserfolg einer *Intervention* messen lassen. Bei der Erstellung Ihres Reviews könnte sich herausstellen, dass in den vorhandenen Studien nicht die *Endpunkte* verwendet wurden, die Ihnen selbst als relevant erscheinen. An sich ist bereits die Aufdeckung solcher Unzulänglichkeiten in einer Studie von Bedeutung. Manchmal ist es jedoch schwierig, die eigentlich wichtigen *Endpunkte* zu erheben. In diesen Situationen könnte man ggf. mit sog. intermediären, Surrogat- oder Ersatz*endpunkten* arbeiten. Will man beispielsweise die Wirkung der Fluoridtherapie zur Prävention von Frakturen aufdecken, könnte man auf die Idee kommen, die Knochendichte als einen Surrogat*endpunkt* zu untersuchen, da die entsprechenden Daten relativ leicht zugänglich sind. Wie irreführend ein solches Vorgehen aber sein kann, lässt sich an einer im *N Engl J Med* 1990; 322: 802–9 veröffentlichten randomisierten, kontrollierten Studie nachweisen: Bei den mit Fluorid behandelten Studienteilnehmern nahm zwar die Knochendichte signifikant zu (im Vergleich zu Placebo und je nach Messort zwischen 10 % und 35 %), die Häufigkeit nicht-vertebraler Frakturen stieg jedoch unerwartet um das nahezu Dreifache an (Kontrollgruppe 24 vs. Fluoridgruppe 72, p = 0,01). Dieses Beispiel macht deutlich, dass Schlussfolgerungen aus wissenschaftlichen Untersuchungen, die sich auf Surrogat*endpunkte* stützen, in die Irre führen können und damit als Grundlage für Entscheidungen in der Patientenversorgung weniger zuverlässig sind.

Bei der Festlegung der *Endpunkte* für eine Reviewfrage muss man überlegen, was man unter Gesundheit verstehen möchte. Bedeutet Gesundheit lediglich die Abwesenheit von Krankheit oder Leiden? In diesem Buch wollen wir uns hauptsächlich auf quantitative *Endpunkte* wie Morbidität oder Mortalität konzentrieren. Außerdem beobachtet man immer öfter, dass sich Reviews mit der Frage befassen, wie sich optimale klinische *Ergebnisse* mit dem geringst möglichen Einsatz von Ressourcen erzielen lassen. Mit diesem Ansatz lässt sich erfassen, inwieweit sich die Investitionen in die jeweiligen *Interventionen* lohnt. Die *Endpunkte* müssen sich neben den klinischen *Ergebnissen* also auch mit den Kosten für die Gesundheitsversorgung befassen (◘ Tabelle 2.3). In unserem Buch wollen wir dieser Problematik jedoch nur insoweit nachgehen, als sie die Formulierung der Reviewfragen berührt.

2.1.3 Variationen im Studiendesign

Glaubwürdige (valide) Ergebnisse sollen unverzerrt, d.h. frei von **Bias** sein. **Bias** kann zur Über- oder Unterschätzung des „wahren" Effektes einer *Intervention* oder *Exposition* führen.

Die **Qualität** einer Studie ist davon abhängig, wie sehr *Design*, Durchführung und Analyse die Anfälligkeit einer Studie für **Bias** minimieren.

Wenden wir uns nun dem vierten Bestandteil einer Reviewfrage zu, dem *Studiendesign* (◘ Tabelle 2.1). Reviews sind eine Zusammenfassung der Ergebnisse unterschiedlich *angelegter* Studien für definierte *Populationen*, *Interventionen* und *Endpunkte* (◘ Tabelle 2.2). Weshalb spielt das *Design* dabei eine so wichtige Rolle? Nun, das *Studiendesign* determiniert die Validität der beobachteten Effekte. Anders ausgedrückt: Das Vertrauen, dass die Ergebnisse einer Studie den „wahren Effekt" bei den untersuchten Patienten oder Studienteilnehmern auch möglichst genau wiedergeben, hängt wesentlich davon ab, wie solide das *Design* dieser Studie ist. So betrachtet lässt sich das *Design* als Qualitätsindikator verstehen. Man kann die Bedeutung dieser Komponente gar nicht stark genug betonen. Denn wie zuverlässig die Schlussfolgerungen eines Reviews sind, hängt entscheidend von der Qualität des *Studiendesigns* der eingeschlossenen Studien ab.

Manche Reviewer halten bestimmte *Studiendesigns* für besser, weil sie glauben, dass das *Design* einen Wert an sich hat. Bei der Erstellung eines Reviews berücksichtigen sie daher ausschließlich randomisierte Studien. Ein solches Vorgehen lässt jedoch die Tatsache außer Acht, dass unterschiedliche Fragestellungen auch unterschiedliche *Studiendesigns* erforderlich machen können. So setzt beispielsweise eine Frage zur Testgenauigkeit ein *Studiendesign* voraus, bei dem a.) sämtliche geeignete Patienten prospektiv (ohne Randomisierung) rekrutiert werden, b.) der *Test* und ein entsprechender *Referenzstandard* angewendet werden, um das Vorliegen einer Erkrankung zu bestätigen bzw. auszuschließen, und bei dem c.) die Genauigkeit bestimmt wird, mit der die Erkrankung durch diesen Test korrekt identifiziert wird (siehe Fallstudie 4). Zur Bewertung später auftretender oder seltener *Endpunkte*, insbesondere bei Untersuchungen zu den Risiken von *Interventionen* (wie in Fallstudie 2) bietet sich ein beobachtendes *Studiendesign* eher an als ein experimentelles. So lässt sich etwa die Auswirkung einer Einnahme von Benzodiazepinen in der Schwangerschaft (*Exposition*) auf selten vorkommende Missbildungen des Neugeborenen besser anhand von Kohorten- oder Fall-Kontroll-Studien erfassen als durch randomisierte Studien.

Und selbst bei Fragen zur Wirksamkeit von *Interventionen*, bei denen man im Allgemeinen randomisierte Studien bevorzugt, kann es in einem Review schwierig werden, die Eingrenzung auf diesen Studientyp zu rechtfertigen. In erster Linie trifft dies auf ethisch nicht vertretbare Studien zu. Manchmal besteht aber auch schlicht ein Mangel an randomisierten Studien. So wurden beispielsweise für den Review über antimikrobielle Präparate zur Behandlung chronischer Wunden (Fallstudie 3) trotz umfassender Recherchen lediglich vier eindeutig randomisierte Studien aufgefunden. Daher war man gezwungen, auch andere *Designs* zu berücksichtigen. Und in Fallstudie 2 über die Risikobewertung der Trinkwasserfluoridierung waren überhaupt keine randomisierten Studien veröffentlicht worden, so dass auch hier verschiedene andere *Designs* in Betracht gezogen werden mussten. Gelegentlich werden in einem Review eine Reihe unterschiedlicher, aber verwandter Fragestellungen untersucht. Soll z. B. ein Review neben der Wirksamkeit auch die Kosteneffektivität einer *Intervention* bewerten, dann benötigt man dazu *Studiendesigns* zur ökonomischen Evaluation (■ Tabelle 2.3). Bei manchen Reviewfragen muss man also unter Umständen mit mehreren *Studiendesigns* gleichzeitig arbeiten. Diese *Design*vielfalt wirkt sich nicht nur auf die Bewertung der Studienqualität (Schritt 3), sondern auch auf die Datensynthese aus (Schritt 4).

Insistiert ein Reviewer darauf, in Reviews nur randomisierte Studien ein- und damit gleichzeitig alle anderen Arten von Evidenz auszuschließen, kann die Erstellung des Reviews daran praktisch scheitern, wenn sich nämlich für einen Review keinerlei randomisierte Studien finden lassen. Aber vor die Entscheidung gestellt ist es in der Praxis allemal besser, die beste verfügbare Evidenz zu verwenden als gar keine. Sie müssen sich daher über die Art Ihrer Fragestellungen klar werden: Geht es um Wirksamkeit, Ätiologie, Kosten-Nutzen oder Testgenauigkeit und über die Optionen, diese zu beantworten, d. h. die in Frage kommenden *Populationen*, *Interventionen* und *Endpunkte*. Danach sollten Sie die *Studiendesigns* auswählen, die sich am ehesten dazu eignen, möglichst zuverlässige Antworten zu geben. Außerdem müssen Sie eine für Ihren Review geeignete *Design*hierarchie entwickeln. Mit diesem Vorgehen lassen sich die Ein- und Ausschlusskriterien zur Auswahl von Studien und ihre qualitativen Mindestanforderungen festlegen (Schritt 2).

Wirksamkeit (effectiveness)
bezeichnet das Ausmaß, in dem eine *Intervention* (Therapie, Prävention, Diagnostik, Screening, Schulungen, Sozialversorgung etc.) unter gewöhnlichen Alltagsbedingungen zu positiven *Ergebnissen* (*Outcomes*) führt.

Effizienz (cost-effectiveness)
bezeichnet das Maß, in dem zwischen dem Input (Kosten) und dem Output (*Ergebnisse*) von *Intervention*en ein ausgewogenes Preis-Leistungs-Verhältnis besteht.

2

Jede Fragestellung hat ihre eigene *Design*hierarchie. In diesem Buch beschäftigen wir uns vorwiegend mit Fragen zu den gesundheitlichen Auswirkungen von *Interventionen* und *Expositionen*. Solche Fragen konzentrieren sich in der Regel auf einen Vergleich zwischen verschiedenen *Interventionen* bzw. *Expositionen*. Eine *Design*hierarchie für Studien, in denen diese Art Fragen angesprochen werden, ist in ◘ Tabelle 2.4 aufgestellt. Hierbei ist das zuverlässigste *Studiendesign* (auch als Evidenz der Stufe I bezeichnet), wenn die Teilnehmer aus einer relevanten *Population* (unter Geheimhaltung der Zuordnung) den jeweils interessierenden alternativen *Interventionen* nach dem Zufallsprinzip zugeteilt werden. Ein solches *Design* dient der Vermeidung von Selektionsbias. Sind solche Studien zudem gut durchgeführt, rangieren sie, was die Evidenz zur Wirksamkeit von *Interventionen* betrifft, an der Spitze der *Studiendesign*hierarchie. Die nächste Stufe (mit drei Untergliederungen) nehmen Studien der Evidenzstärke II ein. Experimentelle Studien, bei denen jedoch der Untersucher die Zuordnung von Patienten oder Teilnehmern kontrolliert und keine echte Randomisierung mit verdeckter Behandlungszuteilung erfolgt, haben im Allgemeinen einen höheren Stellenwert als Kohortenstudien, die ihrerseits einen höheren Rang als Fall-Kontroll-Studien einnehmen. Wie oben bereits angedeutet, sind bei vielen Reviews hochwertige experimentelle Studien schlicht nicht (Fallstudie 2) oder nur recht selten (Fallstudie 3) vorhanden. Folglich müssen Reviews mitunter auch auf der Grundlage von Studien mit weniger zuverlässigem *Design* oder durch Integration verschiedener *Studiendesigns* erstellt werden. Umfasst Ihr Review mehrere *Studiendesigns*, sind Sie gut beraten, die Qualitätsbewertung sorgfältig zu planen (Schritt 3), die Datensynthese nach *Design* und Qualität zu stratifizieren (Schritt 4), die Ergebnisse zurückhaltend zu interpretieren und sich dabei besonders auf die methodisch fundierten Studien zu stützen (Schritt 5).

◘ **Tabelle 2.4.** Hierarchie der *Studiendesigns* für Fragen zur *Wirksamkeit* medizinischer Interventionen

Beschreibung des *Designs*	Evidenzstufen in Abhängigkeit von der *Design*qualität⁺
Experimentelle Studie Eine vergleichende Studie*, in der der Untersucher die Teilnehmer unterschiedlichen *Interventionen* zuordnet.	
— randomisierte, kontrollierte Studie (mit verdeckter Zuordnung) Randomisierte Zuordnung der Teilnehmer zu einer *Interventions*- und einer Kontrollgruppe (z.B. Placebo oder Standardversorgung) mit Nachbeobachtung, um die *Ergebnis*unterschiede zwischen beiden Gruppen zu untersuchen. Randomisierung (mit Verdeckung der Zuordnungsfolge gegenüber dem einschließenden Studienarzt) vermeidet systematische Verzerrungen (Bias), da abgesehen von der Intervention bekannte wie auch unbekannte Ergebnisdeterminanten im Durchschnitt gleichmäßig auf beide Gruppen verteilt sind.	I

▼

◨ **Tabelle 2.4.** Fortsetzung

Beschreibung des *Designs*	Evidenzstufen in Abhängigkeit von der *Design*qualität[+]
— **experimentelle Studie ohne Randomisierung** (zuweilen fälschlich als quasi- oder pseudo-randomisierte bzw. quasi-experimentelle Studie bezeichnet) Eine Studie, in der die Zuordnung der Teilnehmer zu den verschiedenen Behandlungsalternativen vom Untersucher gesteuert wird, aber die Methode der Zuordnung nicht einer echten Randomisierung entspricht (z.B. alternierende Zuordnung oder Zuordnung nach geradem/ungeradem Datum). Mit solchen Verfahren kann die Zuordnungsfolge vor den einschließenden Studienärzten nicht geheimgehalten werden.	
Beobachtungsstudie mit Kontrollgruppe Eine vergleichende Studie[*], in der die Zuordnung der Teilnehmer zu den verschiedenen *Interventionen* nicht durch den Untersucher erfolgt, sondern dieser lediglich beobachtet.	II[$]
— **Kohortenstudie** Nachbeobachtung von Teilnehmern, die eine *Intervention* erhalten (die nicht vom Untersucher zugeteilt wurde) im Vergleich zu einer Kontrollgruppe (z.B. Teilnehmer, die keine Behandlung erhalten), um die Unterschiede in den Behandlungsergebnissen zu erfassen.	
— **Fall-Kontroll-Studien** Vergleich der *Intervention*sraten zwischen Personen mit einem bestimmten *Endpunkt* (Fälle) und solchen ohne den *Endpunkt* (Kontrollen).	
Beobachtungsstudie ohne Kontrollgruppen — **Querschnittstudie** Untersuchung der Beziehung zwischen Behandlungs*ergebnissen* und anderen interessierenden Parametern (einschl. *Interventionen*), die zu einem gegebenen Zeitpunkt in einer relevanten *Population* erfasst werden.	
— **Vorher-Nachher-Studie** Vergleich der Endpunkte bei Studienteilnehmern vor und nach einer *Intervention*.	III
— **Fallserien** Beschreibung einer Anzahl von Fällen, die eine *Intervention* erhalten haben, und ihre *Ergebnisse*.	
Fallberichte **Pathophysiologische Studien oder Laborforschung** **Expertenmeinung oder Expertenkonsens**	IV

* Eine Vergleichsstudie bewertet die Wirkung einer Intervention anhand von Vergleichsgruppen. (Im Flussdiagramm in Tabelle 2.1 finden Sie beispielhaft den Aufbau einer solchen Studie.)

+ Zur Anwendung der Evidenzstufen auf Empfehlungsstärken für Praxisempfehlungen, die sich auf Reviews zur Wirksamkeit stützen, siehe Tabelle 2.22.

$ Innerhalb der Evidenzstufe II werden experimentelle Studien ohne Randomisierung (und ohne verdeckte Zuordnung) besser eingestuft als Kohortenstudien, die ihrerseits höher bewertet werden als Fall-Kontroll-Studien.

2.1.4 Modifikation Ihrer Fragen während der Reviewerstellung

Bei der Erstellung systematischer Übersichtsarbeiten ist es eine zentrale Regel, dass man die Reviewfragen *a priori* formuliert, d. h. bevor die eigentliche Arbeit am Review beginnt. Andernfalls kann der Reviewprozess in unzulässiger Weise von der Erwartung bestimmter Ergebnisse beeinflusst werden. Um gleich zu Beginn die richtigen Fragen zu stellen, lohnt es sich manchmal, erfahrene Reviewer und praktizierende Ärzte in diesen Prozess einzubinden. Aber dies ist nur einer der Gründe, warum man einen Review nach Möglichkeit nicht allein erstellen sollte.

Im Allgemeinen werden Sie Ihre Reviewfragen formulieren, ohne dass Sie den überwiegenden Teil der Literatur genauer kennen. Daher überrascht es auch nicht, wenn sich während des Reviewprozesses nach Sichtung der vorhandenen Evidenzlage herausstellt, dass einige der Fragen modifiziert werden müssen. Dabei soll die Regel, dass Reviewfragen *a priori* formuliert werden müssen, nicht als unumstößlich gelten. Es muss zulässig sein, auch während des Reviewprozesses neu aufgetretene Aspekte der Fragestellungen zu adressieren, denn im Laufe des Reviewprozesses entwickelt sich auch unser Verständnis für die Reviewfragen weiter. Stellt sich während der Arbeit an unserem Review heraus, dass Fragen beantwortet werden müssen, die nicht vorhersehbar waren, ist es nur vernünftig, neue Fragen zu formulieren bzw. vorhandene entsprechend zu ändern. Derlei Modifikationen sind gerechtfertigt, wenn sich für die Definition der *Populationen, Interventionen, Endpunkte* oder *Studiendesigns* Alternativen ergeben haben, die bis zu diesem Zeitpunkt nicht in Betracht kamen. Eine Modifikation der Fragestellungen nach Kenntnis der Studienergebnisse ist jedoch obsolet.

Natürlich hat eine Änderung der Fragen unweigerlich auch Konsequenzen für die weiteren Reviewschritte. Zunächst einmal muss das Protokoll angepasst werden. Die Literaturrecherchen (Schritt 2), die in der Regel vor der Modifikation der Fragen durchgeführt wurden, müssen unter Umständen ebenfalls überarbeitet und im Lichte der geänderten Fragen wiederholt werden. Auch die Auswahlkriterien der Studien können sich ändern. So wurden beispielsweise im Review über die Risiken der Trinkwasserfluoridierung in Fallstudie 2 die ursprünglichen Fragen angesichts der Informationen abgeändert, die man in der Anfangsphase über Umfang und Qualität der verfügbaren Evidenz zusammengetragen hatte. Dabei wurden auch die Studienauswahlkriterien modifiziert, was im veröffentlichten Review detailliert dokumentiert wurde (http://www.york.ac.uk/inst/crd/fluorid.pdf). Bei der Formulierung und Überarbeitung Ihrer Reviewfragen sollten Sie also mit größtmöglicher Transparenz für den Leser vorgehen und Änderungen so explizit wie möglich darlegen. Dokumentieren Sie deutlich, welche Fragen *a priori* formuliert wurden und welche erst im Laufe der weiteren Reviewarbeit entstanden sind.

Übersicht

Zusammenfassung von Schritt 1: Reviewfragen formulieren

■ **Eckpunkte für die Bewertung von Reviews**

━ Untersuchen Sie Abstract und Einleitung, ob der Review auf *a priori* formulierten Fragen aufbaut.

━ Überprüfen Sie die Methodik sowie die übrigen Abschnitte, ob sich die Fragen während des Reviewprozesses geändert haben.

━ Sind die Fragen garantiert nicht durch Kenntnis der Studienergebnisse beeinflusst worden?

■ **Eckpunkte bei der Durchführung von Reviews**

━ Die Fragen, die Sie in Ihrem Review untersuchen wollen, sollten vor dem eigentlichen Beginn der Reviewarbeiten klar und eindeutig formuliert werden.

━ Fragen sollten strukturiert sein und in den *Populationen*, *Interventionen*, *Endpunkte* und *Studiendesigns* die Aspekte erfassen, die für die medizinischen Probleme Ihres Reviews von Bedeutung sind.

━ Die Charakteristika der *Populationen*, die Unterschiede der *Interventionen* und die Verschiedenheit der *Studiendesigns* können entscheidenden Einfluss auf die Ergebnisse des Reviews nehmen. Die Auswirkungen dieser Faktoren sollten Sie in dieser Phase daher noch einmal gründlich überdenken.

━ Stehen die Reviewfragen erst einmal fest, sind Änderungen am Protokoll nur nach sorgfältiger Überlegung zulässig. Gelegentlich werden alternative Definitionen für *Populationen*, *Interventionen*, *Endpunkte* oder *Studiendesigns* erst nach Beginn der Reviewarbeiten erkennbar. In diesem Fall erscheint es vernünftig, die ursprünglichen Fragen zu ändern. Allerdings dürfen diese Änderungen nicht dadurch bedingt sein, dass man die Studienergebnisse kennt.

2

Schritt 1
Die Reviewfragen formulieren

|

Schritt 2
Die relevante Literatur identifizieren

|

Schritt 3
Die Qualität der Literatur bewerten

|

Schritt 4
Die Evidenz zusammenfassen

|

Schritt 5
Die Ergebnisse interpretieren

Die **Genauigkeit (Präzision)** eines Effekts in einem Review beschreibt das Ausmaß der Unsicherheit der Aussagen. Unzureichende Literatursuchen können zu dieser Unsicherheit beitragen, wenn sie nur einen Teil der vorhandenen Studien auffinden, was zu einem breiten Konfidenzintervall um den Gesamteffekt führt. Fehlende Präzision bezieht sich immer auf die zufallsbedingte, nicht auf die durch **Bias** bedingte Unsicherheit.

Die **Validität** eines Reviews bezieht sich auf die Methoden, die eingesetzt werden, um **Bias** zu minimieren. **Bias** kann den „wahren" Effekt, den man in einem Review auffinden möchte, entweder über- oder unterschätzen. Unzureichende Suchstrategien können zu **Bias** führen, wenn sie bevorzugt Studien mit positiven oder negativen Effekten auffinden.

2.2   Schritt 2: Relevante Literatur identifizieren

Um möglichst viele relevante Studien zu erfassen, ist ein gründliches und systematisches Vorgehen beim Auffinden der einschlägigen Literatur unabdingbar. In bereits erschienenen Übersichtsarbeiten sind die Methoden der Literatursuche meist so stark vereinfacht zusammengefasst, dass sie für andere Leser kaum noch nachvollziehbar sind. Je nach Reviewthema kann sich eine gute Recherche einfach oder komplex gestalten. Aber nicht alle Literatursuchen übersteigen die Fähigkeiten eines unerfahrenen Reviewers.

Eine umfassende Literatursuche ist ein mehrstufiger, iterativer Vorgang. Zunächst einmal müssen Sie sich Ihre vorläufige Literaturliste aus geeigneten Quellen wie etwa elektronischen bibliographischen Datenbanken, den Bibliographien bekannter Original- und Übersichtsarbeiten sowie einschlägigen Fachzeitschriften zusammenstellen. Als nächstes müssen Sie prüfen, inwieweit diese Literaturstellen für Ihre spezifischen Reviewfragen von Belang sind, um ggf. die Volltexte aller potenziell relevanten Studien zu beschaffen. Schließlich müssen Sie diese Texte durchgehen, um auf der Grundlage expliziter Auswahlkriterien eine endgültige Entscheidung über den Ein- und Ausschluss der Studien zu treffen. In den Bibliographien der ausgewählten Studien werden Sie auf weitere möglicherweise relevante Literaturhinweise stoßen, und der Auswahlprozess geht in eine neue Runde: Sie beschaffen die Texte, prüfen ihre Relevanz etc. Auf diese Weise kommen Sie letztendlich zu den Studien, die die Grundlage Ihres Reviews bilden sollen. Ihr Review sollte ein Flussdiagramm mit dem Prozess der Studienidentifizierung enthalten (◘ Tabelle 2.5). In diesem Schritt werden wir die Grundlagen eines solchen Prozesses beschreiben und dabei die verschiedenen Aspekte dieses Diagramms berücksichtigen.

2.2.1   Erstellen einer vorläufigen Literaturliste

Die Genauigkeit und Validität der Ergebnisse eines Reviews steht in einem direkten Zusammenhang mit der Vollständigkeit der Literaturrecherche. Ziel der anfänglichen, sowohl elektronisch als auch manuell durchgeführten Recherche ist eine möglichst umfassende Liste von Literaturstellen, die sich potenziell mit den Fragen Ihres Reviews beschäftigen. Ihre Suchstrategie (Suchbegriffe und zu durchsuchende Quellen) ergibt sich damit aus den verschiedenen Komponenten Ihrer Fragen. Mit einer gut strukturierten Frage ist Ihnen ein guter Start bereits sicher. In der Praxis sind zur Entwicklung einer Suchstrategie mitunter mehrere Anläufe nötig. Machen Sie sich also auf harte Arbeit gefasst. Wenn Sie dabei aber, wie in ◘ Tabelle 2.5 illustriert, systematisch vorgehen, lässt sich eine effektive Strategie relativ zügig entwickeln.

Für die elektronische Erstellung potenziell relevanter Literaturlisten sind folgende Schritte erforderlich: Auswahl der relevanten Datenbanken, Formulierung einer geeigneten Kombination von Suchbegriffen und Beschaffung der so identifizierten Literatur. Ggf. müssen Sie zu Beginn Ihres Reviews durchgeführte Recherchen gegen Ende der Arbeit aktualisieren. Das hängt vor allem davon ab, wieviel Zeit Sie für die Fertigstellung Ihres Reviews benötigen.

◻ **Tabelle 2.5.** Flussdiagramm: Identifizierung der relevanten Literatur

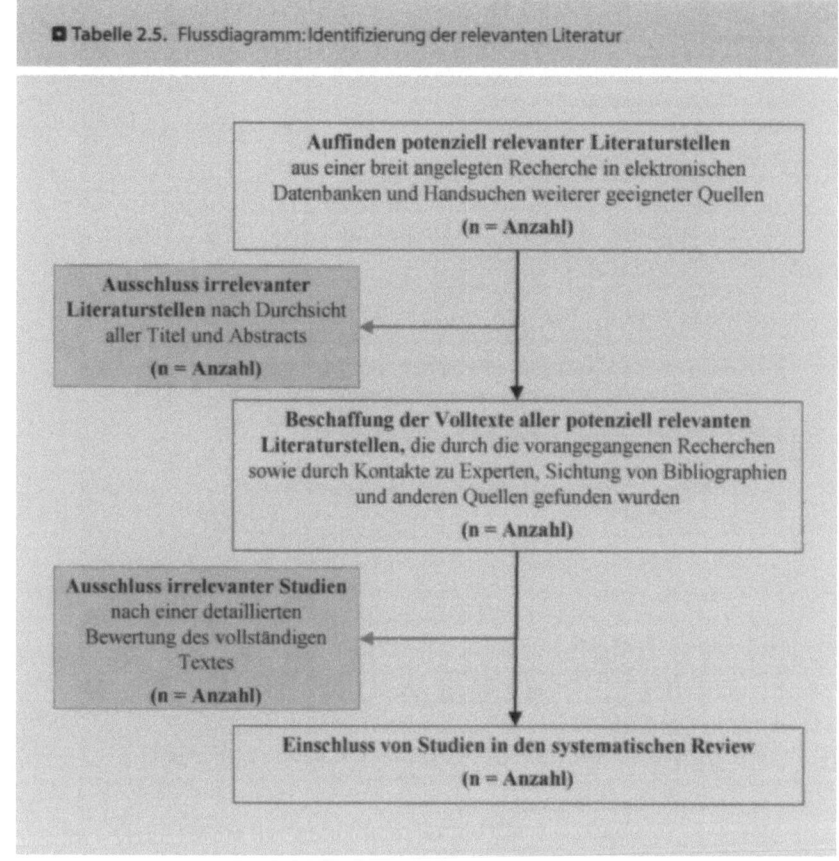

Auswahl der einschlägigen Datenbanken

Es gibt keine Datenbank, die alle Publikationen aus sämtlichen medizinischen Fachzeitschriften enthält. Ernsthafte Reviewer recherchieren daher üblicherweise in mehreren Datenbanken. Für wie viele und welche Datenbanken Sie sich entscheiden, hängt letztendlich vom Thema Ihres Reviews ab. Am besten vergleichen Sie die für unsere Fallstudien 2 und 3 durchsuchten Datenbanken. Dabei zeigt sich, dass sich die Unterschiede hauptsächlich aus den Themen des Reviews ergeben. Angesichts der unübersichtlichen Anzahl auch weniger bekannter Datenbanken kann es hilfreich sein, sich mit entsprechend spezialisierten Bibliothekaren oder Informationsvermittlungszentren (z. B. an Universitätsbibliotheken) zu beraten oder in einem der Datenbankhandbücher nachzuschlagen. ◻ Tabelle 2.6 enthält eine Liste mit den häufiger konsultierten medizinischen Datenbanken. In Deutschland verfügen das Deutsche Institut für Medizinische Dokumentation und Information (DIMDI) in Köln (http://www.dimdi.de) und das Fachinformationszentrum (FIZ) in Karlsruhe (http://www.fiz-karlsruhe.de) über ein umfassendes Angebot an biomedizinischen Datenbanken.

2

◼ **Tabelle 2.6.** Auswahl wichtiger Datenbanken der Gesundheitswissenschaften

Ausgewählte allgemeine Datenbanken
— **MEDLINE** (kostenlos zugänglich über PubMed unter
  http://www.ncbi.nlm.nih.gov/PubMed)
  Bibliographische Erfassung und Indexierung (mit und ohne Abstracts)
  der biomedizinischen Literatur seit 1966, **OLDMEDLINE** via NLM-Gateway
  (http://gateway.nlm.nih.gov/gw/Cmd) von 1957–1965
— **EMBASE** (http://www.embase.com)
  Verzeichnis der biomedizinischen Literatur seit 1974
— **Science Citation Index** (http://www.isinet.com/isi/products/citation/sci)
  Ausgehend von relevanten, durch elektronische oder manuelle Recherchen
  aufgefundenen Schlüsselstudien kann man im Science Citation Index mit Hilfe der
  „citation search"-Funktion weitere relevante Zitate zum selben Thema identifizieren.

Ausgewählte Datenbanken mit speziellen Schwerpunkten
— **PsycInfo**
  Verzeichnis der Literatur zu Psychologie und benachbarten Verhaltens- und Sozialwis-
  senschaften seit 1987
— **CENTRAL** (Cochrane Central Register of Controlled Trials)
  Verzeichnis klinischer Studien aus der medizinischen Forschung, die durch die Cochrane
  Collaboration identifiziert wurden; es umfasst neben einer großen Anzahl von Literatur-
  stellen aus MEDLINE und EMBASE auch Literatur, die nicht in diesen beiden Datenban-
  ken erfasst ist (z.B. Studien aus systematischen Handsuchen). In der 4. Ausgabe der
  Cochrane Library 2002 befanden sich 345.378 Literaturzitate zu kontrollierten
  klinischen Studien in der CENTRAL-Datenbank.
— **CINAHL** (Cumulative Index to Nursing and Allied Health Literature)
  Verzeichnis der Literatur zu sämtlichen Aspekten der Pflegewissenschaften
  sowie anderer, verwandter Gesundheitswissenschaften
— **NHS EED** (NHS Economic Evaluation Database)
  Strukturierte Abstracts ökonomischer Bewertungen von medizinischen Interventionen,
  die durch regelmäßige Recherchen in bibliographischen Datenbanken sowie durch
  Handsuchen in wichtigen medizinischen Fachzeitschriften identifiziert wurden.
— **MIDIRS** (http://www.midirs.org)
  Eine umfangreiche Literaturquelle für Geburtshelfer, Hebammen und Verbraucher
— **Conference Papers Index**
  Verzeichnis von Konferenzbeiträgen
— **Register laufender Forschungsarbeiten**
  Leitfaden für ausgewählte Register – http://www.york.ac.uk/inst/crd/htadbase.htm
  National Research Register (NRR) – http://www.doh.gov.uk/research/nrr.htm
  metaRegister of Current Controlled Trials – http://controlled-trials.com
  www.nci.nih.gov/clinical_trials
— **SIGLE** (System for Information on Grey Literature, http://www.fiz-karlsruhe.de)
  bibliographische Datenbank; umfasst europaweit die nicht-konventionelle (sog. graue)
  Literatur auf dem Gebiet der reinen und angewandten Naturwissenschaften sowie
  anderer Bereiche

Zu Hinweisen auf andere, in den Fallstudien durchsuchte Datenbanken siehe Tabellen 3.4 und 3.7.

Für die meisten Reviews werden allgemeine Datenbanken wie Medline und
Embase recherchiert, deren Zeitschriftenspektrum zu einem bedeutenden Teil
überlappt. Bei Medline, die von der US-amerikanischen National Library of Medi-
cine erstellt wird, liegt der Schwerpunkt mehr auf angloamerikanischen Journalen;

Embase hingegen hat bei der Auswahl der Zeitschriften eine stärkere europäische Ausrichtung mit einem großen Anteil pharmakologisch orientierter Arbeiten. Medline und Embase sind an vielen Universitätsbibliotheken lizensiert, und der Zugang für Angehörige dieser Einrichtungen ist somit kostenlos. Kommerzielle Anbieter wie z. B. Ovid, SilverPlatter, Knowledgefinder etc. haben für die Datenbanken Oberflächen mit flexiblen und anwenderfreundlichen Suchmodi entwickelt. Allerdings sind diese auch vergleichsweise teuer, während die PubMed-Oberfläche für Medline einen kostenlosen Zugang von jedem Internetanschluss anbietet. PubMed verfügt über ein zusätzliches Suchmerkmal, die sog. „Related Articles"-Funktion, mit der sich thematisch verwandte Literaturstellen auf der Grundlage von Ähnlichkeitsmerkmalen identifizieren lassen.

Verknüpfen von Suchbegriffen für elektronische Datenbankrecherchen

Das Auffinden von relevanten Studien in Datenbanken erfordert, vereinfacht ausgedrückt, eine geschickte Nutzung von datenbankspezifischen Suchwerkzeugen und -feldern und die sinnvolle Verknüpfung von Suchbegriffen (geeignete Indexbegriffe wie z. B. MeSH- bzw. MeSH-ähnliche Begriffe, Schlagwörter und freie Textwörter), in denen sich die verschiedenen Komponenten der Reviewfrage wiederfinden.

Wie in ❏ Tabelle 2.7 sollten Sie zunächst die für Ihren Review relevanten *Populationen*, *Interventionen*, *Endpunkte* und *Studiendesigns* näher beschreiben. Erstellen Sie dann für jede dieser Komponenten eine Liste von Begriffen, die die Autoren in ihren Studien dafür möglicherweise verwendet haben. Sammeln Sie anhand bereits bekannter Studien Synonyme mit unterschiedlichen Schreibweisen. Auf diese Weise erhalten Sie die für Ihre Recherche benötigten freien Textwörter. Als nächstes sollten Sie eine Liste möglicher Schlagwörter erstellen, die Indexierer beim Verfassen ihrer Einträge benutzt haben könnten. Es gibt verschiedene Möglich-

MeSH bzw. Medical Subject Headings sind kontrollierte medizinische Schlagwörter für Recherchen in MEDLINE, die zur Indexierung von Literaturstellen verwendet werden. Andere bibliographische Datenbanken benutzen MeSH-ähnliche Suchbegriffe.

Unter **Sensitivität einer Recherche** versteht man den Anteil der aufgefundenen relevanten Studien einer Suchstrategie im Verhältnis zu allen relevanten Studien zu einem bestimmten Thema, ausgedrückt als Prozentsatz. Sie ist ein Maßstab für die Vollständigkeit einer Suchstrategie. *Nicht zu verwechseln mit der Sensitivität eines Tests.*

❏ **Tabelle 2.7.** Entwicklung einer brauchbaren Kombination von Suchbegriffen für Recherchen in einer elektronischen bibliographischen Datenbank

Beispiel für eine Verknüpfung von Suchbegriffen für Ovid MEDLINE

Freie Frageform: Führt bei Schwangeren, bei denen ein operativer Schwangerschaftsabbruch ansteht, die Antibiotikaprophylaxe zu einer Senkung des postoperativen Infektionsrisikos?

Strukturierte Frage (unter Umständen sind für die Recherche nicht alle Fragekomponenten erforderlich)

▬ Die Population	Schwangere, bei denen ein operativer Schwangerschaftsabbruch ansteht
▬ Die Interventionen	Antibiotikaprophylaxe
	Vergleich: Placebo oder Nicht-Intervention (wird für die Kombination der Suchbegriffe nicht verwendet)
▬ Der Endpunkt	postoperative Infektion
▬ Das Studiendesign	experimentelle Studien (wird für die Kombination der Suchbegriffe nicht verwendet)

▼

2

Die **Boole'sche Algebra** drückt die logischen Beziehungen zwischen den Suchbegriffen aus.

Boole'sche Operatoren AND, OR und NOT können bei Suchanfragen in einer Datenbank verwendet werden, um bestimmte Literaturstellen ein- bzw. auszuschließen. Ein Anwendungsbeispiel aus PubMed ist unten aufgeführt:

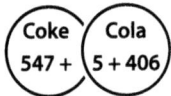

PubMed
Zitate
Coke = **552**
Cola = **411**
Coke **AND** Cola = **5**
Coke **OR** Cola = **958**
Coke **NOT** Cola = **547**

◻ **Tabelle 2.7.** Fortsetzung

Fragekomponenten und relevante Suchbegriffe	Arten von Begriffen Frei	MeSH	Boole'scher Operator
Population: Schwangere, bei denen ein operativer Schwangerschaftsabbruch ansteht			
1 (terminat$ adj3 pregnan$).tw	x		
2 (unwant$ adj3 pregnan$).tw	x		
3 abortion$.tw	x		OR (erfasst die *Population*)
4 exp abortion induced/		x	
5 exp pregnancy unwanted/		x	
6 or/1-5			
Interventionen: Antibiotikaprophylaxe			
7 exp infection control/		x	
8 exp anti-infective agents/		x	
9 exp antibiotics/		x	OR (erfasst die *Interventionen*)
10 antibiotic$.tw	x		
11 (antibiotic adj3 prophyla$).tw	x		
12 (antimicrobial$ or anti-microbial$).tw	x		
13 or/7-12			
Endpunkt: postoperative Infektion			
14 exp bacterial infections/		x	
15 exp postoperative complications/		x	
16 sepsis/		x	
17 exp abortion septic/		x	
18 exp endometritis/		x	
19 exp adnexitis/		x	
20 (postoperative adj3 (infect$ or contaminat$ or complicat$ or pyrexi$)).tw	x		OR (erfasst den *Endpunkt*)
21 (sepsis or septic).tw	x		
22 (bacteria$ adj3 (contaminat$ or infect$)).tw	x		
23 (post-abort$ adj3 (infect$ or complicat$ or contaminat$)).tw	x		
24 endometritis.tw	x		
25 pelvic inflammatory disease.tw	x		
26 (septic adj3 abort$).tw	x		
27 or/14-26			
28 and/6,13,27			AND (verknüpft sämtliche Komponenten miteinander)

Befehle und Symbole für Ovid MEDLINE

Trunkierung (Platzhaltersymbol), z.B. pregnan$ erfasst auch die grammatischen Formen "pregnant", "pregnancy" und "pregnancies"

adj   Umgebungs- und Nachbarschaftssuche, z.B. legt terminat$ adj pregnan$ zusätzlich fest, dass diese Begriffe gemeinsam vorkommen sollen; terminat$ adj3 pregnan$ bedeutet, dass der Abstand zwischen den Suchbegriffen maximal drei Wörter betragen darf

.tw   Textwortsuche, z.B. abortion$.tw sucht nach Textwörtern im Titel oder Abstract

/   Suche anhand von MeSH-Begriffen (Medical Subject Headings), z.B. abortion induced/ sucht im Thesaurus nach einem MeSH-Begriff.

exp   "Explode"-Funktion erweitert den MeSH-Begriff, z.B. exp abortion induced/ sucht nicht nur nach diesem MeSH-Begriff, sondern auch in der baumartigen Hierarchie auch nach Unterbegriffen des MeSH-Begriffs "abortion induced" wie etwa "abortion eugenic", "abortion legal", "abortion therapeutic", "pregnancy reduction multifetal"

Siehe dazu auch die entsprechenden Auswahlkriterien in Tabelle 2.8

In Anlehnung an RCOG Clinical Governance Advice No. 3 (http://www.rcog.org.uk/mainpages.asp?PageID=318)

keiten, um MeSH-Begriffe bzw. MeSH-ähnliche Begriffe zu finden. Zum Beispiel können Sie sich die Schlagwörter notieren, die in bekannten relevanten Studien angegeben sind (häufig befinden sie sich im Anschluss an den Abstract), und nachprüfen, wie diese in den in Frage kommenden Datenbanken verschlagwortet (indexiert) sind. Dabei ist zu bedenken, dass Indexierer die Vorschläge der Autoren nicht immer aufgreifen. Jede Datenbank hat ihren eigenen Thesaurus (kontrolliertes Vokabular) bzw. ihre eigene Indexierungsstruktur. In Medline können Sie nach geeigneten MeSH-Begriffen suchen, wenn sich frei gewählte Textwörter entsprechenden MeSH-Begriffen im Thesaurus zuordnen lassen oder wenn Sie sich die Verschlagwortung relevanter Artikel ansehen. Wie auch immer Ihre Suchbegriffe zustande kommen: In jedem Fall sollten sie eine ausreichende Anzahl freier Textwörter wie auch Indexbegriffe/Schlagwörter enthalten, um jeder einzelnen Fragenkomponente Rechnung zu tragen. Auf diese Weise erhöht sich die Sensitivität der Recherche und damit auch Ihre Chance, einen Großteil der relevanten Studien zu erfassen.

Im nächsten Schritt müssen Sie die Wörter und Begriffe, für die Sie sich letztlich entschieden haben, miteinander verknüpfen. Durch Kombination aller möglichen Suchbegriffe mit den Operatoren AND, OR und NOT schaffen Sie sich eine Grundgesamtheit an Literaturzitaten, mit der Sie später weiterarbeiten. So werden beispielsweise durch die Kombination „*coke* OR *cola*" alle Literaturzitate identifiziert, in denen entweder einer von beiden oder beide Begriffe gleichzeitig vorkommen. Benutzt man dagegen die Kombination „*coke* AND *cola*", wird nur nach Literaturstellen gesucht, in denen beide Begriffe zusammen vorkommen. Die Verknüpfung „*coke* NOT *cola*" liefert ausschließlich Literaturstellen, in denen der Begriff *coke* vorkommt, aber nicht *cola*. Hier werden allerdings auch Zitate ausgeschlossen, die beide Begriffe, nämlich *coke* und *cola*, enthalten. Es braucht wohl kaum besonders betont zu werden, dass der Operator NOT nur mit größter Vorsicht verwendet werden sollte. Alle Wörter und Begriffe, die für die Bezeichnung eines Sachverhaltes in Frage kommen könnten, werden im Allgemeinen mit dem Operator OR kombiniert. Auf diese Weise erzielen Sie für jeden Sachverhalt bzw. Bestandteil der Frage eine große Anzahl von Treffern. Diese können Sie nun mit AND verknüpfen. Dadurch erhalten Sie sämtliche Literaturzitate, die für die verschiedenen Komponenten Ihrer Frage gleichzeitig zutreffen.

◘ Tabelle 2.7 enthält beispielhaft Kombinationen von Suchbegriffen, die für Medline zutreffen. Jede für MEDLINE entwickelte Verknüpfung muss natürlich an die Besonderheiten anderer Datenbanken, in denen man suchen will, angepasst werden. Hierfür bedarf es in der Regel professioneller Hilfe. Dies ist vor allem deshalb kein einfaches Unterfangen, weil die verschiedenen Datenbanken unterschiedliche Begriffe und Indexierungssysteme verwenden. Sie sollten dabei aber Ihr Ziel, eine zuverlässige Antwort auf die Fragen Ihres Reviews zu finden, im Auge behalten. Es gibt eindeutige Belege dafür, dass eine Beschränkung der Suche auf einige wenige Datenbanken die Biasanfälligkeit eines Reviews erhöht. Je breiter Sie Ihre Suche anlegen, desto höher ist die Wahrscheinlichkeit, dass Ihr Review auch präzise und zuverlässige Antworten liefert.

Unter der **Präzision einer Recherche** versteht man den Anteil der durch eine Suchstrategie identifizierten relevanten Studien, ausgedrückt als Prozentsatz aller durch diese Strategie aufgefundenen (relevanten und irrelevanten) Studien. Sie ist ein Maßstab dafür, inwieweit irrelevante Studien durch die Suche ausgeschlossen werden können. *Nicht zu verwechseln mit der Präzision eines Effekts.*

Suchkriterium „Studiendesign"

Eine wichtige Komponente der Reviewfrage, mit der Sie Ihre Suchstrategie ggf. noch verbessern können, ist das *Studiendesign*. Durch Recherchen in Spezialdatenbanken wie dem Cochrane Central Register of Controlled Trials (CENTRAL) oder Current Controlled Trials, einem Meta-Register laufender randomisierter, kontrollierter Studien (http://www.controlled-trials.com), lassen sich veröffentlichte wie auch unveröffentlichte klinische Studien finden. Bei der Erstellung von Reviews über randomisierte Studien sichtet man diese Datenbanken normalerweise als erstes. Für andere *Studiendesigns* sind solche Sammlungen aber eher selten.

In allgemeinen Datenbanken gibt es für manche *Studiendesigns* auch spezielle Indexbegriffe. Bei Ihrer Recherche sollten Sie sich jedoch nicht allein darauf verlassen. Um Studien eines bestimmten *Designs* zu erfassen, haben spezialisierte Informationsvermittler Kombinationen von Suchbegriffen, sog. Suchfilter, entwickelt. Natürlich ist die Benutzung solcher *Design*filter, wie man sie etwa in PubMed Clinical Queries (http://www.ncbi.nlm.nih.gov/entrez/query/static/clinical.html) oder auf HTA-Internetseiten (wie z. B. http://www.york.ac.uk/) verwendet, für Recherchen in allgemeinen Datenbanken nicht ohne Reiz. Einige Filter sind so angelegt, dass sie eine praxisnahe evidenzbasierte Medizin mit sehr schnellen, möglicherweise aber auch etwas ungenauen Recherchen unterstützen. Die Suche kann zwar präzise Ergebnisse liefern, dies geschieht jedoch unweigerlich auf Kosten der Sensitivität. Das heißt, ein hoher Anteil der durch den Suchfilter identifizierten Literaturstellen ist zwar relevant, viele relevante Literaturstellen werden damit aber nicht erfasst, weil sie so, wie sie indexiert sind, durch den Suchfilter fallen. Umgekehrt ist auch die in der PubMed Clinical Queries Funktion angebotene Auswahl nach „sensitivity" keine ausreichende Methode für eine umfassende Suche. Dies sind entscheidende Nachteile, da sich systematische Reviews auf möglichst gründliche Recherchen stützen sollten. Es gibt allerdings eine Ausnahme, bei der die Indexierung *design*bezogener Begriffe sinnvoll ist, und zwar sind dies Reviews zu randomisierten Studien. In diesem Kontext ist die Anwendung sorgfältig adaptierter Versionen vorhandener Filter für Fragen der Therapie durchaus angebracht (Fallstudie 3).

Bibliographien und andere Quellen (z. B. Fachzeitschriften, graue Literatur, Konferenzberichte)

Die ungenaue oder unvollständige Indexierung von Artikeln und Fachzeitschriften in elektronischen bibliographischen Datenbanken zwingt uns dazu, auch andere Quellen zu durchforsten. Als besonders ergiebig für potenziell relevante Studien haben sich die Bibliographien identifizierter Studien und thematisch verwandter Übersichtsarbeiten erwiesen. Wenn Sie sich wie in Fallstudie 2 auch für Studien interessieren, die aus der Zeit vor dem Aufkommen elektronischer Datenbanken stammen, kommen Sie nicht umhin, Index Medicus und Excerpta Medica von Hand zu durchsuchen. Um auch die allerneuesten Studien aufzuspüren, die bislang weder in elektronische Datenbanken aufgenommen noch von anderen Autoren zitiert wurden, bieten sich die entsprechenden Ausgaben einschlägiger Zeitschriften an. Denn bei einigen Fachzeitschriften kann es zuweilen länger als ein Jahr dauern, bis die Studienberichte in MEDLINE schließlich indexiert sind.

Zahlreiche Studien, die als technische Berichte, Diskussionspapiere oder in anderer Form veröffentlicht sind, werden von den großen Datenbanken und Zeitschriften gar nicht aufgenommen. Es besteht aber eine gute Chance, sie in Datenbanken wie etwa SIGLE (System for Information on Grey Literature), National Technical Information Service (http://www.ntis.gov/search.htm) und British National Bibliography for Report Literature (http://www.bl.uk/) etc. zu finden. Als weitere nützliche Quelle für die graue Literatur sind die Bibliotheken besonders spezialisierter Forschungseinrichtungen oder Fachgesellschaften zu nennen. Auch Diplomarbeiten und Dissertationen stellen eine Möglichkeit dar, an unveröffentlichte Forschungsarbeiten heranzukommen. Diese werden in Datenbanken wie Dissertation Abstracts und CINAHL (Cumulative Index to Nursing and Allied Health Literature) geführt. Konferenzberichte, die sowohl über laufende als auch abgeschlossene Forschungsarbeiten informieren, sind über den Index of Scientific and Technical Proceedings (http://wok.mimas.ac.uk/), Conference Papers Index sowie in den Katalogen großer wissenschaftlicher Bibliotheken zugänglich.

Auffinden laufender Forschungsarbeiten

Eine weitgehend unverzerrte Identifizierung von Studien wird nur in den wenigen Bereichen gewährleistet, für die umfassende prospektive Forschungsregister existieren. Auch hier findet man Informationen zu wichtigen abgeschlossenen oder laufenden Studien. In ◘ Tabelle 2.6 sind eine Reihe elektronischer Quellen für die Suche nach laufenden Studien genannt. Zahlreiche pharmazeutische Unternehmen stellen ihre eigenen Studienergebnisse in firmeneigene Datenbanken ein. Gelegentlich werden diese, wie in Fallstudie 1, auf Anfrage freigegeben. Man sollte jedoch keine zu hohen Erwartungen hegen.

Beim Auffinden von Studien kann **Bias** den „wahren" Effekt einer *Intervention* oder einer *Exposition* in einem Review entweder über- oder unterschätzen.

Internetrecherchen

Sicherlich werden die meisten Forschungsarbeiten in Zukunft im Internet veröffentlicht werden und dort auch zugänglich sein. Viele der oben beschriebenen elektronischen Datenbanken sind im Internet bereits verfügbar. Natürlich eignet sich auch das World Wide Web dazu, Wissenschaftler, Unternehmen sowie abgeschlossene und laufende Studien ausfindig zu machen. Angesichts seines ungeheuren Umfangs ist aber jeder ernsthafte Versuch, das World Wide Web zu durchsuchen, mit einem Riesenaufwand verbunden, da in diesem Fall Zehntausende von Internetseiten zu durchsuchen sind. Hier müsste ein strukturierter Ansatz entwickelt werden, etwa durch Einsatz von Meta-Suchmaschinen [wie etwa Copernic (http://www.copernic.com), Dogpile (http://www.dogpile.com), Google (http://www.google.com) etc.] oder Suchmaschinen mit dem Schwerpunkt Gesundheitswesen [z. B. Turning Research Into Practice (http://www.tripdatabase.com), Organising Medical Networked Information (http://www.omni.ac.uk), MedNets (http://www.mednets.com/smedlink.htm) etc.]. Es ist nicht bekannt, welchen Stellenwert Internetsuchen bei der Erstellung systematischer Reviews der medizinischen Literatur einnehmen. Als dieses Buch entstand, schien der Wert solcher Recherchen eher begrenzt zu sein. Vielleicht werden aber die derzeit noch schwierigen und recht unfruchtbaren Recherchen im Internet angesichts der rasanten Veränderungen und ständigen Verbesserung der Webtechnologie in naher Zukunft einfacher und effizienter.

Die **Cochrane Collaboration** ist ein internationales Netzwerk von Ärzten und Wissenschaftlern. Ihr Ziel es ist, systematische Reviews zu medizinischen Interventionen zu verfassen, zu aktualisieren und zugänglich zu machen, um auf diese Weise einen Beitrag zur informierten Entscheidungsfindung im Gesundheitswesen zu leisten (http://www.cochrane.org).

Professionelle Unterstützung

Vielleicht hat sich bei Ihnen beim Lesen dieser Abschnitte das Gefühl eingestellt, dass das Auffinden der relevanten Literatur Ihre derzeitigen Suchfertigkeiten übersteigt und Sie deshalb fachliche Unterstützung benötigen. Viele erfahrene Reviewer lassen ihre Recherchen von professionellen Informationsvermittlern, die auf Datenbankrecherchen spezialisiert sind, durchführen. Sie stehen mit Ihrem Problem also nicht alleine da. Von Bibliotheken in Ihrer Nähe können Sie Adressen von Informationsvermittlungsstellen für eine professionelle Literatursuche erhalten. Dies sind hauptsächlich Hochschulbibliotheken mit Informationsvermittlungsstellen und kommerzielle Anbieter von Fachinformationen. Aber auch die Registrierung Ihres Reviews bei der entsprechenden Reviewgruppe der Cochrane Collaboration bietet unter Umständen Zugriffsmöglichkeiten auf professionelle Recherchen. Zahlreiche Reviewgruppen haben zu ihren Themenbereichen umfangreiche Suchstrategien entwickelt und unterhalten entsprechende Spezialregister.

2.2.2 Sammeln und Management von Literaturstellen

Um den Ablauf der Literatursuche möglichst effizient zu gestalten, sollten Sie die aufgefundenen Zitate in ein Literaturverwaltungsprogramm eingeben (z. B. Reference Manager, ProCite, EndNote). Aus sämtlichen Literaturzitaten der unterschiedlichsten Quellen wird für den Review eine Master-Literaturdatenbank aufgebaut. Durch Bearbeitung der Literaturstellen mit den integrierten Funktionen des Literaturverwaltungsprogramms lassen sich Mehrfachnennungen von Artikeln (Dubletten) in der Regel auf einfache Weise auffinden, auch solche, bei denen lediglich der Titel, Autoren- oder Zeitschriftenname in etwas unterschiedlicher Form angegeben ist. Gelegentlich kann aber auch eine zusätzliche manuelle Durchsicht erforderlich werden. Über andere Funktionen der Programme können benutzerdefinierte Felder erstellt oder einzelne Literaturstellen mit sog. „Tags" (elektronischen Markierungen) gekennzeichnet werden. Dies beschleunigt die Sortier- und Dokumentationsvorgänge des Auswahlprozesses. Es gibt Datenbanken (z. B. CENTRAL), bei denen sich die Suchergebnisse nicht direkt in Ihre Literaturdatenbank importieren lassen. Die Zitate aus diesen Quellen müssen sehr sorgfältig überprüft und mit Hilfe einfacher Textverarbeitungsprogramme bearbeitet werden. Die Suchergebnisse aus nicht-elektronischen Quellen (z. B. Bibliographien bekannter Artikel) können Sie natürlich nur manuell bearbeiten. Letzten Endes werden Sie wahrscheinlich eine ganze Reihe von Literaturstellen für Ihren Review von Hand in die Masterdatenbank eingeben müssen.

2.2.3　Auswahl der relevanten Studien

Ziel des Auswahlprozesses ist es, aus den Literaturlisten alle Studien zu extrahieren, die sich eindeutig mit den Fragen des Reviews befassen. Dies ist Teil des mehrstufigen Prozesses, der bereits an anderer Stelle in ◻ Tabelle 2.5 beschrieben wird. Zu diesem Vorgang gehören die Festlegung der Auswahlkriterien, die Durchsicht der Literaturstellen, die Beschaffung der Volltexte von Studien, die die Auswahlkriterien höchstwahrscheinlich erfüllen, sowie eine detaillierte Überprüfung dieser Publikationen, um endgültig über den Ein- und Ausschluss von Studien zu entscheiden.

Auswahl relevanter Literaturstellen
- Auswahlkriterien entwickeln
- relevante Literaturstellen auswählen
- Volltexte beschaffen und die relevanten daraus auswählen
- keine Sprachbeschränkungen vornehmen

Studienauswahlkriterien

Die Kriterien für die Studienauswahl leiten sich logisch aus der Reviewfrage ab. ◻ Tabelle 2.8 demonstriert an verschiedenen Beispielen typische Auswahlkriterien für *Populationen*, *Interventionen*, *Endpunkte* und *Studiendesigns*. Letztendlich sollen nur solche Studien im Review berücksichtigt werden, die sämtliche Einschlusskriterien erfüllen und keines der Ausschlusskriterien verletzen. Um systematische Verzerrungen im Auswahlprozess zu vermeiden, müssen Sie sowohl die Ein- als auch Ausschlusskriterien bereits *im Vorfeld* festlegen.

Bei der Definition der Auswahlkriterien sollten Sie beispielsweise folgende Fragen stellen:
- Ist es sinnvoll, verschiedene *Populationen* zusammenzufassen?
- Ist es sinnvoll, verschiedene *Interventionen* miteinander zu kombinieren?
- Welche *Endpunkte* sind klinisch relevant?
- Welches Studien*design* sollte ein-, welches ausgeschlossen werden?

Reviewer lassen sich dabei häufig von der Überlegung leiten „Was ist wahrscheinlich veröffentlicht?" und nicht von der Frage nach der klinischen Relevanz. Sie sollten sich für Studien mit klinisch bedeutsamen *Endpunkten* und nicht mit Surrogat*endpunkten* entscheiden (Schritt 1). Die Entscheidung, die Sie jetzt bei der Studienauswahl treffen, wird sich unweigerlich auf den gesamten weiteren Reviewprozess auswirken. Als Reviewer ist es Ihre Aufgabe zu entscheiden, wie weit bzw. eng die Auswahlkriterien gefasst werden sollen. Zu weit gefasste Kriterien erschweren die Zusammenfassung der Studien; bei zu eng gefassten Kriterien sind die Ergebnisse Ihres Reviews unter Umständen nur eingeschränkt anwendbar. Ein ausgewogenes Vorgehen dagegen wird die Anwendbarkeit Ihrer Ergebnisse erhöhen. So gestatten etwa weit definierte Einschlusskriterien bei der Studienpopulation auch die Untersuchung von Effektunterschieden in verschiedenen Subgruppen dieser *Population*.

Welches *Studiendesign* möchten Sie ein- bzw. ausschließen? Im Idealfall sollten Sie möglichst nur Studien mit einem besonders hochwertigen *Design* wählen. In der Praxis werden die *Studiendesign*kriterien allerdings zu einem gewissen Grad auch davon beeinflusst, dass Sie nach Beginn der Reviewarbeit relativ schnell einen Eindruck von Art und Umfang der verfügbaren Studien erhalten. Sollten Sie aufgrund Ihrer anfänglichen Recherchen Ihre Auswahlkriterien modifizieren, empfehlen wir Ihnen, diese Änderungen in Ihrem Review ausdrücklich zu dokumentieren und zu begründen. Es kommt vor, dass keine (Fallstudie 2) oder nur sehr wenige (Fallstudie 3) sorgfältig angelegte Studien durchgeführt wurden. In diesem Fall muss man sich überlegen, ob man das Einschlusskriterium *Studiendesign* so spezifiziert,

2

◻ **Tabelle 2.8 .** Beispiele für Studienauswahlkriterien

Freie Frage: Führt die Antibiotikaprophylaxe bei Schwangeren, die sich einem operativen Schwangerschaftsabbruch unterziehen, zu einer Senkung des postoperativen Infektionsrisikos? (*siehe die strukturierte Frage in Tabelle 2.7*)

Fragekomponenten	*Einschlusskriterien*	*Ausschlusskriterien*
▬ Die Population	Schwangere, bei denen ein operativer Schwangerschaftsabbruch ansteht	andere Operationen
▬ Die Interventionen	Antibiotika im Vergleich zu Placebo oder keiner Prophylaxe; Vergleich verschiedener Antibiotika	fehlender Vergleich
▬ Der Endpunkt	postoperative Infektion, nachgewiesen durch geeignete mikrobiologische Verfahren	nicht bestätigte Infektion
▬ Das Studiendesign	experimentelle Studien	Beobachtungsstudien

Freie Frage: Ist die bevölkerungsweite Trinkwasserfluoridierung zur Kariesprophylaxe unbedenklich?

Fragekomponenten	*Einschlusskriterien*	*Ausschlusskriterien*
▬ Die Populationen	Populationen, die ihr Trinkwasser über die öffentliche Wasserversorgung erhalten	nichtöffentliche Wasserversorgung
▬ Die Interventionen	natürliche oder kontrollierte Trinkwasserfluoridierung im Vergleich zu nichtfluoridiertem Wasser	fehlender Vergleich
▬ Der Endpunkt	Krebs, Knochenfrakturen und Fluorvergiftung	Endpunkte, die sich nicht auf potenzielle Risiken beziehen
▬ Die Studiendesigns	– experimentelle Studien – Beobachtungsstudien (Kohorten-, Fall-Kontroll-, Querschnitts- sowie Vorher-Nachher-Studien)	Fallserien Fallberichte

Zu einem entsprechenden Review siehe Fallstudie 2.

Freie Frage: Welche der zahlreich verfügbaren antimikrobiellen Präparate führen bei Patienten mit chronischen Wunden zu einer Heilung? (*siehe die strukturierte Frage in Tabelle 2.3*)

Fragekomponenten	*Einschlusskriterien*	*Ausschlusskriterien*
▬ Die Populationen	Erwachsene mit chronischen Wunden	andere Wunden
▬ Die Interventionen	systemische und topische antimikrobielle Präparate im Vergleich zu Placebo oder keinen antimikrobiellen Wirk-stoffen; Vergleich verschiedener Antibiotika	fehlender Vergleich
▬ Der Endpunkt	Wundheilung	nicht bewertete Wundheilung
▬ Die Studiendesigns	– randomisierte, kontrollierte Studien – experimentelle Studien ohne Randomisierung – Kohortenstudien mit gleichzeitigen Kontrollen – Studien mit historischen Kontrollen – Fall-Kontroll-Studien	

Zu einem entsprechenden Review siehe Fallstudie 3.

Eine kurze Beschreibung der verschiedenen Studiendesigns findet sich in Tab. 2.4.

dass es auch Studien von methodisch geringerer Qualität zulässt. Dieses Vorgehen kommt vor allem bei Reviews in Betracht, deren Ziel es ist, wie in den Fallstudien 2 und 3 die aktuell verfügbare Evidenz zusammenzufassen, um Entscheidungsfindungen zu unterstützen. Wenn ein Review unterschiedliche *Studiendesigns* berücksichtigt, hat dies Auswirkungen auf die Bewertung der Studienqualität (Schritt 4), auf die Datensynthese (Schritt 4) sowie die Interpretation der Ergebnisse (Schritt 5). Letztere sollte mit der gebotenen Vorsicht durchgeführt werden und sich in erster Linie auf methodisch hochwertige Studien stützen.

Literaturstellen sichten

Zu Beginn empfiehlt es sich, die Auswahlkriterien großzügig auf die Literaturliste mit dem Resultat Ihrer Recherchen anzuwenden. Häufig enthalten die Zitate nur begrenzte Informationen. Daher sollten Sie alle Titel (und Abstracts), die Ihnen potenziell relevant erscheinen, zunächst einmal mit einbeziehen und sie später anhand der Volltexte genauer prüfen. Aber bereits in dieser Phase können viele Zitate als irrelevant ausgeschlossen werden. Die Literaturstellen sollten von zwei unabhängig voneinander arbeitenden Reviewern geprüft werden. Anschließend beschaffen Sie sich die Volltexte sämtlicher Literaturstellen, die einer der beiden Reviewer als relevant eingestuft hat. Die Ausbeute dieses Prozesses wird von Review zu Review unterschiedlich ausfallen.

Volltexte beschaffen

In der nächstgelegenen Fachbibliothek können Sie feststellen, welche Zeitschriften und Zeitschriftenjahrgänge dort vorgehalten werden. Die meisten Bibliotheken weisen ihre Bestände in Online-Katalogen nach, die von jedem Internetarbeitsplatz frei zugänglich sind. Bevor Sie sich jedoch die Mühe machen, den Artikel vor Ort zu kopieren, können Sie im Internet prüfen, welche Journale frei elektronisch zugänglich sind (Elektronische Zeitschriftenbibliothek Regensburg http://www.bibliothek.uni-regensburg.de/ezeit, http://www.freemedicaljournals.com, PubMed Central http://www.pubmedcentral.nih.gov), und entsprechende Artikel herunterladen. An Ihrem Arbeitsplatz oder in der Bibliothek sind vielleicht weitere kostenpflichtige elektronische Zeitschriften lizensiert und von dort aus, evtl. auch mit Passwort, zugänglich. Dies ermöglicht Ihnen den schnellen Zugriff auf viele aktuelle Publikationen. Als nächstes sind diejenigen Artikel zu beschaffen, die nicht über die Bibliothek oder das Internet erhältlich sind. Das kostet unter Umständen viel Zeit. Hilfe von einem Bibliothekar oder die Benutzung von kostengünstigen Dokumentlieferdiensten wie subito (http://www.subito-doc.de) können daher von unschätzbarem Wert sein. Ggf. müssen Sie sich auch direkt an die Autoren wenden.

Studien auswählen

Treffen Sie die endgültige Entscheidung über den Ein- bzw. Ausschluss von Studien erst dann, wenn Sie die Volltextversionen aller potenziell relevanten Literaturzitate sorgfältig überprüft haben, um entscheiden zu können, ob Ihre Auswahlkriterien erfüllt sind oder nicht. Viele Literaturstellen, bei denen Sie schon zu Anfang Zweifel hatten, lassen sich jetzt zuverlässig ausschließen. Hier erweist es sich als hilfreich, alle ausgeschlossenen Studien aufzulisten und den jeweiligen Ausschlussgrund zu vermerken. Das kostet nicht viel Zeit und verbessert die Qualität Ihres Reviews, wenn Sie diese Liste integrieren. Wenn Sie das Manuskript zur Publikation in der

Printversion einer Zeitschrift einreichen, wird dieser Abschnitt aus Platzgründen nicht immer berücksichtigt. In der elektronischen Ausgabe der Zeitschrift jedoch können solche Details in der Regel veröffentlicht werden, oder Sie stellen diese Informationen auf Anfrage selbst zur Verfügung.

Mindestens zwei Reviewer sollten die Literaturstellen und Manuskripte unabhängig voneinander prüfen und auswählen, da Entscheidungen über den Ein- bzw. Ausschluss von Studien trotz expliziter und schon im Vorfeld formulierter Einschlusskriterien subjektiv ausfallen können. Zum Beispiel können sich die Reviewer wegen einer unzulänglichen Methodikbeschreibung in der Studie nicht auf ihren Ein- oder Ausschluss einigen. Es ist ratsam, dass die Reviewer an einer Stichprobe von Studien gemeinsam die Auswahlkriterien vorab testen, um festzustellen, ob die Kriterien so definiert wurden, dass sie sich konsistent anwenden lassen. Bei nur geringer Übereinstimmung zwischen den Reviewern ist es unter Umständen notwendig, die Auswahlkriterien zu überarbeiten. Sind solche Fragen aber erst einmal geklärt, lassen sich weitere Diskrepanzen, die oft nur auf Flüchtigkeitsfehlern beruhen, meistens problemlos im Konsens ausräumen. Gelegentlich muss aber auch ein dritter Reviewer zur Entscheidung herangezogen werden. Vorbehalte sind in jedem Falle bei Reviews angebracht, in denen lediglich ein Autor genannt wird, denn hier ist die Wahrscheinlichkeit von fehlerhaften Auswahlverfahren relativ hoch.

Mehrfachpublikationen derselben Studie

Zuweilen stoßen Reviewer auf Mehrfachpublikationen derselben Studie. Manchmal handelt es sich um exakte Dubletten, in anderen Fällen wiederum um Publikationsserien, bei der die aktuelleren Arbeiten beispielsweise über eine Erhöhung der Teilnehmerzahlen oder eine Verlängerung der Nachbeobachtung berichten. Werden die Daten im Review doppelt berücksichtigt, führt dies unweigerlich zu einer Verzerrung der Analyse, unter anderem deshalb, weil am häufigsten Studien mit positiven Ergebnissen mehrfach publiziert werden. Trotzdem können Sie aus Mehrfachpublikationen derselben Studie mitunter nützliche Informationen über ihre Qualität sowie andere Charakteristika herausziehen, die nicht in jedem einzelnen Bericht vollständig wiedergegeben wurden. Gehen Sie deshalb ruhig alle Publikationen durch. In der Analyse dürfen Sie jedoch die Daten nur einmal berücksichtigen, die Sie bevorzugt aus der Publikation mit der vollständigsten Darstellung und der längsten Nachbeobachtungsdauer entnehmen.

2.2.4 Publikationsbias und andere systematische Verzerrungen

Publikationsbias kann auftreten, wenn unabhängig von der Studienqualität zwischen der Publikationswahrscheinlichkeit (und damit die Zugänglichkeit für den Reviewer) und der statistischen Signifikanz ihrer Ergebnisse ein Zusammenhang besteht.

Ob Sie die relevanten Studien vollständig identifizieren können, hängt vor allem von der Zugänglichkeit dieser Studien ab. Manche Studien sind unter Umständen schlechter zugänglich, weil ihre Ergebnisse nicht statistisch signifikant waren. Weitere Gründe sind Art und Sprache der Studie, Publikationszeitpunkt oder Indexierung in Datenbanken. Studien, in denen sich die Wirksamkeit einer *Intervention* nicht nachweisen ließ, werden bekanntlich seltener oder in weniger gut zugänglicher Form publiziert. Aber auch Studien, in denen über positive Wirkungen berichtet wird, die jedoch von der vorherrschenden Meinung abweichen, sind mitunter von Publikationsbias betroffen. Die Wirksamkeit einer *Intervention* wird zwangsläufig über- bzw. unterschätzt, wenn solche Studien nicht in die entsprechenden Reviews einbezogen werden. In diesen Situationen entsteht Publikationsbias. Um eine solche systematische Verzerrung in Reviews zu vermeiden, hilft es, wenn man auch beim Aufspüren weniger gut zugänglicher Studien konsequent systematisch vorgeht. Es bleibt zu hoffen, dass mit der prospektiven Registrierung von Primärstudien in Zukunft die Gefahr, solche Studien zu übersehen, abnimmt. Bevor sich diese Hoffnung jedoch erfüllt, wird uns nichts anderes übrig bleiben, als intensiv zu recherchieren, um unseren Review vor Publikationsbias zu bewahren. In Schritt 5 zeigen wir Ihnen, wie man anhand einer Funnel-Plot-Analyse herausfindet, ob ein Review durch Publikationsbias oder andere systematische Verzerrungen gefährdet ist. In Schritt 5 erfahren Sie auch, wie man das Risiko für Publikationsbias und andere ähnliche Biasformen mit Hilfe einer Funnel-Plot-Analyse näher untersuchen kann.

Recherche in mehreren Datenbanken

Es gibt Belege dafür, dass sich durch Einschränkung der Recherche auf nur wenige Datenbanken Bias in den Review einschleichen kann. Um möglichst viele Literaturstellen zu erfassen, müssen Sie ein vergleichsweise engmaschiges Netz spannen. Unsere Fallstudien 2 und 3 zeigen deutlich, welchen Aufwand ein ernsthafter Reviewer bei der Literaturrecherche zuweilen betreiben muss. Wenn Sie also einen hochwertigen Review erstellen wollen, müssen Sie wohl oder übel in mehreren, sich teilweise überlappenden Literaturquellen recherchieren.

Sprachbeschränkungen bei der Studienauswahl

Es besteht überhaupt kein Grund, einen Artikel auszuschließen, nur weil er in einer Sprache abgefasst ist, die Sie nicht verstehen. Es kommt immer häufiger vor, dass Studien mit positiven Ergebnissen vorwiegend in englischsprachigen Zeitschriften publiziert werden. Studien mit negativen Ergebnissen aus nicht-englischsprachigen Ländern hingegen werden meistens in der Landessprache veröffentlicht. Studien mit positiven Ergebnissen lassen sich eher finden, wenn sich die Recherche auf die englische Sprache beschränkt, was aber ebenfalls beinahe zwangsläufig zu Verzerrungen führt. Darüber hinaus können Sprachbeschränkungen in Ihrer Meta-Analyse die Präzision des Gesamteffekts mindern. Sie werden also nicht umhin kommen, eine Lösung für die Auswertung solcher Artikel zu finden. Wenn Sie Ihren Review in der betreffenden Cochrane-Reviewgruppe registrieren lassen, kann man Ihnen dort ggf. auch mit der Bearbeitung der fremdsprachigen Artikel helfen. Andernfalls wird Ihnen nichts anderes übrig bleiben, als die betreffenden Artikel übersetzen zu lassen oder jemanden zu bitten, die relevanten Daten für Sie zu extrahieren. Einen einfacheren Weg gibt es leider nicht!

2

> **Übersicht**
>
> ### Zusammenfassung von Schritt 2: Relevante Literatur identifizieren
>
> ▬ **Eckpunkte für die Bewertung von Reviews**
> - Gehen Sie den Methodenteil durch und prüfen Sie, ob die Recherchen vollständig sind: Prüfen Sie, ob sich die Kombination der gewählten Suchbegriffe aus der Reviewfrage ableitet. Erstellen Sie eine Liste der Quellen (z. B. der Datenbanken), die nach Primärstudien durchsucht wurden. Wurden relevante Quellen übersehen? Wurden Zeit- oder Sprachbeschränkungen etc. vorgenommen?
> - Wurden die Auswahlkriterien *im Vorfeld* festgelegt? Wurden sie zuverlässig angewendet?
> - Wurden Post-hoc-Analysen durchgeführt, um das Risiko für Publikationsbias und andere Verzerrungen abzuschätzen? (Schritt 5)
> - Wie hoch ist die Wahrscheinlichkeit, dass relevante Studien übersehen wurden? Inwieweit beeinträchtigt dies die Schlussfolgerungen des Reviews?
>
> ▬ **Eckpunkte bei der Durchführung von Reviews**
> - Die Suche nach Studien sollte möglichst umfassend sein und der Auswahlprozess das Auftreten von Bias minimieren.
> - Die Kombination der Suchbegriffe sollte sich aus der Reviewfrage ergeben und so angelegt sein, dass eine möglichst große Anzahl potenziell relevanter Literaturstellen erfasst wird. Dafür sollten mehrere Quellen (elektronische wie Printmedien) durchsucht werden. Zu Beginn der Reviewarbeiten durchgeführte Recherchen müssen gegen Ende ggf. aktualisiert werden. Dies hängt davon ab, wieviel Zeit Sie für die Erstellung des Reviews benötigt haben.
> - Zur effizienten Bearbeitung des Reviews müssen Sie bei der Literaturverwaltung möglichst systematisch vorgehen.
> - Die Studienauswahlkriterien sollten sich unmittelbar aus den Reviewfragen ableiten; sie sollten *im Vorfeld* festgelegt und frühzeitig daraufhin überprüft werden, ob sie sich zuverlässig anwenden lassen.
> - Bei der Durchsicht der Literaturstellen sollten Sie die Auswahlkriterien großzügig anwenden, um die Volltexte aller potenziell relevanten Literaturstellen zu besorgen.
> - Die endgültige Entscheidung über den Ein- und Ausschluss von Studien sollte erst nach Durchsicht der Volltextartikel getroffen werden, wobei die Gründe für den Ein- bzw. Ausschluss dokumentiert werden sollten.
> - Verzichten Sie sowohl bei der Literaturrecherche als auch bei der Auswahl Ihrer Studien auf Sprachbeschränkungen.
> - Um die Gefahr von Fehlentscheidungen bei der Studienauswahl zu verringern, sollten Literaturstellen und Manuskripte von zwei unabhängigen Reviewern bewertet werden.
> - Wenn möglich, sollten Sie mit weiteren Analysen untersuchen, ob ein Risiko für Publikationsbias oder andere Verzerrungen besteht (Schritt 5).

2.3 Schritt 3: Qualität der Literatur bewerten

Die Qualität der eingeschlossenen Studien ist die Achillesferse sämtlicher Schlussfolgerungen eines systematischen Reviews – ein Umstand, auf den gar nicht oft genug hingewiesen werden kann. Deshalb sollten wir die Studienqualität auch bei jedem Reviewschritt im Auge behalten. Sie hängt vor allem davon ab, inwieweit in der einzelnen Studie methodische Verfahren eingesetzt wurden, um systematische Verzerrungen (Bias) und Fehler im *Design*, in der Durchführung und Analyse zu minimieren. Im Rahmen von Schritt 1 (Formulierung der Reviewfragen) und Schritt 2 (Studienauswahl) haben wir bereits kurz auf die Bedeutung des *Studiendesigns* als einem allgemeinen Qualitätsmerkmal hingewiesen. Damit lässt sich zunächst grob definieren, was wir als schwächstes *Studiendesign* noch zu akzeptieren bereit sind. Es ist der erste Schritt, der ein Mindestmaß an Qualität gewährleistet.

Haben Sie die Studien mit den qualitativen Mindestanforderungen, die Sie an das *Design* stellen, ausgewählt, müssen Sie die anderen Qualitätsaspekte dieser Evidenz kritisch und im Detail untersuchen und bewerten. In Schritt 3 geht es um die Entwicklung und Anwendung von entsprechenden Checklisten. Diese detaillierten und differenzierten Qualitätsbewertungen kommen später nochmals bei der Datensynthese (Schritt 4) und der Interpretation der Ergebnisse (Schritt 5) zum Einsatz, wo sie Ihnen helfen werden, die Aussagekraft der Schlussfolgerungen Ihres Reviews zu beurteilen. In diesem Schritt werden wir in erster Linie die Qualität von Wirksamkeitsstudien bewerten. Einzelheiten zur Qualitätsbewertung von Studien zur Risikobewertung von Interventionen sowie zur Genauigkeit diagnostischer Tests finden Sie in den Fallstudien 2 bzw. 4.

Schritt 1
Die Reviewfragen formulieren
|
Schritt 2
Die relevante Literatur identifizieren
|
Schritt 3
Die Qualität der Literatur bewerten
|
Schritt 4
Die Evidenz zusammenfassen
|
Schritt 5
Die Ergebnisse interpretieren

Durch **Bias** kann der „wahre" Effekt einer *Intervention* oder *Exposition* entweder über- oder unterschätzt werden.

2.3.1 Entwicklung von Checklisten zur Qualitätsbewertung

In der Regel stützt sich eine Qualitätsbewertung auf die Beurteilung einzelner Aspekte des *Designs*, der Durchführung und Analyse einer Studie, die auch als Qualitätsmerkmale bezeichnet werden. Qualitätsmängel erhöhen die Anfälligkeit der Studien für Bias und schwächen die Glaubwürdigkeit der Ergebnisse.

Systematische Fehler (oder **Bias**) führen dazu, dass beobachtete Effekte systematisch, entweder nach oben oder unten, vom „wahren" Effekt abweichen.

Publizierte Checklisten

Qualitätsmerkmale finden Sie in den zahlreichen Leitfäden zur kritischen Bewertung medizinischer Literatur (s. etwa http://www.cche.net/usersguides/main.asp). In erster Linie dienen diese Leitfäden der Unterstützung einer evidenzbasierten Patientenversorgung. Je nach klinischem Problem, das in der Reviewfrage formuliert wird (Schritt 1), finden Sie hier aber auch Kriterien zur Bewertung einzelner Studien. Auf dieser Grundlage lässt sich eine Checkliste erstellen, mit der Sie die Qualität aller in Betracht kommenden Studien differenziert bewerten können.

Für die Qualitätsbewertung von Studien in systematischen Reviews sind bereits zahlreiche Checklisten im Umlauf. Doch Vorsicht! Die meisten davon wurden nicht sorgfältig nach wissenschaftlichen Methoden entwickelt. Zwar beschäftigen sich die verschiedenen Checklisten mit einer ganzen Reihe von Qualitätsmerkmalen recht ausführlich; doch nicht alle Merkmale haben etwas mit Bias zu tun. In einigen Checklisten sind den einzelnen Qualitätsmerkmalen nummerische Werte zugeordnet. Dadurch entsteht eine Werteskala, mit der man jeder Studie einen quantitati-

Zufallsfehler beruhen auf zufälligen Abweichungen und senken die Präzision der Effektschätzung (breite Konfidenzintervalle).

ven Gesamtqualitätsscore zuweisen kann. Je nach Übereinstimmung mit den Qualitätsmerkmalen lassen sich Studien übersichtlich in Untergruppen geringer bzw. hoher Qualität einteilen. Falls Sie genügend Vertrauen aufbringen und sich, ohne weiter nachzudenken, einfach für eine dieser Checklisten entscheiden, können Sie sich ernsthafte Probleme einhandeln. Bei näherem Hinsehen werden Sie möglicherweise feststellen müssen, dass nicht alle Merkmale der Checkliste für Ihren Review relevant sind oder dass einige der für Sie relevanten Merkmale darin nicht erfasst sind. So legen die meisten Checklisten großen Wert auf eine verblindete Bewertung der *Endpunkte*. Bei einem klaren *Endpunkt* wie Mortalität kann Verblindung von untergeordneter Bedeutung sein, zur Bewertung subjektiver *Endpunkte* wie Schmerzen ist sie jedoch absolut essenziell. Möglicherweise eignen sich für Ihre Zwecke auch die nummerischen Werte nicht, die einzelnen Qualitätsmerkmalen zugeordnet wurden. Ebenso unterliegen die Kriterien, nach denen die Qualität von Studien als hoch- oder minderwertig eingestuft wird, einer gewissen Willkür und sind daher für Ihren Review nicht unbedingt sinnvoll. Und schließlich kann es vorkommen, dass verschiedene Checklisten bei der Qualitätsbewertung derselben Studien zu unterschiedlichen Ergebnissen kommen. Sind Sie jetzt irritiert? Sie haben allen Grund dazu.

Vor diesem Hintergrund sollte deutlich geworden sein, dass die publizierten Anleitungen zur kritischen Bewertung von Studien für eine evidenzbasierte Praxis oder zur Bewertung der Studienqualität im Rahmen systematischer Reviews eher recht allgemeiner Natur sind. Letzten Endes obliegt es der Verantwortung des Reviewers, diese Checklisten unter Berücksichtigung der speziellen Fragestellungen und Probleme dem eigenen Review anzupassen. Wenn Sie Glück haben, sind bereits von früheren Reviewern brauchbare Qualitätschecklisten zu Ihrem Thema erstellt worden. In diesem Fall würde eine Neuentwicklung wenig Sinn machen. Hinzu kommt, dass die Verwendung einer bereits existierenden Checkliste die Vergleichbarkeit mit anderen Reviews zum gleichen Thema erhöht. Wenn es für Ihr Thema aber noch keine gibt, müssen Sie eben selbst eine geeignete Checkliste entwickeln. Bei der Auswahl der einzelnen Qualitätsmerkmale sollten Sie sorgfältig und überlegt vorgehen. Wie lässt sich überhaupt erkennen, welche Merkmale für einen Review relevant sind? Möglicherweise besteht bei Ihrer Reviewfrage in den relevanten Studien eine bestimmte Anfälligkeit für bestimmte Biasformen, die mit der Studiendurchführung bzw. ihrer Datenanalyse zusammenhängen. In dieser Situation können Sie eine allgemeine Qualitätscheckliste für Ihren Bedarf modifizieren, indem Sie die benötigten Merkmale zusätzlich aufnehmen und irrelevante streichen. Wenn Sie sich an dem Vorgehen in ◻ Tabelle 2.9, den Beispielen aus den ◻ Tabellen 2.11 und 2.12 sowie den Fallstudien 2 bis 4 orientieren, sollten Sie in der Lage sein, für Ihren Review eine brauchbare Checkliste zur Qualitätsbewertung zu entwickeln.

Wichtige Biasformen und ihre Überprüfung anhand allgemeiner Qualitätsmerkmale

Bei der Erstellung von Checklisten zur Qualitätsbewertung muss ein Reviewer zahlreiche Biasformen allgemeiner Art in Betracht ziehen. In der Wissenschaft spricht man von Bias, wenn Forschungsergebnisse von den „wahren" Effekten systematisch abweichen und entweder über- oder unterschätzt werden. Wir können mehrere Arten von Bias unterscheiden. An dieser Stelle wollen wir vier wichtige systemati-

☐ Tabelle 2.9. Bewertung der Studienqualität in einem systematischen Review

1) Definition von Frage und Auswahlkriterien
- Überdenken Sie die Art der gestellten Fragen.
- Ziehen Sie die möglichen relevanten *Studiendesigns* in Betracht.
- Legen Sie die Qualitätsschwelle (*Design*schwelle) für die Studienauswahl fest, mit der Sie die Mindestanforderungen an das *Design* definieren (Schritt 2).

2) Auswahl oder Entwicklung einer Checkliste zur Qualitätsbewertung
Prüfen Sie, ob für Ihr Reviewthema bereits eine geeignete Checkliste existiert. Falls nicht, entwickeln Sie unter Berücksichtigung der relevanten Qualitätsmerkmale eine neue Checkliste. Qualitätsmerkmale lassen sich folgendermaßen untergliedern:
- allgemeine Merkmale, die sich je nach Art der Reviewfrage auf das relevante *Studiendesign* beziehen (diese finden Sie in den Leitfäden zur kritischen Studienbewertung oder in bestehenden Qualitätschecklisten)
- spezifische Merkmale, die sich auf die *Populationen*, *Interventionen* und *Endpunkte* der Reviewfrage beziehen.

3) Überprüfung der Zuverlässigkeit (Reliabilität) der Checkliste
- Bewerten Sie die Zuverlässigkeit der Checkliste in einem Pilottest, bevor Sie sie auf alle ausgewählten Studien anwenden.

4) Integration der Qualitätsbewertungen in einen systematischen Review
Qualitätsbewertungen können eingesetzt werden, um:
- die Qualität der eingeschlossenen Studien zu beschreiben,
- Qualitätsunterschiede zu untersuchen und so Wirkungsunterschiede zwischen den einzelnen Studien zu erklären (Schritt 4),
- Entscheidungen zu begründen, ob die Effekte der eingeschlossenen Studien gepoolt werden sollen (Schritt 4),
- die Aussagekraft der Schlussfolgerungen zu bestimmen (Schritt 5),
- Empfehlungen für die Durchführung zukünftiger Studien zu formulieren.

sche Fehler vorstellen, die Einfluss auf die (interne) Validität einer Studie ausüben können, und zwar Bias bei der Auswahl der Studienteilnehmer (Selektionsbias oder *selection bias*), bei der Durchführung der Studie (Durchführungsbias oder *performance bias*), bei der Messung und Erfassung der Ergebnisse (Messungsbias oder *measurement bias*) und durch Verlust von Studienteilnehmern z. B. durch Studienabbruch (Verlustbias durch vorzeitiges Ausscheiden oder *attrition bias*). Im Idealfall würden wir uns natürlich wünschen, dass Wissenschaftler sich bemühen, Bias in Primärstudien generell zu vermeiden. Wir wissen aber sehr wohl, dass dies häufig nicht der Fall ist. Deshalb ist es auch so wichtig, ein fundiertes Verständnis für diese Problematik zu entwickeln, um in der Lage zu sein, beim Lesen eines Reviews oder bei der Bewertung der Studienqualität im eigenen Review systematische Fehler aufzudecken. In Artikeln mit mangelhafter Studienbeschreibung erweist sich ein solches Unterfangen bisweilen allerdings als schwierig, wenn nicht gar unmöglich.

☐ Tabelle 2.10 enthält ein Beispiel für ein einfaches *Design* einer Wirksamkeitsstudie. Eine wichtige Voraussetzung für valide Ergebnisse in solchen Studien ist die Ähnlichkeit der Vergleichsgruppen zu Beginn der Studie. Andernfalls ist es schwierig, Unterschiede in den Ergebnissen zuverlässig auf die *Intervention* zurückzuführen, wenn hinsichtlich relevanter prognostischer Faktoren ein Ungleichgewicht zwischen den Gruppen besteht. Technisch gesehen handelt es sich dabei um das sog.

Durch **Bias** kann der „wahre" Effekt einer *Intervention* oder *Exposition* entweder über- oder unterschätzt werden.

Die (interne) **Validität** einer Studie bezeichnet das Ausmaß, in dem die Ergebnisse der Studie frei von **Bias** sind.

2

◘ **Tabelle 2.10.** Die wichtigsten systematischen Fehler und ihre Beziehung zu *Studiendesign* und Studienqualität

---

Studiendesign für den Vergleich der Wirksamkeit von *Interventionen*
Einfache Beschreibung
Eine Studie, in der Personen aus einer relevanten *Population* (mit und ohne Randomisierung) alternativen *Interventionen* zugeordnet und nachbeobachtet werden, um die Wirksamkeit zu bestimmen, mit der die *Interventionen* das *Ergebnis* verbessern.

Flussdiagramm für Studien und wichtige Biasformen

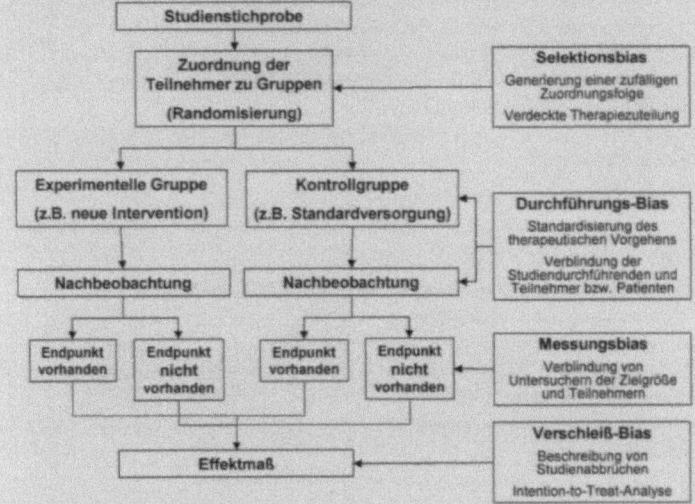

Wichtige Biasformen und ihre Auswirkungen auf die Qualitätsbewertung

Biasformen	relevante allgemeine Qualitätsmerkmale
Selektionsbias systematische Unterschiede zwischen den Gruppen hinsichtlich Prognose bzw. Ansprechverhalten auf die Behandlung	— Generierung einer Zufallsfolge für die Zuteilung (einer großen Anzahl von) Teilnehmern zu Gruppen — Verdeckung der Therapiezuteilung gegenüber den einschließenden Studienärzten und Teilnehmern. (Diese kann auch in nicht verblindeten Studien durchgeführt werden.)
Durchführungsbias systematische Unterschiede zwischen den Gruppen in der geleisteten Versorgung, abgesehen von der zu bewertenden *Intervention*	— Standardisierung des therapeutischen Vorgehens — Verblindung von Ärzten und Teilnehmern
Messungsbias systematische Unterschiede zwischen den Gruppen im Hinblick auf die Bestimmung der *Endpunkte*	— Verblindung von Teilnehmern und Personen, die die *Endpunkte* erheben
Verlustbias systematische Unterschiede zwischen den Gruppen im Hinblick auf Studienabbrüche	— Intention-to-Treat-Analyse (oder eine vollständige Beschreibung der Studienabbrüche, um eine solche Analyse zu ermöglichen)

Allgemeine Qualitätsmerkmale auf der Grundlage dieser Basisformen siehe Tabelle 2.11.

Confounding. Selektionsbias entsteht zum Zeitpunkt der Patientenzuordnung zu den Gruppen. Sie müssen also überprüfen, ob geeignete Maßnahmen geplant und ergriffen wurden, um solche Fehler zu verhindern oder zu reduzieren. Durch eine randomisierte Patientenzuteilung (mit verdeckter Zuordnungsfolge, s. Glossar unter Randomisierung) werden in experimentellen Studien Vergleichsgruppen gebildet, von denen wir im Hinblick auf bekannte, unbekannte und nicht gemessene prognostische Variablen erwarten dürfen, dass sie zwischen den Gruppen ausgewogen verteilt sind. Dies ist auch der Hauptgrund, warum in Reviews randomisierte Studien favorisiert werden. Eine Randomisierung mit verdeckter Zuordnungsfolge ist selbst in Situationen möglich, in denen keine Verblindung von Arzt und/oder Patient vorgenommen werden kann (z. B. beim Vergleich von konservativen und chirurgischen Behandlungen).

Nach der Zuordnung der Studienteilnehmer zu Gruppen kann es infolge unbeabsichtigter *Interventionen* oder Begleit*interventionen* zu Durchführungsbias (*performance bias*) kommen, wenn z. B. andere, nicht zur Forschungsfrage gehörende Behandlungen in einer der Gruppen häufiger eingesetzt werden. Daher müssen Sie überprüfen, ob das therapeutische Vorgehen standardisiert und Untersucher wie auch Teilnehmer gegenüber der Gruppenzuordnung verblindet waren. Darüber hinaus muss untersucht werden, ob ein Risiko für Messungsbias (*measurement bias*) vorlag. Dies gilt vor allem dann, wenn es sich um subjektive *Endpunkte* handelt und wenn die Teilnehmer und/oder die Untersucher der *Endpunkte* gegenüber der Gruppenzuordnung nicht verblindet waren. Verblindung spielt also für die Vermeidung von Durchführungs- und Messungsbias eine wichtige Rolle.

Verlustbias (*attrition bias*) lässt sich mit einer Intention-to-Treat-Analyse minimieren. Dafür sind die Daten sämtlicher Patienten erforderlich. Die *Endpunkte* werden dabei nach der ursprünglichen Gruppenzuordnung der Teilnehmer analysiert, unabhängig davon, ob diese die *Intervention* in allen Punkten befolgt, ihre Interventionsgruppe im Laufe der Studie gewechselt oder die Studie vorzeitig abgebrochen haben. Wurden die Analysen in den ausgewählten Studien nicht auf diese Weise durchgeführt, können Sie dieses Versäumnis unter Umständen selbst nachholen. Dies setzt jedoch voraus, dass eine vollständige Beschreibung (Anzahl und Gründe) der Studienabbrüche einschließlich Angaben zu Abbrechern und Verlusten bei der Nachbeobachtung vorliegt. Wenn Teilnehmer die Studie abbrechen und ihr *Endpunkt* unbekannt bleibt, gibt es nur folgende Optionen: Sie können zum einen die Daten aus der letzten *Endpunkt*erfassung übernehmen. Alternativ können Sie eine Sensitivitätsanalyse durchführen, indem Sie das potenziell beste bzw. schlechteste *Ergebnis* für die fehlenden Beobachtungen einsetzen und beobachten, ob sich die Schlussfolgerungen gegenüber ihrer ursprünglichen Analyse verändern. Sind zu viele Teilnehmer der Nachbeobachtung verloren gegangen, können sich in der Analyse systematisch verzerrte Effekte ergeben. Keine der Möglichkeiten ist zufriedenstellend.

❏ Tabelle 2.11 zeigt, wie man mit wichtigen systematischen Fehlern allgemeiner Art und spezifischen systematischen Fehlern, die sich aus den speziellen Fragestellungen eines Reviews (hier am Beispiel der Wirksamkeit einer Infertilitätsbehandlung) ergeben, umgehen kann. In diesem Beispiel erwartet man von einer hochwertigen Studie, dass die Untersuchungen über die Ursachen der Infertilität vollständig abgeschlossen sind, bevor die Paare die *Intervention* erhalten, und dass die Teilnehmer ausreichend lange nachbeobachtet werden, um eine Schwangerschaft feststellen zu können. Nur so ist es möglich zu bewerten, ob die *Intervention* häufiger

In Vergleichsstudien spricht man von **Confounding** (Störgrößen), wenn der Effekt einer *Exposition* auf einen *Endpunkt* durch die Assoziation dieses *Endpunkt*es mit einem anderen Faktor verzerrt wird, der den *Endpunkt* unabhängig von der *Exposition* verhindern oder verursachen kann.

In einer **Intention-to-Treat (ITT)-Analyse** werden die Teilnehmer nach ihrer ursprünglichen Gruppenzuteilung analysiert, unabhängig davon, ob sie die *Intervention* strikt befolgt, die Interventionsgruppe nach der ursprünglichen Zuteilung gewechselt oder die Studie vorzeitig abgebrochen haben.

Als **Studienabbrecher** bezeichnet man Teilnehmer oder Patienten, die die Therapie nicht befolgen, die Gruppe wechseln und eine alternative Intervention erhalten, die Studie abbrechen oder der Nachbeobachtung verloren gehen. Um diese Studienabbrüche in einer Analyse berücksichtigen zu können, muss eine **Intention-to-Treat-Analyse** mit einer angemessenen **Sensitivitätsanalyse** durchgeführt werden.

Eine **Sensitivitätsanalyse** beinhaltet die Wiederholung einer Analyse unter veränderten Bedingungen. Auf diese Weise sollen die Auswirkungen dieser Bedingungen auf die Ergebnisse der Analyse untersucht werden. In einer Primärstudie, in der es zu **Studienabbrüchen** gekommen ist, impliziert unter Umständen die Berechnung des potenziell besten oder schlechtesten Ergebnisses für die fehlenden Beobachtungen oder die Übernahme der letzten *Endpunkt*erfassung.

zu einer Schwangerschaft geführt hat als die Kontrollmaßnahme, ohne dass eine lückenhafte diagnostische Abklärung oder unzureichende Nachbeobachtungsdauer die Ergebnisse verzerrt. Wenn Sie eine Checkliste zur Qualitätsbewertung erstellen, müssen Sie neben den wichtigsten allgemeinen Biasformen auch die genannten kontextspezifischen Aspekte berücksichtigen (siehe ◘ Tabellen 2.11 und 2.13).

Wie bereits an anderer Stelle angedeutet, sind Biasformen, die während der Patientenauswahl, der Studiendurchführung, der Ergebnismessung und der Nachbeobachtung entstehen können (Selektions-, Durchführungs, Messungs- und Verlustbias), nur einige der wichtigsten systematischen Fehler, und sie beziehen sich in erster Linie auf Wirksamkeitsstudien. Behandelt Ihre Reviewfrage aber z. B. das Thema Testgenauigkeit (Fallstudie 4) oder Kosteneffektivität (◘ Tabelle 2.12) oder andere Aspekte der Gesundheitsversorgung, so müssen Sie darauf achten, dass Ihre Checkliste die methodischen Qualitätsmerkmale enthält, die vor typischen Biasformen dieser Studientypen schützen.

◘ **Tabelle 2.11.** Beispiel für die Entwicklung einer Checkliste zur Qualitätsbewertung in einem Review über Wirksamkeitsstudien

1) Formulieren der klinischen Frage

Freie Frage: Führt die Anti-Östrogen-Therapie bei ungewollt kinderlosen Paaren, bei denen die Ursache dafür in einer männlichen Subfertilität begründet ist, zu einem Anstieg der Schwangerschaftsraten? (*siehe die strukturierte Frage in Tabelle 2.13*)

2) Definition der Auswahlkriterien
— Art der Frage   Bewertung der klinischen Wirksamkeit
— *Studiendesign*   Vergleichsstudien (*siehe Tabelle 2.4*)
— *Designschwelle*   Einschlusskriterium: experimentelle Studien
                         Ausschlusskriterium: Beobachtungsstudien

3) Entwicklung einer Checkliste zur Qualitätsbewertung

a) allgemeine Qualitätsmerkmale der Checkliste (*siehe Tabelle 2.10*)
Generierung einer Zufallsfolge für die Zuordnung der Patients zu den *Interventionen*
— adäquat
  – computergenerierte Zufallszahlen oder Zufallszahlentabellen
— inadäquat
  – Verwendung von alternierenden Methoden, Patientennummern, Geburtsdaten oder Wochentagen
— unklar oder nicht angegeben

Verdeckte Therapiezuteilung
— adäquat
  – zentralisierte Echtzeitrandomisierung oder Randomisierung über die Krankenhausapotheke in offenen Studien oder fortlaufend nummerierte identische Behälter in verblindeten Studien
  – andere Vorgehensweisen mit robuster Methodik, um auszuschließen, dass Ärzte und Patienten Kenntnis über die Zuordnungsfolge erlangen
— inadäquat
  – Verwendung von alternierenden Methoden, Patientennummern, Geburtsdaten oder Wochentagen, offenen Zufallszahlenlisten oder fortlaufend nummerierten Umschlägen (selbst verschlossene undurchsichtige Umschläge lassen sich manipulieren)
— unklar oder nicht angegeben
▼

◻ Tabelle 2.11. Fortsetzung

Verblindung
- adäquat
  - Ärzte / Pflegepersonal etc. und Studienpatienten
- inadäquat
  - Ärzte / Pflegepersonal etc. oder Studienpatienten oder keine
- unklar oder nicht angegeben

Beschreibung von Studienabbrüchen [zur Ermöglichung einer Intention-to-Treat (ITT)-Analyse]
- adäquat
  - Berücksichtigung sämtlicher Studienabbrecher und nicht zu Ende beobachteter Teilnehmer in der Analyse
  - Angabe von Anzahl und Gründen in jeder Gruppe
  - ausreichende Beschreibung zur Durchführung einer Analyse nach dem ITT-Prinzip
- inadäquat
  - ausschließliche Angabe der Anzahl in jeder Gruppe (ohne Begründung)
  - unzureichende Beschreibung für eine Analyse nach dem ITT-Prinzip
- unklar oder nicht angegeben

b) spezifische Qualitätsmerkmale in Bezug auf die klinischen Merkmale einer Reviewfrage

Die Population   vollständige Tests und Untersuchungen der Infertilität
Die Interventionen   hier: keine relevanten Merkmale
Die Zielgröße   einjährige Nachbeobachtung zur Feststellung einer Schwangerschaft

4) Integration der Qualitätsbewertungen in den Review
Die obigen Qualitätsbewertungen lassen sich anwenden, um z.B.:
- die Qualität der eingeschlossenen Studien zu beschreiben (*siehe Tabelle 2.13*),
- die Aussagekraft der Schlussfolgerungen mit zu bestimmen (*siehe Tabelle 2.21*).

2.3.2 Qualitätsbewertung in Reviews mit verschiedenen Studiendesigns

In der Vergangenheit hat man besonderen Wert darauf gelegt, dass Reviews sich in erster Linie mit hochwertigen Studien befassen, und zwar mit randomisierten, kontrollierten Studien. Die Reviewer mussten jedoch bald erkennen, dass für zahlreiche wichtige Fragen Studien mit einem hochwertigen *Design* gar nicht (Fallstudie 2) oder nur in sehr geringer Zahl (Fallstudie 3) verfügbar waren. Das hängt damit zusammen, dass solche Studien in der Vergangenheit entweder nicht durchgeführt wurden oder die Durchführung solcher Untersuchungen scheiterte, da sich die Studien als nicht praktikabel oder unethisch erwiesen. Bei einem Mangel an hochwertigen Studien ist es daher durchaus Usus, bei der Reviewerstellung mit einer Mischung verschiedener *Designs* zu arbeiten, um die verfügbare Evidenz zusammenzufassen. Bei einem solchen Vorgehen sind Datensynthese (Schritt 4) und Interpretation der Daten (Schritt 5) nicht unproblematisch. Trotz allem müssen Reviews mit mehreren *Studiendesigns* nicht unbedingt auf ein großes Durcheinander hinauslaufen, vor allem dann nicht, wenn man die Qualitätsbewertung in angemessener Form berücksichtigt.

2

Wirksamkeit (effectiveness)
bezeichnet das Ausmaß, in dem
eine *Intervention* (Therapie,
Prävention, Diagnostik, Screening,
Schulungen, Sozialversorgung etc.)
unter gewöhnlichen Alltagsbedingungen zu positiven *Ergebnissen
(Outcomes)* führt.

Effizienz (cost-effectiveness)
bezeichnet das Maß, in dem zwischen
dem Input (Kosten) und dem Output
(*Ergebnisse*) von *Intervention*en ein
ausgewogenes Preis-Leistungs-
Verhältnis besteht.

Verfährt man nach dem in ◘ Tabelle 2.9 beschriebenen Ansatz, wird man bald merken, dass sich die Qualitätsbewertung komplizierter gestaltet, wenn in den Reviews verschiedene *Studiendesigns* integriert werden müssen. Eine solche Situation liegt vor, wenn mehr als ein *Design* erforderlich ist, um die Reviewfrage beantworten zu können, oder wenn Antworten auf mehr als eine Frage gesucht werden. Im Review von Fallstudie 3 etwa wurden nicht nur Studien mit einem experimentellen (randomisierten und nicht-randomisierten) *Design*, sondern auch Beobachtungsstudien (Kohortenstudien mit zeitgleichen Kontrollen) eingeschlossen, um eine Frage zur Wirksamkeit verschiedener Maßnahmen zu beantworten. Bei diesem Review war es möglich, eine einzige Checkliste zur Qualitätsbewertung zu erstellen und anzuwenden. Manche Reviewer bevorzugen bei unterschiedlichen *Studiendesigns* getrennte Checklisten, und unter bestimmten Umständen ist dies ein vernünftiger Ansatz: Befasst sich ein Review mit zwei getrennten, aber doch zusammengehörigen Problemen wie etwa Fragen zur klinischen Effektivität und Kosteneffektivität einer *Intervention*, dann handelt es sich in Wirklichkeit um zwei Reviews in einer Publikation. In diesem Fall müssen für die beiden verschiedenartigen Fragestellungen unterschiedliche Qualitätsbewertungen entwickelt werden (siehe ◘ Tabelle 2.12), die sich an den jeweils erforderlichen *Studiendesigns* ausrichten.

◘ **Tabelle 2.12.** Beispiel für die Entwicklung einer Checkliste zur Qualitätsbewertung in einem Review mit mehreren Fragen

1) Definition von Frage und Auswahlkriterien
Freie Frage: In welchem Umfang lässt sich bei Patienten mit bevorstehendem Hüftgelenkersatz das postoperative Infektionsrisiko durch Antibiotikaprophylaxe senken, und sind die Kosten dafür gerechtfertigt? (*siehe die strukturierte Frage in Tabelle 2.3*)

— Art der Frage   Bewertung der klinischen Wirksamkeit
                    Bewertung der Kosteneffektivität (oder Effizienz)
                    – Kosteneffektivität lässt sich bewerten (a) durch Auswertung aller verfügbaren umfassenden ökonomischen Evaluationen, (b) durch Auswertung von Wirksamkeitsstudien in Verbindung mit möglichen verfügbaren Kostenquellen und (c) durch eine sekundäre ökonomische Evaluation auf der Grundlage der Evidenz aus einem Review zu Interventionen, um daraus ein ökonomisches Entscheidungsmodell zu entwickeln. In diesem Beispiel haben wir uns für eine Qualitätsbewertung nach Option (a) entschieden.

— Studiendesign   Wirksamkeit: experimentelle Studien
                    Kosteneffektivität: umfassende ökonomische Evaluationen

— Designschwelle   Wirksamkeit: (*siehe Tabelle 2.4*)
                    – Einschlusskriterium: experimentelle Studien
                    – Ausschlusskriterium: Beobachtungsstudien
                    Kosteneffektivität: (*siehe Glossar*)
                    – Einschlusskriterium: Kosteneffektivitätsanalysen
                    – Ausschlusskriterium: partielle ökonomische Evaluationen

▼

□ Tabelle 2.12. Fortsetzung

2) Erstellung der Qualitätscheckliste
Einige allgemeine Qualitätsmerkmale für Checklisten
- Review zur klinischen Wirksamkeit von Maßnahmen
  - randomisierte Zuteilung der Patienten zu Gruppen
  - verdeckte Behandlungszuteilung
  - a priori festgelegte Kriterien für die Eignung der Patienten
  - Ähnlichkeit der Gruppen hinsichtlich prognostischer Faktoren bei Studienbeginn
  - Verblindung von Ärzten/Pflegepersonal etc., Patienten und Untersuchern der *Endpunkte*
  - Intention-to-Treat-Analyse
- Review zur Kosteneffektivität
  - ausführliche Beschreibung alternativer Interventionen
  - Identifizierung aller wichtigen und relevanten Kosten und *Endpunkte* von *Interventionen*
  - Verwendung von gesicherter Evidenz zur klinischen Wirksamkeit, d.h. von Nachweisen, dass die *Intervention* den *Endpunkt* verbessert
  - präzise Bestimmung und glaubwürdige Bewertung von *Kosten* und *Endpunkten*
  - Korrektur von *Kosten* und *Endpunkten* für unterschiedliche Zeitplanungen
  - inkrementelle Analyse von *Kosten* und *Endpunkten*
  - Sensitivitätsanalysen bei Unsicherheiten von *Kosten* und *Endpunkten*

2.3.3 Wie zuverlässig ist die Qualitätscheckliste eines Reviews?

Nicht selten wird die Bewertung von Qualitätsmerkmalen durch eine vage und unklare Beschreibung des Methodikteils in den ausgewählten Artikeln erschwert. Zur Vermeidung von Subjektivität und Fehlern bei der Extraktion der Qualitätsdaten sollte im Reviewprotokoll eindeutig beschrieben sein, wie die Qualität bewertet werden soll. Das läuft auf die Entwicklung von Datenextraktionsbögen mit klarer, konsistenter Antwortkodierung hinaus. Viel Frustration lässt sich vermeiden, wenn die Extraktionsbögen im Vorfeld von mehreren Reviewern und an einer Stichprobe von Studien erprobt werden, um die Zuverlässigkeit (Reliabilität) und Eindeutigkeit des Qualitätsbewertungsprozesses zu testen. Anhand solcher Pilotierung lassen sich mögliche Probleme mit den Anweisungen zur Extraktion und Kodierung der Daten erkennen, die geklärt werden müssen, um die Übereinstimmung zwischen den Reviewern zu verbessern.

In der Vergangenheit vertraten Experten die Ansicht, Reviewer sollten auch gegenüber den Identitätsmerkmalen von Studien verblindet werden, mit der Begründung, dass die Kenntnis von Autorennamen, Institutionen, Zeitschriften und Erscheinungsjahr in unzulässiger Weise die Qualitätsurteile beeinflussen könnte. Damit sollte Bias bei der Qualitätsbewertung vermieden werden. Manche Reviewer betreiben daher vor der Datenextraktion beträchtlichen Aufwand, um solche Identitätsmerkmale unkenntlich zu machen. Allerdings konnte bislang nicht nachgewiesen werden, dass dieses mühsame und zeitaufwändige Verfahren die Schlussfolgerungen von Reviews beeinflusst. Daher sollte es genügen, wenn die Qualitätsbewertung unverblindet und unabhängig von mehr als einem Reviewer durchgeführt wird. Auch bei der Qualitätsbewertung wird wieder offensichtlich, dass es nicht empfehlenswert ist, einen Review im Alleingang zu erstellen.

2.3.4 Wie man Qualitätsbewertungen in einem Review verwendet

Nachdem Sie eine Checkliste entwickelt und die relevanten Daten für die Qualitätsbewertung aus den Originalstudien extrahiert haben, sollen diese Informationen in den Review einfließen (◘ Tabelle 2.9). Doch wie lässt sich die Qualität von Studien beschreiben? Für die Darstellung, inwieweit die eingeschlossenen Studien die methodischen Anforderungen auch erfüllen, gibt es keine festen Regeln. Beispiele finden Sie in den Fallstudien. Sie könnten etwa mit einer narrativen Beschreibung beginnen, die Auskunft über die Anzahl der Studien gibt, die Ihre diversen Qualitätskriterien erfüllen. Diese Art der Beschreibung kann zusätzlich durch graphische Darstellungen (etwa gestaffelte Balken- oder Säulendiagramme) vervollständigt werden (◘ Tabelle 2.13). Größtmögliche Transparenz bei der Qualitätsbeschreibung erzielen Sie jedoch dann, wenn Sie einen Evidenzbericht erstellen und die Informationen zu den Qualitätsmerkmalen für jede eingeschlossene Studie in tabellarischer Form zusammenstellen (◘ Tabelle 2.13).

Eine Einstufung der Studien entsprechend ihrer Qualität ist ein recht diffiziles Problem der Qualitätsbewertung. Eine einfache Möglichkeit besteht in der Anordnung der Studien nach der Anzahl der erfüllten Qualitätsmerkmale. Probleme treten jedoch immer dann auf, wenn Studien zwar dieselbe Anzahl von Qualitätsmerkmalen erfüllen, sich ihre Defizite aber auf unterschiedliche Bereiche erstrecken. In diesem Fall sollten Sie Ihre Entscheidung von der Art der Defizite abhängig machen: Studien, die Mängel in Bereichen mit einem höheren Biaspotenzial aufweisen (z. B. fehlende Verdeckung der Behandlungszuteilung), sollten niedriger eingestuft werden als Studien, deren Defizite in Bereichen mit einem geringeren Biasrisiko liegen (z. B. Mängel bei der Erstellung der Randomisierung der Zuteilungsfolge). Es gibt zwar Vorschläge für die Gewichtung von Qualitätsmerkmalen, jedoch keine allgemein anerkannten und generell anwendbaren Gewichtungsschemata. Das hängt damit zusammen, dass sich der Stellenwert von Qualitätsmerkmalen themenbedingt ändern kann. So ist etwa in Studien mit subjektiven *Endpunkten* die Verblindung ein besonders kritischer Faktor; bei Studien mit objektiven *Endpunkten* spielt sie dagegen keine größere Rolle.

Bei der Einstufung der Studien nach Qualitätsgesichtspunkten müssen Reviewer ihre Urteilsfähigkeit und Fachkenntnis nutzen. In einem Review zur Wirksamkeit einer Infertilitätsbehandlung (◘ Tabelle 2.13) beispielsweise erfüllten zwei Studien (die Sokol- und die WHO-Studie) jeweils 5 von 6 Qualitätsmerkmalen. In der Sokol-Studie bleibt die Beschreibung der Studienabbrüche unklar; die WHO-Studie dagegen hat ihre Teilnehmer lediglich über 8 statt 12 Monate nachverfolgt. Wenn wir eine angemessene Nachbeobachtungsdauer für wichtiger erachten als Eindeutigkeit bei der Beschreibung der Studienabbrüche, müssen wir die Sokol-Studie höher bewerten als die WHO-Studie. Diese Art der Subjektivität in einem Review lässt sich niemals wirklich ausschalten. Deshalb ist es auch so wichtig, dass ein Reviewer diese Entscheidungen trifft, bevor er die Studienergebnisse erfährt. Dieses Beispiel verdeutlicht auch, dass einer solchen Beurteilung Grenzen gesetzt sind. Häufig ist es nicht möglich, eine differenzierte Qualitätseinstufung der Studien vorzunehmen, so dass man sich wie in Fallstudie 2 mit einer gröberen Kategorisierung (z. B. hoch- versus minderwertige Studien) zufriedengeben muss. Nach einer adäquaten und biasfreien Bewertung der Studien kann man sich nun getrost der Datensynthese (Schritt 4), der Interpretation der Ergebnisse und der Formulierung

◘ Tabelle 2.13. Beispiel für die tabellarische und graphische Darstellung der Qualitätsbewertung von Studien

Freie Frage: Führt die Anti-Östrogen-Therapie bei ungewollt kinderlosen Paaren, bei denen die Ursache dafür in einer männlichen Subfertilität begründet ist, zu einem Anstieg der Schwangerschaftsraten?

Strukturierte Frage

- Die Population   ungewollt kinderlose Paare infolge männlicher Subfertilität (niedrige Spermienzahl)
- Die Interventionen   Anti-Östrogen-Therapie (Clomiphencitrat oder Tamoxifen) des männlichen Partners
  Vergleich: Placebo, keine Therapie oder Vitamin C
- Der Endpunkt   Schwangerschaft
- Das Studiendesign   experimentelle Studien

Tabellarische Darstellung der Studienqualität

Sie können die Angaben zu den Qualitätsmerkmalen in Spalten eintragen, die Studien in Zeilen (nach Publikationsjahr geordnet).

| Autor | Jahr | Randomisierung | | Verblindung | Beschreibung der Studienabbrüche | Population Vollständige Abklärung | Endpunkt 1-jährige Nachbeobachtung | Qualitative Rangordnung* |
		Generierung der zufälligen Zuteilung	Verdeckung					
Ronnberg	1980	keine Angaben	keine Angaben	unklar	adäquat	adäquat	inadäquat	3
Abel	1982	unklar	unklar	inadäquat	adäquat	unklar	inadäquat	4
Wang	1983	unklar	unklar	inadäquat	unklar	adäquat	adäquat	6
Torok	1985	unklar	unklar	Unclear	unklar	inadäquat	adäquat	5
Micic	1985	unklar	unklar	inadäquat	unklar	inadäquat	inadäquat	9
AinMelk	1987	unklar	unklar	unklar	unklar	inadäquat	inadäquat	8
Sokol	1988	adäquat	adäquat	adäquat	unklar	adäquat	adäquat	1
WHO	1992	adäquat	adäquat	adäquat	adäquat	adäquat	inadäquat	2
Karuse	1992	unklar	unklar	inadäquat	unklar	inadäquat	inadäquat	7

* Zur Erläuterung siehe Text

Balkendiagramme zur Darstellung der Studienqualität

Die Informationen zur Qualität sind als gestaffelte 100%-Balken dargestellt.
Die Zahlen in den gestaffelten Balken beziehen sich auf die Anzahl der Studien, die die Qualitätskriterien erfüllen.

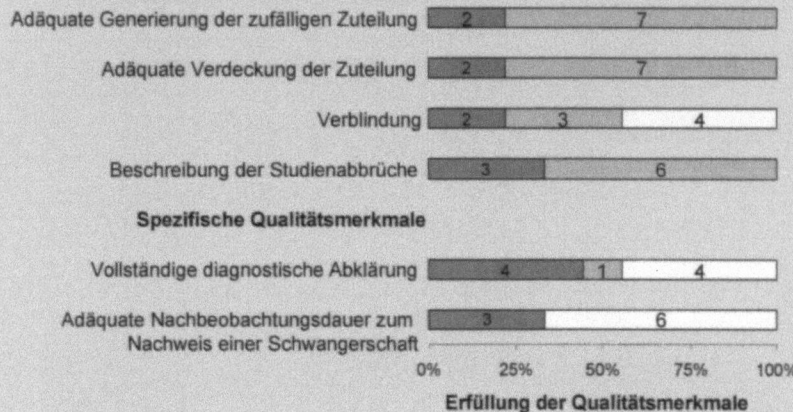

In Anlehnung an:
Arch Intern Med 1996;156:661–666.
Beschreibung der Aussagekraft von Schlussfolgerungen unter Einbeziehung der Qualitätsbewertungen siehe Tabelle 2.21.

der Schlussfolgerungen (Schritt 5) zuwenden. Hier können Qualitätsunterschiede zwischen den ausgewählten Studien noch einmal einen entscheidenden Einfluss nehmen. Später in diesem Buch werden wir Ihnen Beispiele vorstellen, wie die Aussagekraft von Schlussfolgerungen mit der Qualitätsbewertung verbunden ist.

Zusammenfassung von Schritt 3: Qualität der Literatur bewerten

- **Eckpunkte für die Bewertung von Reviews**
  - Prüfen Sie im Methodenteil, ob die Studienqualität bewertet wurde.
  - War die Qualität einer Studie ein Kriterium für die Studienauswahl? (Schritt 2)
  - Wurde von den Autoren eine detaillierte Bewertung der ausgewählten Studien durchgeführt? Eignen sich die Qualitätsmerkmale für die Reviewfrage? Überprüfen Sie Ergebnisteil und Tabellen, um festzustellen, wie groß die Qualitätsunterschiede zwischen den Studien sind.
  - Lässt sich die Heterogenität auf Qualitätsunterschiede zurückführen? Ist eine Meta-Analyse angesichts der Qualitätslage angebracht? (Schritt 4)
  - Besteht ein Zusammenhang zwischen der Aussagekraft der Schlussfolgerungen und der Studienqualität? (Schritt 5)

- **Eckpunkte bei der Durchführung von Reviews**
  - Ausgeprägtes Qualitätsbewusstsein ist das A und O aller Primärstudien und Reviews. Qualitätsbewertung spielt bei jedem Reviewschritt eine wichtige Rolle.
  - Bei der Formulierung der Reviewfrage (Schritt 1) und den Studienauswahlkriterien (Schritt 2) sollten Sie das *Studiendesign* berücksichtigen und damit einen Mindeststandard für die Qualität der Studien definieren.
  - Für die detaillierte Qualitätsbewertung der ausgewählten Studien sollten Sie Checklisten mit allgemeinen Qualitätsmerkmalen entwickeln, die auf das *Studiendesign* Ihrer Reviewfrage zutreffen. Solche Qualitätsmerkmale finden Sie in Leitfäden zur kritischen Literaturbewertung oder in *design*orientierten Qualitätschecklisten.
  - Die spezifischen Qualitätsmerkmale ergeben sich aus der Reviewfrage und den untersuchten *Populationen, Interventionen* und *Endpunkten.* Auf dieser Grundlage müssen in der Checkliste die allgemeinen Qualitätsmerkmale ggf. modifiziert oder gestrichen und durch neue relevante Merkmale ersetzt werden.
  - Diese differenzierten Qualitätsbewertungen dienen später der Beschreibung der ausgewählten Studien und der Suche nach Erklärungen für Heterogenität zwischen den Studien (Schritt 4), der Begründung von Entscheidungen für oder gegen eine Meta-Analyse (Schritt 4), der Bestimmung der Aussagekraft der Schlussfolgerungen sowie der Formulierung von Empfehlungen für künftige Forschungsprojekte (Schritt 5).

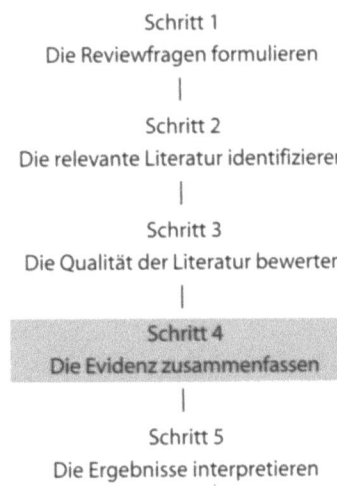

Schritt 1
Die Reviewfragen formulieren

|

Schritt 2
Die relevante Literatur identifizieren

|

Schritt 3
Die Qualität der Literatur bewerten

|

Schritt 4
Die Evidenz zusammenfassen

|

Schritt 5
Die Ergebnisse interpretieren

Effekt ist ein Maß für den Zusammenhang zwischen einer *Intervention* bzw. *Exposition* und einem *Endpunkt*. Der Begriff **individuelle Effekte** bezieht sich auf Effekte, die in den einzelnen, in einen Review eingeschlossenen Studien beobachtet wurden. **Gesamteffekt** meint den Effekt, der durch Zusammenfassen der individuellen Effekte in einer Meta-Analyse ermittelt wird.

2.4   Schritt 4: Evidenz zusammenfassen

Die Zusammenfassung der Studienergebnisse für einen Review umfasst mehr als ihre bloße tabellarische Darstellung und die Durchführung der Meta-Analyse. Sie setzt vielmehr eine differenziertere Auseinandersetzung mit den Daten und eine tiefergehende Analyse voraus, die eine transparente Präsentation der Ergebnisse verlangt. Wir müssen die eingeschlossenen Studien daraufhin untersuchen, ob die beobachteten Effekte der *Interventionen* konsistent sind. Sind sie es nicht, müssen Gründe dafür gesucht werden. Zudem müssen wir entscheiden, ob sich die Einzeleffekte mit statistischen Methoden zusammenfassen lassen (Meta-Analyse) und ob ein solches Vorgehen angemessen ist. Auf der Grundlage dieser Analysen können wir schließlich sinnvolle Schlussfolgerungen für den Review formulieren. In diesem Schritt befassen wir uns mit den Grundprinzipien, wie die Evidenz in systematischen Reviews zusammengefasst wird. Dabei begrenzen wir die Diskussion auf Fragen der Effekte von *Interventionen* bzw. *Expositionen* mit binären Zielkriterien. Sind die Prinzipien erst einmal klar, lassen sie sich nach entsprechender Anpassung auch auf andere Fragetypen anwenden (siehe dazu das Beispiel eines Reviews zu einer Frage der Testgenauigkeit in Fallstudie 4).

2.4.1   Aufbau eines Evidenzberichts

Zunächst einmal müssen die Ergebnisse der eingeschlossenen Studien deskriptiv zusammengefasst werden. Einfach ausgedrückt ist es das Ziel dieser Übung, die Informationen zu den Studiencharakteristika (d. h. zu *Populationen*, *Interventionen* und *Endpunkten*), zu Design und Qualität sowie ihren Effekten auf knappe und verständliche Weise darzustellen. In dieser Phase sind fortgeschrittene Statistikkenntnisse nicht erforderlich. Man kann dafür Tabellen, Abbildungen und einfache Berechnungen wie etwa Proportionen, relative Risiken etc. verwenden, die einen raschen Blick auf die Evidenz ermöglichen und Unterschiede zwischen den Studien erkennen lassen. Dies ist ein entscheidender Schritt der Datensynthese, der einen tieferen Einblick in die Evidenzlage gewährt und Fehler bei der Interpretation vermeiden hilft. Außerdem erhöht eine solche Darstellung die Transparenz Ihrer Analyse, und der Leser kann leicht überprüfen, ob er Ihrer Vorgehensweise zustimmen kann.

Bei großen Datenmengen kann die tabellarische Darstellung zu einer echten Herausforderung werden. Art und Komplexität der Tabellen hängen entscheidend von der Anzahl der eingeschlossenen Studien und der Datenfülle in jeder einzelnen Studie ab. Die tabellarische Struktur der Studienzusammenfassung sollte sich, wie auch alles andere, aus der Reviewfrage ableiten. Lassen Sie sich davon leiten, welche Aspekte Ihnen bei der Formulierung der Fragen als wichtig erschienen und was Ihrer fachlichen Einschätzung nach die Unterschiede in den Effekten bewirkt haben könnte, wie in Schritt 1 dargestellt. Eine Möglichkeit besteht darin, die Studien nach bestimmten Charakteristika der *Populationen* zu ordnen, in die Zeilen Ihrer Tabelle einzutragen und dann die Informationen zu *Interventionen*, *Endpunkten* und Ergebnissen für jede Studie prägnant zusammenzufassen (◻ Tabelle 2.14).

◘ **Tabelle 2.14.** Tabellarische Aufarbeitung der Studien, die in einen systematischen Review eingeschlossen wurden

Empfohlene Schritte
- Tragen Sie die Merkmale, die sich auf *Populationen*, *Interventionen* und *Endpunkte* beziehen, in die Spalten der Tabelle ein.
- Welche Untergruppen von *Populationen* finden sich in den einbezogenen Studien?
- Welche Untergruppen von *Interventionen* gibt es?
- Eignen sich die *Endpunkte* zur Bildung von Untergruppen?
- Sollten die Studien nach *Design* und Qualität weiter untergliedert werden?
- Tragen Sie die entsprechenden Informationen in die Zeilen ein.
- Sortieren Sie die Studien nach einem Merkmal, das Ihnen hilft, die Ergebnisse besser zu verstehen (z.B. aufgrund eines charakteristischen Merkmals der *Population* oder *Intervention*, aufgrund der Studienqualität, des Publikationsjahres etc.).
- Denken Sie auch an eine Spalte für zusätzliche „Kommentare".

Beispiel für die tabellarische Darstellung der Studienergebnisse in einem Review über antimikrobielle Wirkstoffe zur Behandlung chronischer Wunden

Hier wird nur eine kurze Tabelle vorgestellt. Detailliertere Tabellen finden Sie im entsprechenden Studienbericht unter http://www.hta.nhsweb.nhs.uk/htapubs.htm.

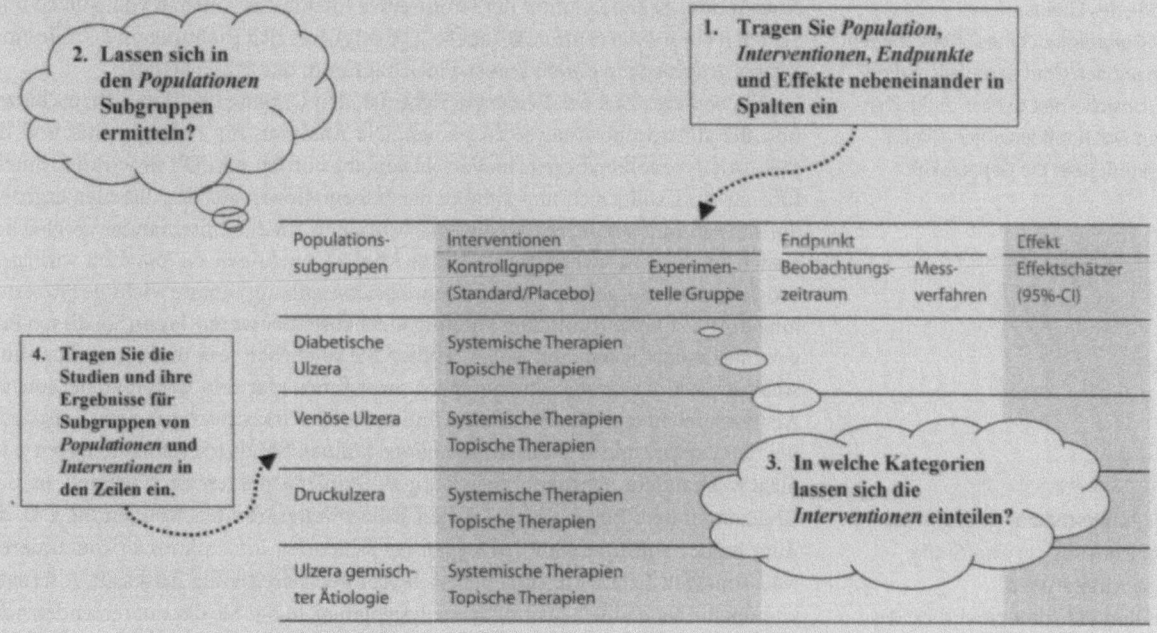

Auf der Grundlage von Fallstudie 3 (siehe Tabelle 3.10).

Natürlich kommt es vor, dass eine Tabelle zu viele Spalten hat und deshalb nicht mehr auf eine Seite passt. Unter diesen Umständen ist eine Aufspaltung der Tabelle in mehrere Einzeltabellen sinnvoll. So lassen sich in einer Tabelle die Populationscharakteristika und relevante prognostische Faktoren detailliert darstellen. Eine weitere Tabelle könnte Einzelheiten zu den *Interventionen* enthalten, und wiederum eine andere eine sorgfältige Beschreibung der *Endpunkte*. Auch Merkmale des *Studiendesigns* und andere Aspekte der Studienqualität lassen sich getrennt in einer Tabelle oder Abbildung wiedergeben (◘ Tabelle 2.13). Die Erstellung der Tabellen ist zwar zuweilen sehr arbeitsaufwändig und zeitraubend, doch ohne Tabellen sind die Ergebnisse der eingeschlossenen Studien häufig nur schwer verständlich. Ist diese Aufgabe aber gemeistert, sollten Sie – und was noch wichtiger ist, auch andere – durch einen kurzen Blick auf die Tabellen beurteilen können, inwieweit sich die Studien im Hinblick auf *Populationen, Interventionen, Endpunkte* und Qualität unterscheiden.

In dieser Phase sollten Sie auch für jede Studie separat die beobachteten Effekte mit den dazugehörigen Konfidenzintervallen berechnen und tabellarisch darstellen (◘ Tabelle 2.15). Auf diese Weise können Richtung und Größe des Effekts in den einzelnen Studien untersucht werden. Unter Richtung eines Effekts versteht man Nutzen oder Schaden, unter der Größe eines Effekts das Ausmaß von Nutzen oder Schaden einer *Intervention*. ◘ Tabelle 2.16 zeigt, wie sich Richtung und Größe eines Effekts graphisch in einem Forest-Plot-Diagramm darstellen lassen.

Ein weiteres Ziel des Evidenzberichts ist, den Umfang der Daten abzuschätzen und die statistische Analyse zu planen. Die Analysen für Heterogenität und die Meta-Analyse sollten bereits im Vorfeld geplant worden sein. Ob sie wirklich durchführbar sind, sollte sich nun anhand der Informationen aus den Tabellen ergeben. Sie können nun sehen, ob für die *Interventionen*, die Sie miteinander vergleichen wollen, auch die notwendigen Daten zu klinisch wichtigen *Endpunkten* vorliegen. Möglicherweise ergeben sich in diesem Zusammenhang weitere wichtige Fragestellungen, die zum Zeitpunkt der Planung nicht absehbar waren. Wenn Sie diesen Fragen tatsächlich nachgehen wollen, sollten Sie so ehrlich sein und sie als Post-hoc-Analysen kennzeichnen. Und natürlich muss Ihnen klar sein, dass man bei solchen Analysen leicht signifikante Effekte findet, die in Wirklichkeit gar nicht existieren. Bei der Exploration der Zusammenhänge können Sie durch fehlende Daten oder nicht vorhandene Angaben zu wichtigen Studienaspekten auch schnell an Ihre Grenzen stoßen. Bevor Sie in solchen Fällen weiterarbeiten, können Sie z. B. die Autoren der einzelnen Studien wegen der fehlenden Informationen kontaktieren. Nach unseren Erfahrungen geben viele Autoren bereitwillig Auskunft. Alternativ können Sie auch eine Sensitivitätsanalyse planen, in der Sie der auf fehlenden oder unklaren Informationen gründenden Ungewissheit Rechnung tragen.

Selbst bei einfacher tabellarischer Präsentation lassen sich nummerische Ergebnisse nicht so leicht auf einen Blick erfassen, wie z. B. in Fallstudie 3. Deshalb lohnt es sich, die Effekte auch graphisch darzustellen (◘ Tabelle 2.16). Diese graphischen Zusammenfassungen können Ihnen helfen, die Effekte von *Interventionen* qualitativ zu bewerten und bereits erste Aussagen zu Richtung, Größe und Präzision der einzelnen Effekte zu machen. Gelegentlich kann es dabei zu Überraschungen kommen. Manchmal nämlich sind Schlussfolgerungen über die Wirksamkeit einer Therapie bereits aufgrund der qualitativen Untersuchung der beobachteten Effekte, d. h. ohne statistische Analyse, möglich. Dies trifft vor allem dann zu, wenn eine

---

Die **Richtung eines Effekts** zeigt einen positiven oder negativen Effekt an. Der Punktschätzer eines Effekts gibt Auskunft über Richtung und Größe des Effekts.

Die **Genauigkeit eines Effekts** bezieht sich auf den Grad der zufallsbedingten Unsicherheit bei der Effektschätzung. Das Konfidenzintervall gibt Auskunft über die Genauigkeit.

Der **Punktschätzer** eines Effekts bezeichnet den in einer Studie beobachteten Wert.

Das **Konfidenzintervall** drückt die Ungenauigkeit des Punktschätzers aus, d. h. es gibt den Bereich an, in dem der „wahre" Wert der Effektgröße mit einer gewissen Wahrscheinlichkeit (z. B. 95 %) erwartet werden kann.

Punktschätzer

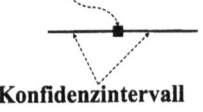

Konfidenzintervall

große Anzahl von Studien mit einheitlichen und starken Effekten zur Verfügung steht. Unter diesen Umständen würde eine quantitative Synthese (Meta-Analyse) keine neuen Erkenntnisse bringen. Häufig genug aber sind die Effekte aufgrund zu geringer Stichprobengrößen in den einzelnen Studien nicht präzise genug (d. h. man findet ein breites Konfidenzintervall). Auch wenn uns die graphische Darstellung ein erstes Bild von der Wirksamkeit einer Intervention vermittelt, reicht sie meist nicht

Eine **Sensitivitätsanalyse** beinhaltet die Wiederholung einer Analyse unter veränderten Bedingungen. Auf diese Weise können die Auswirkungen dieser Bedingungen auf die Ergebnisse der Analyse untersucht werden. In einem systematischen Review, in dem wichtige Informationen zu Methoden oder Daten der eingeschlossenen Studien fehlen, kann dies eine Re-Analyse der Reviewergebnisse erforderlich machen, um der Ungewissheit bezüglich der Methoden oder Daten Rechnung zu tragen.

□ **Tabelle 2.15.** Wie man aus den eingeschlossenen Primärstudien die Effekte schätzt

Effektmaße
Ein Effektmaß ist eine statistische Größe, die ein Maß für die Stärke der Beziehung zwischen einer *Intervention* und einem *Endpunkt* bezeichnet, bei binären Daten z.B. relatives Risiko (RR), Odds Ratio (OR) oder Risikodifferenz (RD); bei kontinuierlichen Daten mittlere Differenz oder standardisierte mittlere Differenz sowie die Hazard Ratio (siehe Glossar) bei Überlebensdaten. Die statistische Signifikanz gibt keine Auskunft über die Größe des Effekts. Effektmaße helfen uns, die Größe von Effekten zu erfassen und ihre klinische Relevanz zu beurteilen. Der Begriff „individueller Effekt" bezieht sich auf den Effekt, den man in einer einzelnen Studie beobachtet, der Begriff „Gesamteffekt" auf den Effekt, der durch das Poolen der Einzelergebnisse in einer Meta-Analyse erzielt wird.

Berechnung der Effektmaße für binäre Daten in Einzelstudien
Die Berechnung der Punktschätzer für die Effekte ist, vergleichsweise einfach (s.u.). Wenn die Effekte und Konfidenzintervalle für mehrere Studien zu ermitteln sind, ist die manuelle Berechnung recht mühsam. Statt dessen empfehlen wir Ihnen, ein Statistikprogramm zu verwenden. Um die Ergebnisse in diesem Buch zu berechnen und darzustellen, wurde meistens RevMan, die Review-Management-Software der Cochrane Collaboration, benutzt (http://www.cochrane.org/).

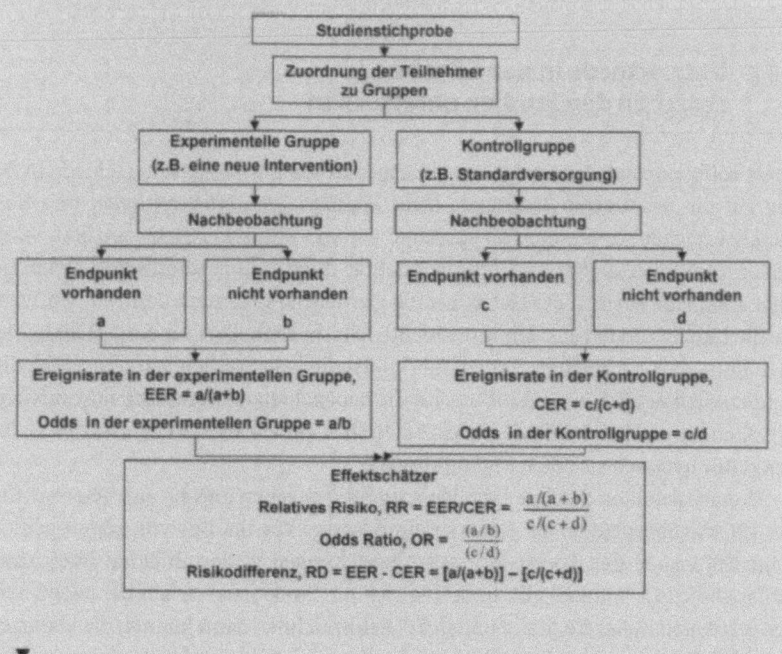

▼

2

> **◻ Tabelle 2.15.** Fortsetzung
>
> **Auswahl der Effektmaße für binäre Daten**
> Für welches Maß Sie sich entscheiden, hängt von der Interpretierbarkeit Ihrer Daten und den statistischen Eigenschaften des Effektmaßes ab. Ärzte bevorzugen intuitive Größen wie relatives Risiko (RR) und Number-Needed-to-Treat (NNT), die den Kehrwert der Risikodifferenz (RD) darstellt. Statistiker favorisieren meist Odds Ratios (OR), da diese Größe unempfindlich ist, wenn der gleiche Zusammenhang mit dem Gegenereignis dargestellt wird (z.B. Senkung der Mortalität versus Steigerung des Überlebens) und sich daher besser für statistische Berechnungen und Modellbildungen eignet. RR und OR sind relative Effektmaße, die sich verglichen mit RD, in systematischen Reviews, stabiler verhalten, wenn in den eingeschlossenen Studien die Ereignisrate der Kontrollgruppe beträchtlichen Schwankungen unterliegt. Durch Meta-Analysen generierte Gesamt-NNT- und Gesamt-RD-Werte können zu völlig falschen Schlüssen führen, da eine sinnvolle klinische Anwendung von der Kenntnis der Ausgangswerte in den *Population*en abhängt, in denen die Ergebnisse angewendet werden sollen (siehe Schritt 5). In diesem Buch benutzen wir vorzugsweise RRs; in der medizinischen Fachliteratur werden Ihnen häufig aber auch ORs begegnen, anhand derer Sie die NNTs für die Interpretation der Ergebnisse berechnen können. Dies wird in Tabelle 2.23 demonstriert.

aus, um Schlussfolgerungen ziehen zu können. In diesen Fällen ist eine Meta-Analyse zu empfehlen, da sich die Genauigkeit des Effekts durch die statistische Kombination der Ergebnisse von Einzelstudien verbessern lässt. Allerdings müssen Sie sich noch etwas gedulden, denn zuvor müssen Sie entscheiden, ob die Effekte von Studie zu Studie unterschiedlich sind (Heterogenität) und ob es überhaupt sinnvoll ist, eine Meta-Analyse durchzuführen.

2.4.2 Unterschiede in den Effekten zwischen den Studien untersuchen

Fragekomponenten
Die *Population:* eine klinisch geeignete Patientenstichprobe

Die *Interventionen:* Vergleich der Gruppen mit und ohne *Intervention*

Die *Endpunkte:* Änderung des Gesundheitszustands aufgrund der *Intervention*

Das *Studiendesign:* Vorgehensweisen zur Bewertung des Effekts von Interventionen.

Es ist völlig normal, dass zwischen einzelnen Studien gewisse Unterschiede in Bezug auf die wichtigsten Merkmale ihrer *Populationen*, *Interventionen* und *Endpunkte* bestehen. In diesem Fall sprechen wir von klinischer Heterogenität. Variationen in Studien*design* und Studienqualität führen zu methodischer Heterogenität. Auf beide Formen der Heterogenität werden Sie spätestens dann stoßen, wenn Sie die Informationen aus den untersuchten Studien tabellarisch dargestellt haben. man muss davon ausgehen, dass diese Unterschiede in Studiencharakteristika und Studienqualität auch einen Einfluss auf die beobachteten Therapieeffekte ausüben. Mit eben dieser Variabilität der Effekte zwischen einzelnen Studien und den Gründen dafür befassen sich Heterogenitätstests.

Zunächst sollten Sie Ihre Tabellen sorgfältig ansehen und sie auf Heterogenität der Effekte überprüfen. Sie erhalten ein besseres Verständnis von Heterogenität, wenn Sie visuell den Forest-Plot auf Abweichungen in den Effekten überprüfen (◻ Tabelle 2.16). Generell gilt: Befinden sich die Punktschätzer auf derselben Seite der vertikalen Linie, die den „Nulleffekt" kennzeichnet, dann können Sie erwarten, dass die *Interventionen* denselben qualitativen (positiven oder negativen) Effekt hervorrufen. Sind die Punktschätzer aber auf beiden Seiten der vertikalen Linie

⬛ **Tabelle 2.16.** Wie man die Effekte der eingeschlossenen Primärstudien zusammenfasst

Forest-Plot

Der Forest-Plot ist die am häufigsten verwendete, leicht verständliche graphische Darstellung der Einzeleffekte (und falls wie in Tabelle 3.14 eine Meta-Analyse durchgeführt wird, auch die des Gesamteffekts), die in Primärstudien beobachtet und in einem systematischen Review zusammengefasst wurden. Für jede Studie wird der Punktschätzer für den geschätzten Effekt durch ein Rechteck bzw. eine Raute dargestellt. Diese(s) liegt in der Mitte einer horizontalen Linie, die dem Konfidenzintervall des geschätzten Therapieeffekts entspricht. Verwendet man als Effektmaß relatives Risiko (RR) bzw. Odds Ratio (OR), werden die Effekte normalerweise auf einer logarithmischen Skala abgetragen. Dadurch ergeben sich symmetrische Konfidenzintervalle für die Punktschätzer. Die vertikale Linie an einem RR- oder OR-Wert von 1,0 entspricht dem „Nulleffekt" (Nullhypothese). Bei günstigen *Endpunkten* (z.B. Schwangerschaft bei unfruchtbaren Paaren) zeigt ein RR- oder OR-Wert > 1,0 an, dass die experimentelle *Intervention* das Therapieergebnis im Vergleich zur Kontrollintervention wirksam verbessert. Die meisten Reviews untersuchen allerdings ungünstige *Endpunkte* (z.B. Tod); in diesem Fall entsprechen RR- oder OR-Werte < 1,0 einem Vorteil für die experimentelle Gruppe. Überlappt das Konfidenzintervall die vertikale Linie des „Nulleffekts", bedeutet dies das Fehlen eines statistisch signifikanten Effekts.

Ein Beispiel für die Beschreibung von Effekten und ihren Unsicherheiten in einem systematischen Review

Freie Frage: Führt die Anti-Östrogen-Therapie bei ungewollt kinderlosen Paaren, bei denen die Ursache dafür in einer männlichen Subfertilität begründet ist, zu einem Anstieg der Schwangerschaftsraten? *(siehe die strukturierte Frage in Tabelle 2.13)*

Die Effekte aus neun Primärstudien

Die Effekte sind als RR und OR zusammengefasst und nach dem Erscheinungsjahr der Studie geordnet. Effektwerte > 1,0 entsprechen einem Vorteil für die Therapiegruppe im Vergleich zur Kontrollgruppe, d.h. die Schwangerschaftsraten nehmen unter der Anti-Östrogen-Therapie zu.

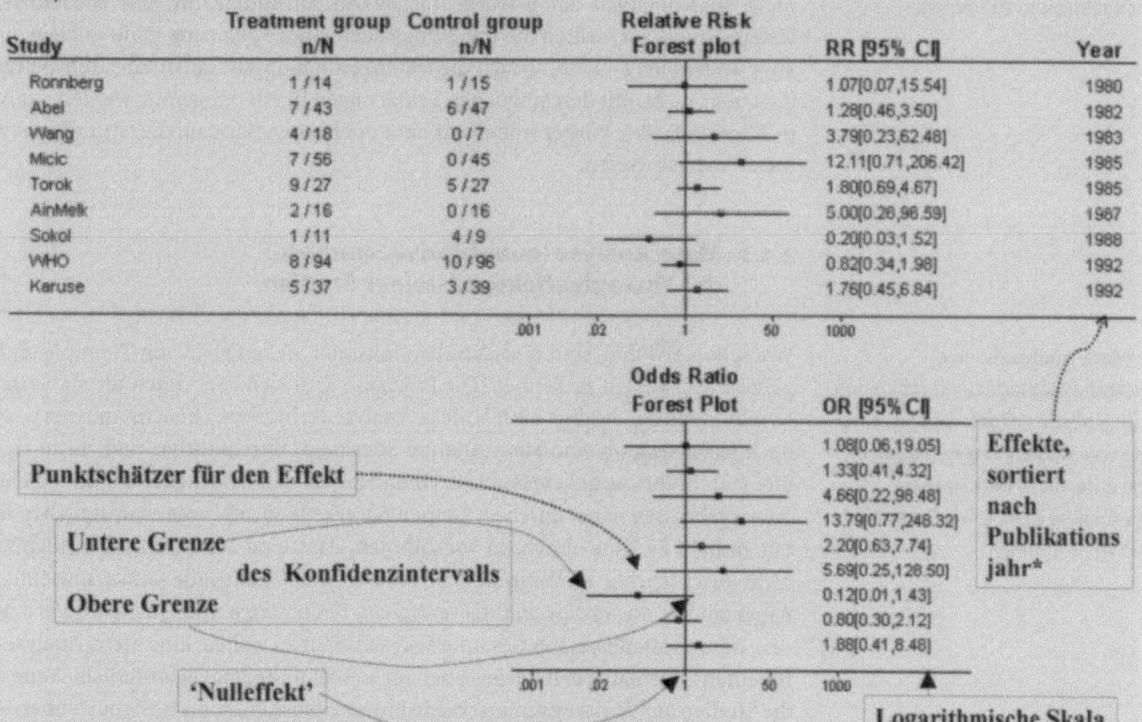

Study	Treatment group n/N	Control group n/N	Relative Risk Forest plot	RR [95% CI]	Year
Ronnberg	1 / 14	1 / 15		1.07[0.07,15.54]	1980
Abel	7 / 43	6 / 47		1.28[0.46,3.50]	1982
Wang	4 / 18	0 / 7		3.79[0.23,62.48]	1983
Micic	7 / 56	0 / 45		12.11[0.71,206.42]	1985
Torok	9 / 27	5 / 27		1.80[0.69,4.67]	1985
AinMelk	2 / 16	0 / 16		5.00[0.26,96.59]	1987
Sokol	1 / 11	4 / 9		0.20[0.03,1.52]	1988
WHO	8 / 94	10 / 96		0.82[0.34,1.98]	1992
Karuse	5 / 37	3 / 39		1.76[0.45,6.84]	1992

.001   .02   1   50   1000

Odds Ratio Forest Plot

OR [95% CI]

Effekte, sortiert nach Publikations jahr*

Punktschätzer für den Effekt

Untere Grenze

des Konfidenzintervalls

Obere Grenze

1.08[0.06,19.05]
1.33[0.41,4.32]
4.66[0.22,98.48]
13.79[0.77,248.32]
2.20[0.63,7.74]
5.69[0.25,128.50]
0.12[0.01,1.43]
0.80[0.30,2.12]
1.88[0.41,8.48]

'Nulleffekt'

.001   .02   1   50   1000

Logarithmische Skala

In Anlehnung an: Arch Intern Med 1996;156:661–666.

Die Berechnungen der Effekte und ihre graphischen Darstellungen wurden mit dem Programm Review Manager durchgeführt. Das Programm wurde von der Cochrane Collaboration entwickelt und kann unter www.cochrane.org/ kostenlos heruntergeladen werden. Technischer Support ist ausschließlich Cochrane-Reviewern vorbehalten.

* Zu einem Forest-Plot, bei dem die Studien nach ihrem Qualitätsniveau geordnet sind, siehe Tabelle 2.21.

Heterogenität bezeichnet die Variabilität der Effekte zwischen einzelnen Studien. Heterogenität zwischen Studien entsteht aufgrund von Ungleichheiten hinsichtlich der wichtigsten Charakteristika ihrer *Populationen, Interventionen* und *Endpunkte* (klinische Heterogenität) sowie in bezug auf *Studiendesigns* und Qualität (methodische Heterogenität).

Power ist die Fähigkeit eines Tests, einen tatsächlich vorhandenen Unterschied auch nachzuweisen. Wenn der Test nur eine geringe Power hat, wird eine größere Stichprobe benötigt. Ansonsten läuft man Gefahr, einen möglichen Unterschied nicht nachweisen zu können.

verteilt, dann können sie, wie in ◘ Tabelle 2.16, sowohl auf positive als auch auf negative Auswirkungen der Intervention hindeuten. Dies ist ein typischer Hinweis auf Heterogenität, dem man weiter nachgehen sollte. Weiterhin muss geprüft werden, ob die Konfidenzintervalle einander überlappen. In einem solchen Fall (wie in ◘ Tabelle 2.16) ist dies ein Hinweis darauf, dass Unterschiede zwischen den Punktschätzern zufallsbedingt sind und lediglich auf ein akzeptables, unvermeidliches Maß an Heterogenität hindeuten.

Formale statistische Heterogenitätstests sollen überprüfen, ob sich die beobachteten Unterschiede in den Effekten auch durch eine zufallsbedingte Variabilität erklären lassen. Der Chi-Quadrat-Test zur Überprüfung der Heterogenität der Therapieeffekte in ◘ Tabelle 2.17 ergibt einen p-Wert von 0,36 und liegt damit weit über dem üblichen Schwellenwert von $p < 0,05$. Diese Tests verfügen aber nur über eine geringe Power (siehe Glossar), so dass möglicherweise wichtige Unterschiede in den Effekten zwischen den einzelnen Studien, die tatsächlich existieren, nicht nachgewiesen werden können. Viele Reviewer sind deshalb bei der statistischen Bewertung der Heterogenität konservativ und heben den Schwellenwert für Signifikanz auf $p < 0,1$ an. Damit wird Heterogenität früher erfasst. Auch die nicht-statistischen visuellen Methoden zur Überprüfung von Heterogenität sind sehr aussagekräftig und haben bei der Exploration einen hohen Stellenwert. Verlassen Sie sich also nicht ausschließlich auf p-Werte! Liegen Anhaltspunkte für eine substanzielle Heterogenität vor, sollten Sie unbedingt nach einer Erklärung dafür suchen, und zwar unabhängig davon, ob sich die Heterogenität durch statistische Tests belegen lässt oder nicht. Mit den möglichen Erklärungen für Heterogenität werden wir uns in Kürze befassen. Vorher wollen wir aber noch einen Blick auf die Grundlagen der Meta-Analyse werfen.

2.4.3 Meta-Analyse (quantitative Synthese) der Therapieeffekte einzelner Studien

Eine **Meta-Analyse** ist eine statistische Methode zur Kombination der individuellen Ergebnisse aus einer Reihe von Studien, in denen dieselbe Frage untersucht wird. Ziel einer Meta-Analyse ist es, einen Gesamteffekt zu bestimmen.

Wie schon erwähnt, sind Einzelstudien mitunter viel zu klein, um Therapieeffekte präzise nachweisen zu können. Die Präzision lässt sich aber durch die statistische Kombination der Studien mittels Meta-Analyse verbessern. Zunächst müssen wir jedoch feststellen, ob eine Meta-Analyse überhaupt durchführbar und, wenn ja, ob ihre Durchführung angemessen ist. Wenn Sie sich den Evidenzbericht mit den Studienergebnissen näher ansehen, können Sie erkennen, ob er die erforderlichen Daten enthält. Es kann durchaus vorkommen, dass eine Meta-Analyse schlichtweg nicht durchführbar ist. Wenn sich die Studien wie in Fallstudie 3 etwa in wichtigen Aspekten wie *Populationen, Interventionen, Endpunkten* und Qualität unterscheiden, wäre es sinnlos, einen Gesamteffekt schätzen zu wollen. Eine Meta-Analyse ist für einen systematischen Review aber auch nicht unbedingt erforderlich! Wenn Sie die Studien auf Wirkungsunterschiede hin untersuchen, können Sie auch überprüfen, ob die Studien für eine sinnvolle Kombination der Ergebnisse nicht viel zu heterogen sind. Eine Meta-Analyse sollte nur dann durchgeführt werden, wenn sich die Studien hinsichtlich ihrer klinischen Charakteristika und methodischen Qualität ausreichend ähneln und bezüglich der beobachteten Effekte homogen sind.

Einfach ausgedrückt werden in einer Meta-Analyse die beobachteten Therapie-effekte studienübergreifend zusammengefasst (gepoolt). Das Ergebnis ist ein gewichteter Durchschnittseffekt aus allen Studien, der sog. Gesamteffekt. Dabei versucht man, die einzelnen Studien so zu gewichten, wie es ihrer Bedeutung im Vergleich zu den anderen Studien entspricht. Häufig wird dabei eine Methode verwendet, die aussagekräftigeren Studien (oftmals handelt es sich dabei um größere Studien mit präziseren Effektschätzern) mehr Gewicht beimisst und weniger aussagekräftigen Studien (häufig kleinere Studien mit weniger präzisen Effektschätzern) weniger Gewicht. In den meisten Meta-Analysen geschieht dies dadurch, dass jede Studie mit dem Kehrwert der Varianz ihres Effektes gewichtet wird. Bildet man auf diese Weise den Durchschnitt über mehrere Studien, ist garantiert, dass der Vergleich innerhalb der Studie bleibt, d. h. die *Interventions*gruppen werden nur der Vergleichsgruppe in eben dieser Studie gegenübergestellt. In einer Meta-Analyse aus randomisierten Studien bleibt damit der Vorteil der Randomisierung (und der verdeckten Behandlungszuteilung) beim Poolen der Ergebnisse erhalten. ◘ Tabelle 2.17 enthält ein Beispiel für eine solche Meta-Analyse.

An dieser Stelle wollen wir uns einige Aspekte des Poolens individueller Therapieeffekte in einer Meta-Analyse genauer anschauen, da diese uns beim Lesen oder Durchführen von Reviews auf Schritt und Tritt begegnen werden. Bei einer Meta-Analyse muss man auf jeden Fall prüfen, wie robust sich der Gesamteffekt verhält, wenn unterschiedliche statistische Verfahren angewendet werden. In diesem Zusammenhang geht es vor allem um zwei Konzepte, das sog. „Fixed-Effect"- und das „Random-Effects"-Modell.

Ein „Fixed-Effect"-Modell geht bei der Schätzung des durchschnittlichen Effekts von der Annahme aus, dass es einen einzigen zugrunde liegenden „wahren" Effekt gibt. Ein „Random-Effects"-Modell hingegen nimmt an, dass es keinen einzigen Effektwert, sondern eine Verteilung der Effekte gibt, die von den Studiencharakteristika abhängen können. Dabei geht man davon aus, dass Wirkungsunterschiede auf der Variabilität zwischen den Studien sowie dem Zufall (Zufallsvariabilität) beruhen. In einem „Random-Effects"-Modell werden bei der Schätzung des Gesamteffekts die kleineren Studien im Verhältnis stärker gewichtet als in einem „Fixed-Effect"-Modell. Damit kommen die Auswirkungen von Publikationsbias und mangelhafter Studienqualität stärker zur Geltung, wenn die kleineren Studien davon betroffen sind.

Beim „Random-Effects"-Modell fließt die Varianz der beobachteten Effekte zwischen den Studien mit in die Berechnung der Konfidenzintervalle ein (unter der Annahme, dass sie normalverteilt sind). Folglich erzeugt ein „Random-Effects"-Modell bei Vorliegen von Heterogenität breitere Konfidenzintervalle für den Gesamteffekt als ein „Fixed-Effect"-Modell. Daraus kann man folgern, dass das „Fixed-Effect"-Modell bei signifikanter ungeklärter Heterogenität zwischen Studien eine unangemessene Genauigkeit für den Gesamteffekt berechnet. ◘ Tabelle 2.17 gibt Beispiele für Gesamteffekte, die sowohl mit einem „Fixed-Effect"- als auch „Random-Effects"-Modell berechnet wurden. In der Praxis werden beide statistischen Modelle gleichzeitig angewendet, um die Robustheit der statistischen Synthese zu erfassen. Müssten wir uns für eines der beiden Modelle entscheiden, so sollten wir dies schon im Vorfeld tun und nicht erst dann, wenn wir in Kenntnis der Ergebnisse bereits voreingenommen sind.

Varianz ist ein statistisches Maß für die Streuung von Werten, gemessen als Abweichung der individuellen Beobachtungen vom Mittelwert. Häufig wird der **Kehrwert der Varianz** beobachteter Einzelwirkungen benutzt, um Studien in statistischen Analysen, die in systematischen Reviews durchgeführt werden, zu gewichten, z.B. Meta-Analyse, Meta-Regression und Funnel-Plot-Analyse.

◨ **Tabelle 2.17.** Zusammenfassung der Therapieeffekte mittels Meta-Analyse

Forest-Plot-Darstellung von Einzel- und Gesamteffekten
Die in den einzelnen Studien beobachteten Effekte werden gemeinsam mit dem Gesamteffekt aufgetragen. Für jede Studie wird der Punktschätzer des Effekts durch ein Rechteck unterschiedlicher Größe dargestellt, je nachdem, wie die Studie in der Meta-Analyse gewichtet ist. Der Gesamteffekt wird unter den Einzeleffekten aufgetragen. Dazu wird eine andere geometrische Form, z.B. eine gefüllte Raute verwendet (die Breite der Raute gibt das Konfidenzintervall an, die Mitte der Raute repräsentiert den Punktschätzer).

Beispiel einer Meta-Analyse unter Verwendung von Fixed- und Random-Effects-Modellen
Das unten dargestellte Beispiel stützt sich auf die in Tabelle 2.16 untersuchte Frage und die in diesem Zusammenhang beobachteten Effekte (relatives Risiko, RR). Verglichen mit den Fixed-Effect-Modellen ergeben Random-Effects-Modelle für den Gesamteffekt breitere Konfidenzintervalle, da sie der Variabilität zwischen den Studien Rechnung tragen. Zudem werden bei der Gewichtung kleinere Studien stärker berücksichtigt, obwohl deren Effekte stärker variieren als die Effekte größerer Studien.

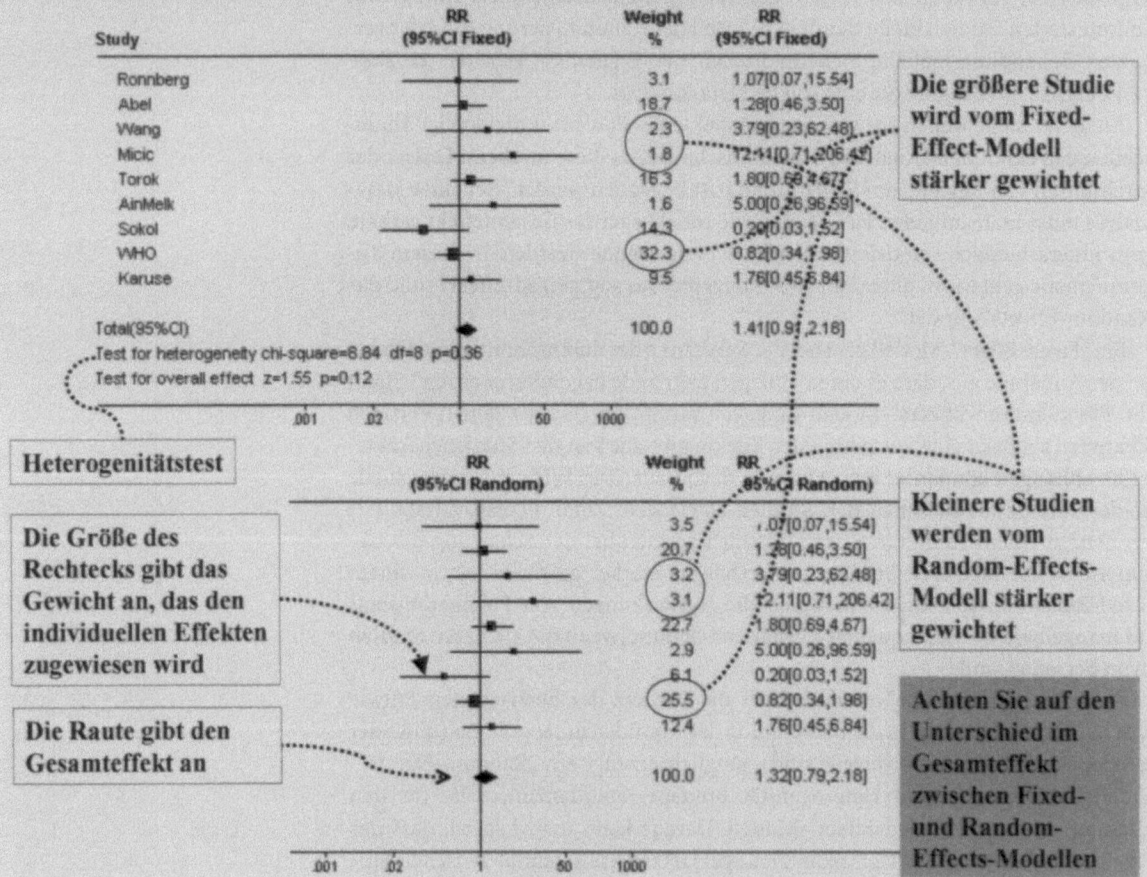

*In Anlehnung an: Arch Intern Med 1996;**156(6)**:661–666.*
Die Berechnungen der Therapieeffekte und ihre graphischen Darstellungen wurden mit dem Programm Review Manager durchgeführt.
Für eine Meta-Analyse von Subgruppen siehe Tabelle 2.21.

2.4.4 Klinische Heterogenität

Unterschiede hinsichtlich der Studienmerkmale bei den *Populationen, Interventionen* und *Endpunkten* können nicht nur nützliche Antworten geben, um Heterogenität zu erklären, sondern helfen auch, die klinische Relevanz der Befunde zu interpretieren. Der Aufbau Ihres Evidenzberichts erleichtert es Ihnen, potenzielle Erklärungen für die unterschiedlichen Effekte aufzuspüren. Bei der Formulierung der Reviewfragen in Schritt 1 haben Sie möglicherweise bereits wichtige Aspekte identifiziert, die die Abweichungen der Effekte voneinander erklären könnten (siehe Beispiele in ◘ Tabelle 2.3). Auf dieser Grundlage lassen sich die *Populationen, Interventionen* und *Endpunkte* der Studien in Untergruppen stratifizieren und Effektunterschiede zwischen den verschiedenen Untergruppen besser untersuchen.

Wenn Ihr Review viele Studien umfasst, lassen sich die Unterschiede in den Effekten, wie in ◘ Tabelle 2.18 veranschaulicht, auch mit statistischen Verfahren analysieren. So können Sie etwa einzelne Untergruppen mittels Meta-Analyse zusammenfassen und dabei untersuchen, ob die Effekte innerhalb der Untergruppen konsistent sind. Reviewer mit fundierten statistischen Kenntnissen können auch die statistische Signifikanz (den p-Wert) des Wirkungsunterschiedes zwischen den Untergruppen bestimmen. Da dies jedoch über grundlegende Kenntnisse hinausgeht, werden wir uns an dieser Stelle mit dieser Thematik nicht weiter befassen. Wir möchten jedoch betonen, dass Untersuchungen zu den Ursachen von Heterogenität mit einer gewissen Vorsicht interpretiert werden müssen. Wie die statistischen Verfahren zur Aufdeckung von Heterogenität haben auch die Methoden zur Erforschung ihrer Ursachen nur begrenzte statistische Power, so dass Zusammenhänge durchaus übersehen werden können. Ein weiteres Problem besteht darin, dass bei Durchführung zu vieler Untergruppenanalysen einige davon fälschlicherweise signifikant werden. Dieses Problem trifft allerdings generell für multiple Analysen zu. Daher sollten Untersuchungen zur Erklärung von Heterogenität nur für eine geringe Anzahl von Studiencharakteristika eingeplant werden, und zwar für solche, bei denen starke Verdachtsmomente für einen Zusammenhang mit der Effektgröße vorliegen. Darüber hinaus sollte auch die Auswahl der Subgruppen im Voraus

---

◘ **Tabelle 2.18.** Untersuchung der klinischen Heterogenität

Beispiel für eine Subgruppenanalyse
Freie Frage: Verbessern spezielle Hausbesuchsprogramme den Gesundheitszustand älterer Menschen?

Strukturierte Frage

▬ Die Populationen	ältere Menschen unterschiedlicher Altersgruppen
▬ Die Interventionen	präventive Hausbesuchsprogramme von unterschiedlicher Intensität und Häufigkeit mit strukturierter Einschätzung von Basisfunktionen (Assessment) Vergleich: Standardbehandlung
▬ Die Endpunkte	Mortalität, Funktionszustand und Einweisung in Pflegeheime
▬ Das Studiendesign	experimentelle Studien

▼

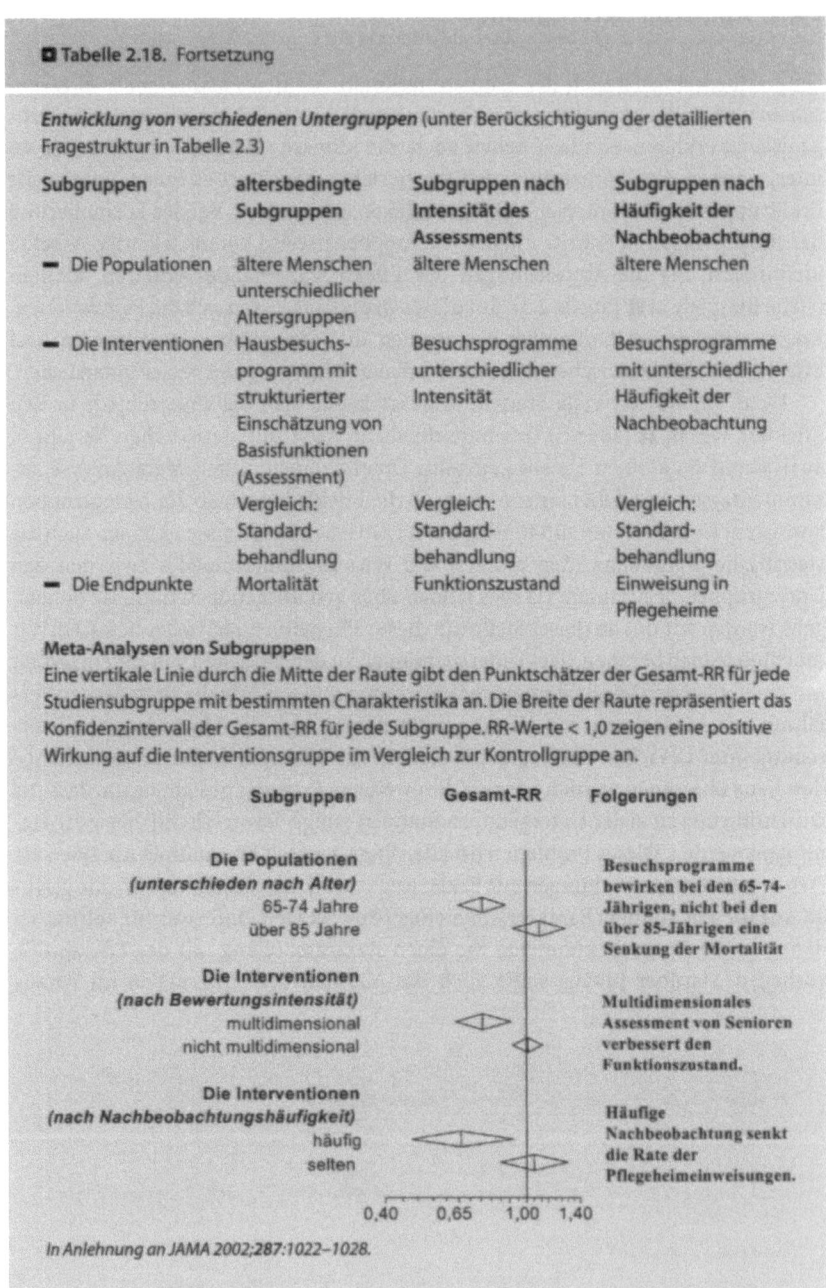

◘ **Tabelle 2.18.** Fortsetzung

Entwicklung von verschiedenen Untergruppen (unter Berücksichtigung der detaillierten Fragestruktur in Tabelle 2.3)

Subgruppen	altersbedingte Subgruppen	Subgruppen nach Intensität des Assessments	Subgruppen nach Häufigkeit der Nachbeobachtung
▬ Die Populationen	ältere Menschen unterschiedlicher Altersgruppen	ältere Menschen	ältere Menschen
▬ Die Interventionen	Hausbesuchs-programm mit strukturierter Einschätzung von Basisfunktionen (Assessment)	Besuchsprogramme unterschiedlicher Intensität	Besuchsprogramme mit unterschiedlicher Häufigkeit der Nachbeobachtung
	Vergleich: Standard-behandlung	Vergleich: Standard-behandlung	Vergleich: Standard-behandlung
▬ Die Endpunkte	Mortalität	Funktionszustand	Einweisung in Pflegeheime

Meta-Analysen von Subgruppen
Eine vertikale Linie durch die Mitte der Raute gibt den Punktschätzer der Gesamt-RR für jede Studiensubgruppe mit bestimmten Charakteristika an. Die Breite der Raute repräsentiert das Konfidenzintervall der Gesamt-RR für jede Subgruppe. RR-Werte < 1,0 zeigen eine positive Wirkung auf die Interventionsgruppe im Vergleich zur Kontrollgruppe an.

In Anlehnung an JAMA 2002;287:1022–1028.

getroffen werden (Schritt 1). Und noch einmal möchten wir darauf hinweisen: Bei der Analyse der Tabellen werden Ihnen vielleicht Fragestellungen und mögliche Zusammenhänge bewusst, die sich so nicht vorhersehen ließen. In diesen Fällen ist die Versuchung groß, weitere, nicht geplante Subgruppenuntersuchungen vorzunehmen. Solche Post-hoc-Analysen sollte man eigentlich vermeiden. Können Sie der Versuchung aber nicht widerstehen, dann empfiehlt es sich, die Analysen eindeutig als Post-hoc-Analysen zu kennzeichnen und ihre Ergebnisse zurückhaltend zu interpretieren. Insbesondere sollten sie nicht eingesetzt werden, um Empfehlungen für die klinische Praxis abzugeben. Sie sind jedoch gut geeignet, um Hypothesen für weitere Studien aufzustellen.

Besteht zwischen den Studien beträchtliche Heterogenität, die sich auf klinische Ursachen zurückführen lässt, macht eine Gesamt-Meta-Analyse wenig Sinn. In diesem Fall sollte sich die Meta-Analyse auf klinisch relevante Untergruppen beschränken, für die Unterschiede in der Wirkung schon im Vorfeld antizipiert worden waren. Ein solches Vorgehen dient der klinischen Interpretation und Anwendung der Reviewergebnisse, wie wir es am Beispiel in ◘ Tabelle 2.18 illustriert haben.

2.4.5 Methodische Heterogenität

Daneben sollte untersucht werden, ob zwischen den Unterschieden in *Design* und Qualität der einzelnen Studien und den Variationen in den Effekten ein Zusammenhang besteht. Diese Informationen benötigen Sie nicht nur zur Erklärung von Heterogenität, sondern auch, um die Aussagekraft Ihrer Schlussfolgerungen einzuschätzen. Diesem Aspekt werden wir in Schritt 5 im Detail nachgehen und Ihnen auch einige Anwendungsbeispiele vorführen.

Beruht die Heterogenität auf Unterschieden in der Studienqualität, dann sollten Sie von einer Gesamt-Meta-Analyse absehen. Wenn Sie in so einer Situation eine Meta-Analyse durchführen, laufen Sie Gefahr, aufgrund der übermäßigen Gewichtung von Studien minderwertigen *Designs* oder schlechter Qualität zu systematisch verzerrten Gesamteffekten zu kommen. Um solch einem Bias entgegenzuwirken, wurde auch der Vorschlag diskutiert, Studien in einer Meta-Analyse nicht, wie oben beschrieben, nach Größe oder Präzision zu gewichten, sondern entsprechend ihrer Qualität. Da es jedoch keine allgemein anerkannten Standards für die Erstellung einer solchen Gewichtung gibt, sollten Sie diese Idee nicht weiter verfolgen. Manchmal wird Ihnen nichts anderes übrig bleiben, als die Evidenz deskriptiv zusammenzufassen. Dies gilt vor allem dann, wenn sich keine Untergruppen aus Studien von ähnlicher Qualität bilden lassen. Existieren aber geeignete Untergruppen, dann sollten Sie dafür auf alle Fälle eine Meta-Analyse durchführen! Wie immer Sie sich auch entscheiden: Ihre Schlussfolgerungen sollten sich in jedem Fall auf solche Effekte stützen, die in den Untergruppen von hochwertigen Studien beobachtet wurden (Schritt 5).

In letzter Zeit ist ein weiteres Verfahren zur Untersuchung von Heterogenität in Mode gekommen, das wir hier kurz streifen wollen, da es uns bei der kritischen Bewertung der Ergebnisse helfen kann. Gemeint ist die sog. Meta-Regressionsanalyse. Bei diesem Verfahren wird ein multiples lineares Regressionsmodell angepasst, um den Einfluss von Studiencharakteristika und Studienqualität auf die Größe der in den Studien beobachteten Einzeleffekte zu untersuchen. Das Modell versucht herauszufinden, wie groß der Beitrag der einzelnen Variablen ist, um die Heterogenität zu erklären. Allerdings birgt dieses Verfahren ein Problem, das im Fachjargon als „Überanpassung" (Overfitting) bezeichnet wird. Dazu kommt es, wenn Reviews nur eine kleine Anzahl von Studien umfassen, aber für das Regressionsmodell eine große Anzahl von Variablen in Frage kommt. Wird in einem solchen Fall ein Regressionsmodell gebildet, führt dies zwangsläufig zu Scheinergebnissen. Diese Ergebnisse sollten also vorsichtig interpretiert werden. Die aussagekräftigste Methode zur Bewertung von Unterschieden zwischen einzelnen Studien beruht auf einer Analyse der individuellen Patientendaten aus den eingeschlossenen Studien. Allerdings ist dies nur selten möglich.

2.4.6 Durchführung einer Meta-Analyse bei ungeklärter Heterogenität

Publikationsbias kann auftreten, wenn unabhängig von der Studienqualität zwischen der Publikationswahrscheinlichkeit (und damit die Zugänglichkeit für den Reviewer) und der statistischen Signifikanz ihrer Ergebnisse ein Zusammenhang besteht.

Es steht zu hoffen, dass die Studien in Ihrem Review keine offensichtliche Heterogenität aufweisen. Wenn doch, dann ist Ihre Suche nach den Gründen dafür hoffentlich erfolgreich! In vielen Reviews lassen sich jedoch weder klinische noch methodische Erklärungen finden. Unter diesen Umständen muss man davon ausgehen, dass die Heterogenität trotz sorgfältiger Suche nach den Ursachen ungeklärt bleibt. Ein Grund dafür könnte sein, dass die Anzahl der eingeschlossenen Studien nicht ausreicht, um mit einer aussagekräftigen Analyse die Gründe für die Variationen in den Effekten zwischen den Studien aufzudecken. Entscheiden Sie sich nun für oder gegen eine Meta-Analyse? Auf diese Frage gibt es keine einfache Antwort.

Was versprechen Sie sich von einer Meta-Analyse? Können die Studienergebnisse nicht auch anhand einer tabellarischen Darstellung und einer Forest-Plot-Abbildung der individuellen Effekte interpretiert werden? Man könnte versucht sein, die Heterogenität der zufälligen Variation zwischen Studien zuzuschreiben und dann mit einem Random-Effects-Modell eine Meta-Analyse durchzuführen, da man mit diesem Ansatz Effektschwankungen zwischen Studien berücksichtigen kann, die sich durch andere Faktoren nicht erklären lassen. Können Sie dieser Versuchung nicht widerstehen (was leider nur allzu oft geschieht), sollten Sie dabei vorsichtig zu Werke gehen. Achten Sie dabei besonders darauf, dass Sie eine Asymmetrie im Funnel-Plot ausschließen können, da diese auf Publikationsbias und ähnliche Biasformen hindeutet. Andernfalls kann sich im Random-Effects-Modell unter Umständen eine verzerrte Schätzung des Gesamteffektes ergeben. Zudem sollte man bei der Interpretation des Gesamteffektes zurückhaltend vorgehen, da die Heterogenität auch die Aussagekraft der Schlussfolgerungen, die wir aus einem Review ziehen können, beeinträchtigt. Wir müssen prüfen, ob der Gesamteffekt und die Effekte der Untergruppe hochwertiger Studien im Großen und Ganzen konsistent sind. Selbst wenn die Meta-Regressions-Analyse keinen offensichtlichen Grund für die Heterogenität liefert, ist es möglich, dass die Ergebnisse hochwertiger Studien unterschiedlich ausfallen. So gesehen wird die Studienqualität wieder zu einem kritischen Faktor bei der Interpretation der Reviewergebnisse, und die aussagekräftigsten Schlussfolgerungen in einem Review sind diejenigen, die auf hochwertigen Studien gründen (Schritt 5).

Übersicht

Zusammenfassung von Schritt 4: Evidenz zusammenfassen

- **Eckpunkte für die Bewertung von Reviews**
  - Prüfen Sie den Methoden- und Ergebnisteil, um festzustellen, ob die Effekte auf Heterogenität untersucht wurden.
  - War die Suche nach Heterogenität im Vorfeld geplant?
  - Lässt sich die Heterogenität durch Unterschiede in den klinischen Charakteristika der Studien erklären?
  - Lässt sich die Heterogenität auf Unterschiede in *Studiendesign* und Qualität zurückführen?
  - Ist die Durchführung einer Meta-Analyse angesichts der Informationen zur Heterogenität und ihren Gründen zulässig?

- **Eckpunkte bei der Durchführung von Reviews**
  - Ziel dieses Schrittes ist die Darstellung und Zusammenfassung der Ergebnisse der Studien, die im Review berücksichtigt sind.
  - Die Datensynthese besteht aus dem Evidenzbericht und der Beschreibung der Studiencharakteristika, der Studienqualität und der Effekte sowie der Anwendung statistischer Tests, um Unterschiede zwischen den Studien aufzudecken und ihre Effekte sinnvoll zu kombinieren (Meta-Analyse).
  - Der Evidenzbericht hilft bei der Entscheidung, ob geplante statistische Synthesen durchführbar sind, und verbessert die Transparenz des Reviews.
  - Exploration von Heterogenität und die Suche nach ihren Ursachen sollten im Vorfeld geplant worden sein.
  - Untersuchungen zur klinischen Heterogenität sollten sich auf eine geringe Anzahl von Studiencharakteristika beschränken, bei denen gewichtige theoretische Gründe für einen Zusammenhang mit dem Effekt sprechen.
  - Bei den Untersuchungen zur methodischen Heterogenität sollten Sie in erster Linie Faktoren berücksichtigen, bei denen es gewichtige theoretische oder empirische Gründe für einen Zusammenhang mit Bias gibt (Schritt 5).
  - Vor der Durchführung einer Meta-Analyse sollte man sich fragen: Ist eine Meta-Analyse angesichts der klinischen Heterogenität überhaupt durchführbar? Ist eine Meta-Analyse angesichts der Unterschiede in der Studienqualität durchführbar?
  - Ist eine quantitative Gesamtschau der Daten nicht möglich, lässt sich unter Umständen eine Meta-Analyse für Subgruppen durchführen, die klinisch nützliche Antworten geben kann.

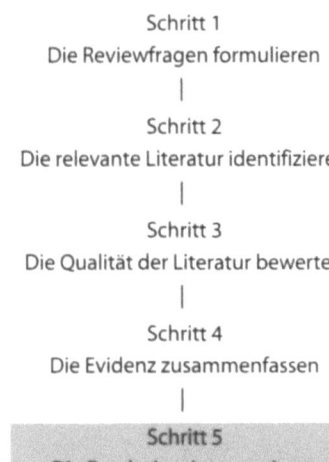

Schritt 1
Die Reviewfragen formulieren
|
Schritt 2
Die relevante Literatur identifizieren
|
Schritt 3
Die Qualität der Literatur bewerten
|
Schritt 4
Die Evidenz zusammenfassen
|
Schritt 5
Die Ergebnisse interpretieren

Die *Population:* eine klinisch geeignete Stichprobe von Teilnehmern

Die *Interventionen:* Vergleich der Gruppen mit und ohne *Intervention*

Die *Endpunkte:* Änderung des Gesundheitszustands aufgrund der *Intervention*

Der Effekt: ein Maß für den Zusammenhang zwischen *Intervention* und *Endpunkt*

2.5   Schritt 5: Ergebnisse interpretieren

Die entscheidenden Aspekte von Reviewergebnissen herauszuarbeiten erfordert ebenso viel Geschick wie Sachkenntnis. Sinn und Zweck eines Reviews ist es letztendlich, die wissenschaftliche Grundlage für medizinische Entscheidungen zu liefern. Am Ende eines systematischen Reviews stellt sich damit die große Frage, wie sich die zusammengetragene Evidenz in der Praxis bei der Entscheidungsfindung nützen lässt. Es ist jedoch nicht immer leicht, aus einem Review aufschlussreiche und praktikable Antworten abzuleiten. Wir werden uns hier daher mit einigen Eckpunkten befassen, die für eine vernünftige und ausgewogene Interpretation der Evidenz von Bedeutung sind und die helfen sollen, sowohl eine Über-, als auch Unterinterpretation der Daten zu vermeiden.

Nach der Lektüre eines Reviews oder in der Endphase Ihres eigenen Reviews haben Sie den Eindruck, die Bedeutung der Ergebnisse bereits zu kennen. Aber welches sind eigentlich die wichtigsten Ergebnisse? Diese Frage lässt sich möglicherweise nicht so leicht beantworten, wie es auf den ersten Blick scheint. Oft gibt es in den verschiedenen Untergruppen von *Populationen, Interventionen* und *Endpunkten* des Reviews eine ganze Reihe von Ergebnissen. Grundsätzlich gilt: die Hauptresultate sollten sich in jedem Fall auf die Kernfragen von Schritt 1 beziehen, die übrigen Ergebnisse beantworten sekundäre Fragen.

Zunächst geht es um die Glaubwürdigkeit der Hauptresultate. Diese steht in direktem Zusammenhang mit den Stärken und Schwächen eines Reviews. Dazu müssen Sie überlegen, inwieweit Ihr eigener Review mit den Eckpunkten der Bewertung von Reviews übereinstimmt, die in diesem Buch am Ende jedes Reviewschrittes zusammengefasst sind, wie z. B.:

- Sind die Literaturrecherchen vollständig?
- Besteht ein Risiko für Publikationsbias und ähnliche systematische Fehler?
- Reicht die Qualität der eingeschlossenen Studien aus?
- Sind die beobachteten Wirkungen nicht nur statistisch signifikant, sondern auch klinisch relevant?

Durch Beantwortung dieser und ähnlicher Fragen lässt sich beurteilen, inwieweit Verlass auf die Reviewergebnisse ist und was sie bedeuten. Wenn Sie sich an dieses Vorgehen halten, müssten Sie in der Lage sein, Schlussfolgerungen und Empfehlungen sowohl für die klinische Praxis als auch zukünftige Forschungsprojekte zu formulieren.

In diesem Schritt werden uns vier zentrale Aspekte beschäftigen: wie man das Risiko für Publikationsbias und ähnliche Biasformen untersucht, die Aussagekraft der wichtigsten Reviewergebnisse bestimmt, Empfehlungen klassifiziert und Zusammenfassungen der Evidenzlage erstellt, die die Anwendung der Evidenz in der tagtäglichen Patientenversorgung erleichtern sollen.

2.5.1 Aufspüren von Publikationsbias und ähnlichen Biasformen

Wie können Sie sicher sein, dass Ihr Review nicht durch Publikationsbias und ähnliche systematische Fehler beeinträchtigt ist? Nun, es ist zu hoffen, dass Sie systematisch vorgegangen sind, um nicht nur veröffentlichte, sondern auch unveröffentlichte Studien aufzuspüren (Schritt 2). Es ist auch zu hoffen, dass Sie Ihre Recherchen besonders darauf abgestellt haben, weniger gut zugängliche Studien zu erfassen, etwa durch Recherchen in mehreren Datenbanken und den Verzicht auf Sprachbeschränkungen bei der Studienidentifizierung. Und hoffentlich war Ihre Strategie ausreichend ausgeklügelt, um alle relevanten Studien (oder wenigstens eine unverzerrte Stichprobe der relevanten Literatur) zu erfassen. Wie gründlich auch immer Sie dabei vorgegangen sein mögen, es gibt keine Garantie für Vollständigkeit! Mit einer formalen Post-hoc-Bewertung lässt sich das Risiko für Publikationsbias und andere Biasformen aber zumindest teilweise abschätzen.

Ein einfaches, möglicherweise auch zu einfaches, aber häufig angewendetes Verfahren zum Aufspüren möglicher systematischer Fehler stützt sich auf die sog. Funnel-Plot-Analyse. Für eine aussagekräftige Analyse brauchen Sie eine genügend große Anzahl Studien, darunter einige mit hohen Patientenzahlen. Wie aus ◨ Tabelle 2.19 ersichtlich, handelt es sich beim Funnel-Plot um eine Punktwolke aus den individuellen Effekten eingeschlossener Studien, die gegen bestimmte Maßzahlen aus den Studiendaten (z. B. Studiengröße, Kehrwert der Varianz) aufgetragen werden. Wenn Sie in Ihren Review sämtliche, jemals durchgeführten Studien einschließen, sollte die Verteilung der Datenpunkte in der Abbildung einer Trichterform

Publikationsbias kann auftreten, wenn unabhängig von der Studienqualität zwischen der Publikationswahrscheinlichkeit von Studien (und damit der Zugänglichkeit für den Reviewer) und der statistischen Signifikanz ihrer Ergebnisse ein Zusammenhang besteht.

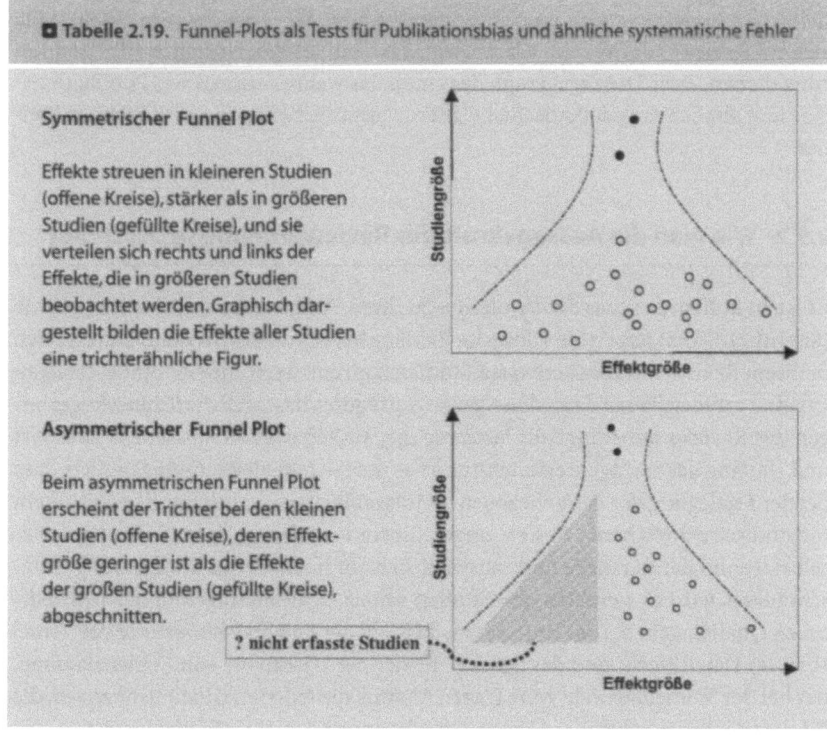

◨ **Tabelle 2.19.** Funnel-Plots als Tests für Publikationsbias und ähnliche systematische Fehler

Symmetrischer Funnel Plot

Effekte streuen in kleineren Studien (offene Kreise), stärker als in größeren Studien (gefüllte Kreise), und sie verteilen sich rechts und links der Effekte, die in größeren Studien beobachtet werden. Graphisch dargestellt bilden die Effekte aller Studien eine trichterähnliche Figur.

Asymmetrischer Funnel Plot

Beim asymmetrischen Funnel Plot erscheint der Trichter bei den kleinen Studien (offene Kreise), deren Effektgröße geringer ist als die Effekte der großen Studien (gefüllte Kreise), abgeschnitten.

Varianz ist ein statistisches Maß für die Streuung von Werten, gemessen als Abweichung der individuellen Beobachtungen vom Mittelwert. Häufig wird der **Kehrwert der Varianz** beobachteter Einzelwirkungen benutzt, um Studien in statistischen Analysen, die in systematischen Reviews durchgeführt werden, zu gewichten, z.B. Meta-Analyse, Meta-Regression und Funnel-Plot-Analyse.

gleichen. Repräsentiert die y-Achse die Studiengröße (oder den Kehrwert der Varianz) wie in ◘ Tabelle 2.19, ergibt sich ein umgekehrter Trichter. Die Trichterform kommt dadurch zustande, dass die Effekte in kleineren Studien stärker streuen als die Effekte in größeren Studien. In diesem Fall spricht man von einem symmetrischen Trichter, der die Aussage stützt, dass Publikationsbias und ähnliche systematische Fehler in Ihrem Review eher unwahrscheinlich sind. Ist der Trichter an einer Seite abgeschnitten, fehlen in Ihrem Review womöglich eine Reihe von Studien. Normalerweise handelt es sich bei den fehlenden Studien um Untersuchungen mit geringer Patientenzahl, in denen andere (meist kleinere, manchmal aber auch größere) Effekte beobachtet wurden als in den größeren Studien Ihres Reviews. Dass das Fehlen solcher Studien ausschließlich zufallsbedingt sind, ist eher unwahrscheinlich. Das Resultat ist eine asymmetrische Trichterform, und nur einer von vielen ähnlich gelagerten Gründen dafür ist ein Publikationsbias. Weitere potenzielle Ursachen sind „Location Bias", „English Language Bias", „Database Bias" oder „Citation Bias", Bias aufgrund von Mehrfachpublikationen, mangelhafte methodische Qualität kleinerer Studien sowie klinische Heterogenität (z. B. kleine Studien an Hochrisikopopulationen), um nur einige wenige zu nennen. Aus welchem Grund auch immer der Trichter unvollständig erscheint, das Vertrauen in die Ergebnisse des Reviews wird dadurch in jedem Falle beeinträchtigt.

Es gibt eine Reihe statistischer Tests, mit denen abgeschätzt werden kann, ob die Asymmetrie des Funnel-Plots zufallsbedingt ist. Eine Beschreibung dieser Tests würde den Rahmen dieses Buches zwar sprengen, einige Hinweise zur Interpretation können bei der kritischen Bewertung von Reviews aber hilfreich sein. Die Form der Funnel-Plots ändert sich je nach Effektmaß und Studiengröße, und in vielen Fällen ergeben die verschiedenen statistischen Tests für Asymmetrie keine einheitlichen Ergebnisse. Um eine Überinterpretation der Daten zu vermeiden, sollte sich ein Reviewer darüber im Klaren sein, dass Funnel-Plots lediglich zur Orientierung dienen. Zum Trost sei gesagt, dass man das wahre Ausmaß von Publikationsbias und ähnlichen systematischen Fehlern vermutlich nie ganz wird erfassen können.

2.5.2 Wie man die Aussagekraft der Reviewergebnisse bestimmt

Es ist zu hoffen, dass das *Studiendesign* zu Ihren Studienauswahlkriterien gehörte (Schritt 2). Damit haben Sie schwache Evidenz bereits aussortiert und können sich in Ihrem Review von vornherein auf Studien konzentrieren, die ein Mindestmaß an Qualität erfüllen. Wozu dann diese ganze Aufregung, dass sich die Schlussfolgerungen des Reviews unbedingt auf hochwertige Studien stützen müssen? Je nach Art und Umfang der verfügbaren Literatur ist es in vielen Reviews unumgänglich, dass bei der Festlegung der *design*bezogenen Auswahlkriterien auch Studien mit einem methodisch schwächeren *Design* eingeschlossen werden müssen (Schritt 2). Aber selbst wenn Literatursuche und -auswahl sich auf hochwertige *Studiendesigns* beschränken, wird es zwischen den Studien immer Schwankungen in der methodischen Qualität geben. Dies liegt daran, dass bei der Qualitätsbewertung der Teufel eben im Detail steckt und das „grobe" Raster der Hierarchie von Evidenzklassen, das bei der Studienauswahl zum Tragen kommt, die feineren Qualitätsnuancen, die für die Glaubwürdigkeit der Ergebnisse relevant sind, nicht erfassen kann.

Hoffentlich haben Sie detaillierte Bewertungen der Studienqualität durchgeführt und dabei eventuelle Qualitätsunterschiede zwischen den Studien aufgedeckt (Schritt 3). Wenn Sie bei der Synthese der Studiendaten nach Heterogenität und ihren Ursachen suchen, sollten Sie auch untersuchen, ob ein Zusammenhang zwischen Qualität und Effektschätzung besteht (Schritt 4). Es geht bei der ganzen Diskussion um Studienqualität und Schlussfolgerungen des Reviews letztendlich darum, dass wir dem Gesamteffekt nicht trauen können, wenn wir unterschiedliche Einzeleffekte in Studien unterschiedlicher Qualität beobachten. Wenn hochwertige Studien zu konservativeren Effektschätzungen kommen, dann müssten auch Sie Ihre Schlussfolgerungen konservativ und zurückhaltend formulieren.

In diesem Abschnitt wollen wir die knappe Darstellung zur methodischen Heterogenität in Schritt 4 noch etwas weiter ausführen. Durch die tabellarische Darstellung von Studienqualität und Effektdaten sollten Sie sich bereits einen Überblick über einen möglichen Zusammenhang zwischen den beiden Komponenten verschafft haben. Wenn Sie in Ihren Review Studien unterschiedlichen *Designs* integrieren, sollten Sie die Studien in der Tabelle entsprechend ihrem *Design* in Subgruppen darstellen. Wurden in einer solchen Situation fälschlicherweise die unterschiedlichen *Designs* in einer Meta-Analyse zusammengefasst, besteht die Gefahr, dass sich aufgrund der unzulässigen Gewichtung von qualitativ schlechteren Studien verzerrte Gesamteffekte ergeben. Eine Meta-Analyse sollte nur für Untergruppen von Studien mit demselben *Design* in Betracht gezogen werden; und die Schlussfolgerungen Ihres Reviews sollten sich auf Effekte stützen, die aus hochwertigen Studien stammen. Wie in ◧ Tabelle 2.20 illustriert, werden wir mitunter feststellen können, dass es im Gegensatz zu Studien mit schwächerem *Design* in hochwertigen Studien keinen Zusammenhang zwischen *Exposition* und *Endpunkt* gibt. Und selbst wenn ein Review mit Studien eines einzigen *Designs* arbeitet, können sich abhängig vom Qualitätsniveau noch Unterschiede in den Effekten ergeben. Die Beziehung zwischen Qualität und Effekt kann, muss aber nicht, zu nachweisbarer Heterogenität führen. Wenn man z. B. die Effekte der einzelnen Studien entsprechend der Studienqualität in absteigender Reihenfolge in einem Forest-Plot aufträgt, lässt sich, wie in ◧ Tabelle 2.21 gezeigt, mit abnehmender Qualität eine Zunahme des Effektes beobachten.

Wir sollten die Beziehung zwischen Studienqualität und Effekten aber auch dann untersuchen, wenn sich mit statistischen Methoden keine Heterogenität nachweisen lässt, da sich die in qualitativ hochwertigen Studien beobachteten Effekte von denen in minderwertigen Studien unterscheiden können (◧ Tabelle 2.21). Wie man dabei vorgehen sollte, ist allerdings umstritten. Manche Experten befürworten die Durchführung einer Subgruppenanalyse, bei der die Studien nach ihrer Übereinstimmung mit individuellen Qualitätsmerkmalen stratifiziert werden. Ein solches Vorgehen hat jedoch den Nachteil, dass sich dadurch die Anzahl der Subgruppen erhöht (siehe Fallstudie 4). Dies wiederum birgt, wie in Schritt 4 erläutert, die Gefahr, dass fälschlicherweise der Eindruck entsteht, die Effekte seien statistisch signifikant. Zur Stratifizierung von Studien können alternativ auch Qualitätsscores verwendet werden, die sich aus den Qualitätsmerkmalen zusammensetzen. Solche Scoringsysteme sind in der Regel jedoch nicht besonders gut entwickelt (Schritt 3). Besteht zwischen Studien hinsichtlich ihrer Übereinstimmung (bzw. Nichtübereinstimmung) mit diversen Qualitätsmerkmalen eine gute Korrelation, kann es sinnvoll sein, sie in Untergruppen hoher und geringer Qualität einzuteilen und zwar auf

Die **Qualität** einer Studie ist abhängig von dem Grad, in dem *Design*, Durchführung und Analyse die Anfälligkeit der Studie für **Bias** minimiert.

Durch **Bias** kann der „wahre" Effekt einer *Intervention* oder *Exposition* entweder über- oder unterschätzt werden.

2

⊡ **Tabelle 2.20.** Das Studien*design* als Gradmesser für die Aussagekraft von Schlussfolgerungen: ein Beispiel

Freie Frage: Gibt es eine Beziehung zwischen der Einnahme von Benzodiazepinen während der Schwangerschaft und Missbildungen bei Neugeborenen? (*siehe auch Tabelle 2.2*)

Strukturierte Frage
- Die Population — Schwangere
- Die Exposition — Einnahme von Benzodiazepinen in der Frühschwangerschaft
  Vergleich: keine Einnahme
- Die Endpunkte — schwerwiegende Missbildungen bei Neugeborenen
- Das Studiendesign — Beobachtungsstudien mit Kohorten- und Fall-Kontroll-Design (*siehe Tabelle 2.4*)

Zusammenfassung der Evidenz
In der Gesamtanalyse wurde eine statistisch signifikante Heterogenität festgestellt. Die Gesamt-Odds-Ratio (OR) ergab einen Trend zu einer Assoziation zwischen der Einnahme von Benzodiazepinen und dem Risiko für schwerwiegende Missbildungen bei Neugeborenen. Wir verwenden in dieser Analyse die OR, weil Risiko und relatives Risiko in Studien mit Fall-Kontroll-*Design* nicht berechnet werden können.

Untersuchung zur Auswirkung des Studiendesigns auf die beobachteten Effekte

Nach Studiendesign stratifizierte Subgruppenanalyse

Der Zusammenhang zwischen einer Einnahme von Benzodiazepinen in der Schwangerschaft und Missbildungen bei Neugeborenen wird nur durch die Subgruppe der Fall-Kontroll-Studien gestützt (zwischen denen Heterogenität besteht). Verglichen mit Kohortenstudien haben diese ein schwächeres Design. In der Subgruppe der Studien mit Kohortendesign (ohne Heterogenität) lässt sich dieser Zusammenhang nicht nachweisen.

Hinweis: Im Vergleich zur Nicht-Exposition weisen OR-Werte >1,0 auf einen Zusammenhang zwischen Missbildungen und der Einnahme von Benzodiazepinen hin.

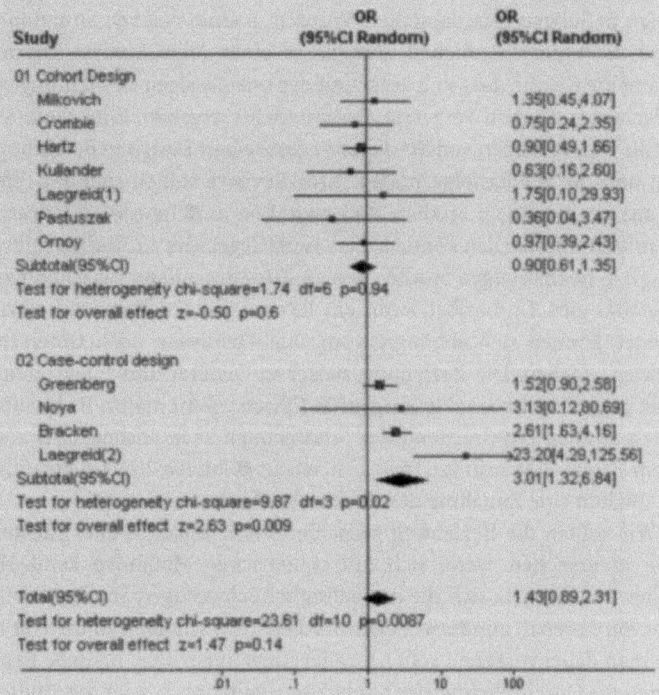

Study	OR (95%CI Random)	OR (95%CI Random)
01 Cohort Design		
Milkovich		1.35[0.45,4.07]
Crombie		0.75[0.24,2.35]
Hartz		0.90[0.49,1.66]
Kullander		0.63[0.16,2.60]
Laegreid(1)		1.75[0.10,29.93]
Pastuszak		0.36[0.04,3.47]
Ornoy		0.97[0.39,2.43]
Subtotal(95%CI)		0.90[0.61,1.35]
Test for heterogeneity chi-square=1.74 df=6 p=0.94		
Test for overall effect z=-0.50 p=0.6		
02 Case-control design		
Greenberg		1.52[0.90,2.58]
Noya		3.13[0.12,80.69]
Bracken		2.61[1.63,4.16]
Laegreid(2)		23.20[4.29,125.56]
Subtotal(95%CI)		3.01[1.32,6.84]
Test for heterogeneity chi-square=9.87 df=3 p=0.02		
Test for overall effect z=2.63 p=0.009		
Total(95%CI)		1.43[0.89,2.31]
Test for heterogeneity chi-square=23.61 df=10 p=0.0087		
Test for overall effect z=1.47 p=0.14		

.01 .1 1 10 100

Naive Schlussfolgerung ohne Berücksichtigung des *Studiendesigns*
Die Einnahme von Benzodiazepinen in der Schwangerschaft steht möglicherweise in Zusammenhang mit schweren Missbildungen bei Neugeborenen.

Schlussfolgerung unter Berücksichtigung des *Studiendesigns*
Die Einnahme von Benzodiazepinen in der Schwangerschaft steht *nicht* mit schweren Missbildungen bei Neugeborenen in Zusammenhang.

In Anlehnung an: *BMJ* 1998; **317:** 839–843
Zur Berechnung und graphischen Darstellung der Effekte wurde die RevMan-Software verwendet.
Zur Zusammenfassung von Effekten mittels Meta-Analysen siehe Tabelle 2.17.

◨ Tabelle 2.21. Die Studien*qualität* als Gradmesser für die Aussagekraft von Schlussfolgerungen: ein Beispiel

Freie Frage: Führt die Anti-Östrogen-Therapie bei ungewollt kinderlosen Paaren, bei denen die Ursache in einer männlichen Subfertilität begründet ist, zu einem Anstieg der Schwangerschaftsraten? (*siehe strukturierte Frage in Tabelle 2.13*)

Zusammenfassung der Evidenz (auf der Grundlage der Reviews von Tabelle 2.16 und 2.17)
In der Gesamtanalyse wurde keine statistisch signifikante Heterogenität festgestellt.
Das Gesamt-RR deutet auf einen Trend zu einer erhöhten Schwangerschaftsrate bei Paaren, die mit Anti-Östrogenen behandelt wurden.

Untersuchung zu den Auswirkungen der Studienqualität auf die beobachteten Effekte

Forest Plot – die Effekte sind entsprechend der Studienqualität in absteigender Reihenfolge aufgetragen*

In hochwertigen Studien besteht ein Trend zu einer negativen Wirkung der Behandlung. Mit abnehmender Qualität kehrt sich dieser Trend um, und es wird die Möglichkeit einer positiven Wirkung erkennbar.

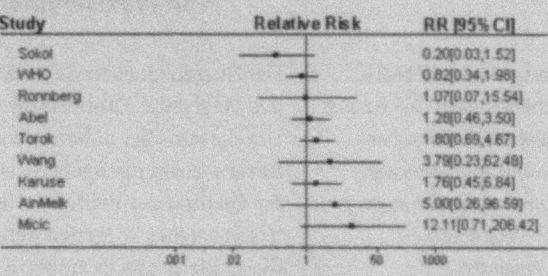

Subgruppenanalyse stratifiziert nach Qualität*

Der positive Trend der Gesamt-Meta-Analyse wird nur durch Studien minderwertiger Qualität gestützt. Hochwertige Studien deuten einen Trend zu einer negativen Wirkung an, d.h. unter der Therapie sinken die Schwangerschaftsraten.

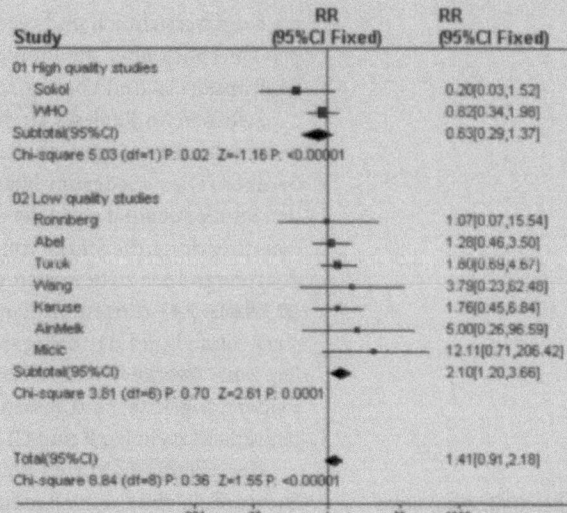

Hinweis: Im Vergleich zur Kontrolle deuten RR-Werte >1,0 auf eine positive Wirkung der Anti-Östrogentherapie hin.

*Für eine detaillierte Qualitätsbewertung einzelner Studien und ihrer Rangfolge siehe Tabelle 2.13.

Naive Schlussfolgerung ohne Berücksichtigung der Studienqualität
Bei ungewollt kinderlosen Paaren, bei denen die Ursache in einer männlichen Subfertilität begründet ist, scheint die Anti-Östrogen-Therapie tendenziell einen nützlichen Effekt aufzuweisen.

Schlussfolgerung unter Berücksichtigung der Studienqualität
Bei ungewollt kinderlosen Paaren, bei denen die Ursache in einer männlichen Subfertilität liegt, hat die Anti-Östrogen-Therapie *keinen* nützlichen Effekt.

In Anlehnung an: *Arch Intern Med 1996;156:661–666*
Zur Berechnung der Effekte und zur Erstellung der Graphiken wurde die RevMan-Software verwendet.
Für eine detaillierte Beschreibung der Qualität siehe Tabelle 2.13.
Für einen Forest-Plot, bei dem die Studien nach dem Publikationsjahr sortiert sind, siehe Tabelle 2.16.
Für eine Zusammenfassung der Effekte anhand einer Meta-Analyse siehe Tabelle 2.17.

2

der Grundlage ihrer Übereinstimmung mit der Mehrzahl der Qualitätsmerkmale
(■ Tabelle 2.21). Ein solches Vorgehen verringert die Anzahl der Untergruppenanalysen und minimiert das Risiko, dass fälschlicherweise Ergebnisse gefunden werden,
die gar nicht existieren. Es ist zu hoffen, dass wir mit Hilfe des hier vorgestellten ana-
lytischen Vorgehens die Beschränkungen erkennen, denen die Schlussfolgerungen
unseres Reviews aufgrund der Qualität unserer Evidenz unterliegen.

2.5.3 Fallstricke bei der Einstufung von Praxisempfehlungen

Evidenzbasierte Medizin (EbM) ist
der gewissenhafte, ausdrückliche und
abwägende Gebrauch der gegenwärtig besten wissenschaftlichen
Evidenz für Entscheidungen in der
medizinischen Versorgung
individueller Patienten.

Der Nutzen eines Reviews lässt sich nachhaltig steigern, wenn er dem praktizierenden Arzt eine Quintessenz mit Darlegung der Evidenzbasis an die Hand gibt.
Um diesem Ziel näher zu kommen, lassen sich aus der Studienlage, die in einem
Review zusammengefasst ist, Abstufungen für Praxisempfehlungen ableiten, die
die Qualität der Evidenz reflektieren. Bei Leitlinien zur medizinischen Versorgung
ist ein solches Vorgehen bereits weit verbreitet. Die Vorschläge, wie man am besten
die Evidenz aus Reviews in klassifizierte Empfehlungen umsetzen soll, sind z. Z.
noch unübersichtlich und verwirrend. In diesem Abschnitt wollen wir einen knap-
pen Überblick über die Probleme geben, mit denen man bei diesen Bewertungen
konfrontiert ist und Lösungsstrategien anbieten.

Selbst wenn Reviews streng methodisch durchgeführt werden, ist es wichtig,
nochmals abzugrenzen, ob die Empfehlungen auf starker oder schwacher Evidenz
beruhen. Dies wiederum hängt von mehreren Faktoren wie etwa *Studiendesign*
und Studienqualität ab. In der evidenzbasierten Medizin wird schon seit langem der
Ansatz verfolgt, die Stärke von Empfehlungen anhand von Evidenzstufen oder Evi-
denzhierarchien zu bewerten, die sich vornehmlich auf individuelle *Studiendesigns*
(■ Tabelle 2.4) stützen. Anhand eines solchen Ansatzes lässt sich die Evidenz als
stark (Stufe I und II), mäßig stark (Stufe II und III) oder schwach (Stufe IV) einteilen. Zum Zwecke der Klassifizierung von Empfehlungen, die aus der verfügbaren
Evidenz abgeleitet sind, lassen sich die Evidenzstufen (römische Ziffern) in alpha-
betische Klassen (A, B und C) überführen (siehe ■ Tabelle 2.22).

Der wichtigste Vorteil dieses Systems ist seine Einfachheit. Man sollte einen
Sachverhalt, ohne seine Bedeutung zu verdrehen, „so einfach wie möglich darstellen, aber nicht einfacher!" Zu einfach und vermutlich sogar naiv wäre es, Empfehlungen allein auf der Grundlage des *Studiendesigns* in die drei Klassen A, B und C
einzustufen (■ Tabelle 2.22). Bei der Einstufung von Empfehlungen in Empfehlungsklassen bleibt die Genauigkeit des Effekts unberücksichtigt, um nur eine
Schwachstelle eines solchen Ansatzes zu nennen. Je größer die Stichprobe, desto genauer ist die Schätzung des Effekts, desto enger ist also das Konfidenzintervall des
Punktschätzers, und desto eher kann der Reviewer eine aussagekräftige Empfehlung
formulieren. Und wenn die beobachteten Effekte sehr groß sind, können selbst
mittelschwere systematische Fehler solche Wirkungen nicht aufheben. Obwohl das
ABC-Klassifizierungsschema im Laufe der Jahre auf vielerlei Weise verfeinert wurde, wird das vereinfachte Schema immer noch ausgiebig angewendet. Daher aufge-
passt! Es kann Sie in die Irre führen.

Die **Genauigkeit (Präzision) eines**
Effekts bezieht sich auf den Grad
der zufallsbedingten Unsicherheit
des Effektmaßes.

Das **Konfidenzintervall** beschreibt
die Genauigkeit, d.h. den Bereich,
in dem mit einer gewissen Wahrscheinlichkeit der „wahre" Wert
der Effektgröße erwartet werden
kann. Unter Ungenauigkeit versteht
man die zufallsbedingte, nicht
auf Bias beruhende Unsicherheit.

◻ Tabelle 2.22. Klassifizierung von Empfehlungen für die Praxis auf der Grundlage eines Reviews zur Wirksamkeit von Interventionen

Einfache Methode zur Einteilung von Empfehlungen in Empfehlungsklassen

Dieses gebräuchliche Verfahren stützt sich auf die Qualität des *Studiendesigns* und den daraus resultierenden Evidenzklassen (Tabelle 2.4). Differenzierte und detaillierte Qualitätsbewertungen fehlen, denn dieses System berücksichtigt weder die studienübergreifende Konsistenz der Ergebnisse noch die Präzision der Effekte.

Grad	Studiendesign*	Evidenzklasse*	Qualität+	Heterogenität$	Präzision$
A	experimentelle Studie	I, II	hoch	konsistent	genau
B	Beobachtungsstudie	II, III	oder	oder	oder
C	Expertenmeinung	IV	niedrig	inkonsistent	ungenau

Vorschlag für ein differenzierteres Verfahren zur Klassifizierung von Empfehlungen

Diese Methode, bei der alle verfügbaren Informationen systematisch ausgewertet werden, berücksichtigt zunächst, wie auch oben beschrieben, das *Studiendesign* und die entsprechenden Evidenzklassen (Tabelle 2.4). Die Klassifizierung wird dann aber anhand detaillierter Qualitätsbewertungen, der studienübergreifenden Konsistenz der Ergebnisse und der Präzision der Effekte verfeinert.

Grad	Studiendesign*	Evidenzklasse*	Qualität+	Heterogenität$	Präzision$
A+	experimentelle Studie, randomisiert	I	hoch	konsistent	genau
A–	experimentelle Studie, randomisiert	I	hoch	konsistent	ungenau
			hoch	inkonsistent	genau
			niedrig	konsistent	genau
A– –	experimentelle Studie, randomisiert	I	niedrig	konsistent	ungenau
			niedrig	inkonsistent	genau
A– – –	experimentelle Studie, randomisiert	I	niedrig	inkonsistent	ungenau
B+	experimentelle Studie, nicht-randomisiert	II	hoch	konsistent	genau
	kontrollierte Beobachtungsstudie	II	hoch	konsistent	genau
B–	experimentelle Studie	II	hoch	konsistent	genau
			hoch/niedrig	konsistent	ungenau
			hoch/niedrig	inkonsistent	genau
	kontrollierte Beobachtungsstudie	II	hoch/niedrig	konsistent	ungenau
			hoch	inkonsistent	genau
B– –	experimentelle Studie, nicht-randomisiert	II	hoch/niedrig	inkonsistent	ungenau
	kontrollierte Beobachtungsstudie	II	hoch	inkonsistent	ungenau
B– – –	kontrollierte Beobachtungsstudie	II	niedrig	inkonsistent	ungenau
	unkontrollierte Beobachtungsstudie	III	–	–	–
C	Fallberichte pathophysiologische Studien	IV	–	–	–

siehe Tabelle 2.4 zu Studiendesignhierarchien und Evidenzklassen
+ *auf der Grundlage der differenzierten und detaillierten Qualitätsbewertungen aus Schritt 3*
$ *auf der Grundlage der in Schritt 4 vorgestellten Analysen*

Was uns als praktizierende Ärzte wirklich interessiert, ist, wie glaubwürdig die Empfehlungen in Reviews sind. Die meisten Menschen verstehen unter Glaubwürdigkeit, wie stark eine Argumentation dazu bewegen kann, neue Auffassungen zu entwickeln, bestehende Auffassungen zu bestätigen oder zu ändern. Wer Reviewergebnisse umsetzen oder anwenden will, möchte sichergehen, dass die Empfehlungen in absehbarer Zukunft nicht plötzlich in ihr Gegenteil verkehrt werden. Deshalb sollte das Klassifizierungsschema Faktoren berücksichtigen, die solchen Empfehlungen Dauerhaftigkeit verleihen. Ein entscheidender Faktor bei der Abschätzung der Glaubwürdigkeit der Evidenz und der daraus abgeleiteten Empfehlungen ist natürlich die Qualität des *Studiendesigns*; aber dies ist nicht der einzige Faktor und zudem nur ein grober Validitätsmarker (Schritt 3). Reviews, die das *Studiendesign* in ihren Auswahlkriterien nicht berücksichtigen, um so ein Mindestmaß an Studienqualität zu gewährleisten, können nur sehr begrenzt dazu inspirieren, neue Überzeugungen zu entwickeln. Die Güte des *Studiendesigns* bildet somit die Grundlage für die Klassifizierung von Empfehlungen. Und genau das sollte es auch sein: eine Grundlage, nicht mehr und nicht weniger. Auf dieser Grundlage können wir den weiteren Klassifizierungsprozess aufbauen. Ein guter Reviewer tut in den meisten Fällen viel mehr, als nur das *Studiendesign* zu erfassen. Er führt differenzierte und detaillierte Bewertungen der Studienqualität durch (Schritt 3). Er untersucht Heterogenität und die Gründe dafür (Schritt 4). Er verbessert die Genauigkeit individueller Effekte, indem er eine Meta-Analyse durchführt (Schritt 4) und untersucht den Zusammenhang zwischen Studienqualität und Effektschätzung (Schritt 5). Warum sollte man all diese Informationen also nicht zur Klassifizierung von Empfehlungen heranziehen? Auf diese Weise können Empfehlungen beträchtlich an Glaubwürdigkeit gewinnen.

◨ Tabelle 2.22 beschreibt einen Ansatz, der bei der Klassifizierung von Empfehlungen mehr als nur das *Studiendesign* berücksichtigt. Sie werden aber bald feststellen, dass dieses Vorgehen doch nicht so einfach ist, denn es schließt nicht nur die Anwendung objektiver Kriterien ein, sondern auch subjektive Interpretationen:

- Welche Qualitätsstufe müssen die Studien haben, damit ihre Ergebnisse valide sind?
- Wie konsistent müssen die in den verschiedenen Studien beobachteten Effekte sein, um als homogen zu gelten?
- Wie groß muss ein Effekt sein, um als klinisch relevant gelten zu können?
- Wie eng müssen Konfidenzintervalle sein, um ausreichend genau zu sein?

Zuweilen liegen die Antworten auf der Hand. In Fallstudie 3 ist aufgrund der Auswahlkriterien sichergestellt, dass die Studien hinsichtlich ihres *Designs* mindestens Qualitätsstufe I und II erfüllen. Aber Empfehlungen in Klasse A oder B einzustufen, wäre zu einfach. Dies liegt daran, dass die meisten Studien Evidenz der Klasse II und nicht der Klasse I liefern. Und selbst wenn Evidenz der Klasse I vorhanden ist, erweist sie sich bei genauerer Bewertung als qualitativ schwach. Die Studien sind zu heterogen, als dass man sie in einer Meta-Analyse sinnvoll zusammenfassen könnte, und die individuellen Effekte sind ungenau. Für die Mehrzahl der Studien ergäbe sich nach unserem Klassifizierungsschema die Empfehlungsklasse B-, was schwerlich als nennenswerte Verbesserung gegenüber Klasse C gelten kann. Es braucht wohl nicht extra erwähnt zu werden, dass diese Evidenz kaum stark genug ist, um Auffassungen zu ändern oder zu untermauern. Die Glaubwürdigkeit der

Evidenz ist uns so wichtig, dass wir trotz eines robusten systematischen Reviews bei der Auflösung des Szenarios in Fallstudie 3 keine Empfehlungen für die Praxis aussprechen können. Wir raten dem Leser daher lediglich, seinen gesunden Menschenverstand anzuwenden, und weisen auf zukünftigen Forschungsbedarf hin.

Ein weiteres häufig auftretendes Problem bei der Abstufung von Empfehlungen betrifft die Verwendung desselben Klassifizierungsschemas für unterschiedliche Arten von klinischen Fragen. Die Art, wie wir Patienten untersuchen, um eine Diagnose zu stellen, unterscheidet sich aber von der Art und Weise, wie wir über den Einsatz einer Therapie entscheiden. Diagnostische und therapeutische Fragestellungen verlangen also unterschiedliche Studiendesigns. So lassen sich beispielsweise Fragen zu Prognose, Nebenwirkungen, Kosteneffektivität (Effizienz) usw. nicht alle durch randomisierte, kontrollierte Studien beantworten. Empfehlungen zu diesen Problembereichen erfordern ein anderes Klassifikationsschema. Reviewer und praktizierende Ärzte sind sich dieses Unterschieds jedoch nicht immer bewusst und verwenden für die Klassifizierung therapeutischer, diagnostischer oder auch anderer Arten von Evidenz häufig dieselben Kriterien.

Bei einer Definition von Empfehlungsklassen, bei der alle Arten von Evidenz über einen Kamm geschert werden, wird in dem Bestreben nach Vereinfachung auf alle Fälle über das Ziel hinaus geschossen.

2.5.4 Wie man die Reviewergebnisse klinisch umsetzt

Jetzt ist es Zeit, zum Abschluss zu kommen. Sie haben eine gründliche Literaturrecherche durchgeführt und nach Publikationsbias und ähnlichen systematischen Fehlern gesucht (◘ Tabelle 2.19). Sie haben untersucht, ob Studien mit bestimmten *Populations-* und *Interventions*merkmalen (wie etwa Schweregrad der Erkrankung, Studienumgebung, Behandlungsintensität bzw. Therapiezeitpunkt etc.) mit einer höheren oder geringeren Effektgröße assoziiert sind (◘ Tabelle 2.18). Sie haben die Qualität der in den Review eingeschlossenen Studien und ihre Auswirkungen auf die Aussagekraft Ihrer Schlussfolgerungen überprüft (◘ Tabellen 2.20 und 2.21). Damit wissen Sie bereits, ob Sie dem Review genügend Glauben schenken dürfen, und haben auch eine gute Vorstellung von der Größe und vom Ausmaß der erwarteten positiven oder negativen Effekte (oder anderer *Endpunkte*) in bestimmten *Populations*gruppen entwickelt. Wenn man der Evidenz im Review nicht trauen kann, wie etwa in Fallstudie 3, wo Bedenken hinsichtlich Studienqualität und Genauigkeit der Effekte bestehen, lassen sich keine aussagekräftigen Handlungsempfehlungen für die Praxis entwickeln. Ist die Evidenz des Reviews dagegen glaubwürdig, müssen Sie nun noch ein wenig Arbeit investieren, bevor Sie auch Praxisempfehlungen formulieren können.

Wie lässt sich die Bedeutung der Reviewergebnisse für die Praxis erfassen? Die Effekte wurden als relative Größen berechnet [z. B. relatives Risiko (RR) oder Odds Ratio (OR)], wie in ◘ Tabelle 2.15 vorgeschlagen. Obwohl sich diese relativen Effektmaße bei der Bewertung der Effektstärke (und bei der Durchführung von Meta-Analysen) bewährt haben, benötigen wir die absolute Effektgröße des Behandlungsnutzens, angepasst an die Ausgangsrisiken in den einzelnen spezifischen *Populations*gruppen, um beurteilen zu können, ob eine *Intervention* nützlich ist. Damit lässt sich ihre klinische Relevanz und das mögliche Ausmaß ihrer Auswirkun-

2

Die **Number-Needed-to-Treat** gibt die Anzahl der Patienten an, die behandelt werden müssen, um ein unerwünschtes Ereignis zu verhindern.

Das **Ausgangsrisiko** ist definiert als das Risiko für einen *Endpunkt* in einer *Population* ohne *Intervention*. Es bezieht sich auf den Schweregrad der zugrunde liegenden Erkrankung sowie auf die prognostischen Faktoren. Das Ausgangsrisiko ist wichtig für die Bestimmung der Personen, die von der *Intervention* am meisten profitieren.

Als **Prognose** bezeichnet man den wahrscheinlichen Verlauf oder den wahrscheinlichen Endpunkt einer Erkrankung. Zu den Prognosefaktoren zählen Patienten- oder Krankheitscharakteristika, die den Krankheitsverlauf beeinflussen. Eine günstige Prognose ist mit einer niedrigen Rate und eine ungünstige Prognose mit einer hohen Rate unerwünschter Endpunkte assoziiert.

gen begreifen. Der absolute Effekt lässt sich als Risikodifferenz (RD) ausdrücken. Dabei handelt es sich um einen Bruch und nicht um eine ganze Zahl. Das menschliche Durchschnittshirn kann nur mit natürlichen Häufigkeiten oder ganzen Zahlen gut umgehen. Der Kehrwert der RD verwandelt einen Bruch in eine ganze Zahl, die sog. Number-Needed-to-Treat (NNT). Dieser einfache Ansatz ist aber nur im Umgang mit Daten aus Einzelstudien von Nutzen. Wenn es um relative Gesamteffektmaße aus Reviews geht, gestaltet sich die Berechnung der NNT etwas komplizierter. Wir werden darauf in ◘ Tabelle 2.23 zurückkommen, zuvor wollen wir jedoch ein paar Vorzüge der NNT unter die Lupe nehmen.

Im Gesundheitswesen sind Entscheidungsprozesse von vielerlei Faktoren beeinflusst. Die Effektgröße und ihre statistische Signifikanz in einer Meta-Analyse stellen nur einen Teil der benötigten Informationen dar.

Wenn wir beispielsweise den Gesamteffekt interpretieren und dabei das Risiko unseres Patienten für einen *Endpunkt* ohne Behandlung einbeziehen, entscheiden wir uns bei Patienten mit niedrigem Risiko womöglich dafür, die *Intervention* nicht anzuwenden, da nach unserer Auffassung (oder der unseres Patienten) der Nutzen der Behandlung durch die behandlungsbedingte Morbidität sowie die Kosten aufgewogen werden. Also wenden wir die Therapie möglicherweise nur bei Hochrisikopatienten an. Relative Effektmaße haben trotz unterschiedlichem Ausgangsrisiko in der Regel eine konstante Größe. Für Therapieentscheidungen bei individuellen Patienten sind sie daher nicht aufschlussreich genug. Im Gegensatz dazu reagiert die NNT auf sich ändernde Ausgangsrisiken und ermöglicht es uns, den Nutzen von *Interventionen* zu individualisieren. Je größer die NNT, desto höher ist die Anzahl der Patienten, die ein Arzt behandeln muss, damit 1 Patient von der Behandlung profitiert. Entsprechend sinkt seine Überzeugung, die Therapie zu empfehlen, und die Neigung der Patienten, diese Therapie zu akzeptieren. Sehr häufig ist die NNT bei Patienten mit höherem Ausgangsrisiko (d. h. mit einer schlechteren Prognose) niedriger als bei Patienten mit geringerem Risiko (d. h. einer guten Prognose). Je kleiner die NNT, desto geringer ist die Anzahl der Patienten, die behandelt werden müssen, um bei 1 Patienten einen Nutzen zu erzielen, desto eher wird ein Arzt die Therapie empfehlen, und desto bereitwilliger werden sich seine Patienten behandeln lassen.

Wenden wir uns nun der Frage zu, wie sich NNTs aus relativen Gesamteffekten, die wir aus Reviews erhalten, berechnen lassen. Eine Vorbedingung ist, dass die relativen Effekte in Studien mit variierendem Ausgangsrisiko tatsächlich konsistent sind. Empirische Evidenz legt nahe, dass sich das Gesamt-RR aus einer Meta-Analyse, in der ein Random-Effects-Modell verwendet wurde, über unterschiedliche Ausgangsrisiken hinweg einigermaßen konstant verhält. Dasselbe trifft auch auf die Gesamt-OR zu. Wollen Sie überprüfen, inwieweit dieses Phänomen auch in Ihrem Review auftritt, können Sie mit den eingeschlossenen Studien eine Subgruppen-Meta-Analyse durchführen, nachdem Sie die Patienten nach prognostischen Faktoren stratifiziert haben. (Entsprechende Angaben werden allerdings nicht von allen Primärstudien zur Verfügung gestellt). Ergibt eine solche Analyse, dass die relativen Effekte konstant sind, können Sie diese benutzen, um NNTs, wie in ◘ Tabelle 2.23. gezeigt, zu berechnen. Dazu sind natürlich Informationen über den klinischen Zustand und die Prognose Ihres Patienten erforderlich, was Sie unter Umständen dazu zwingen wird, auf Evidenz zurückzugreifen, die nicht von Ihrem Review bereitgestellt wird.

◘ **Tabelle 2.23.** Beispiel für die Anpassung von Gesamteffekten aus Reviews auf die Versorgung individueller Patienten

---

Freie Frage: Verhindert die Aspiringabe in der frühen Phase der Schwangerschaft ein Auftreten hypertensiver Erkrankungen in späteren Phasen?

Strukturierte Frage

➖ Die Population:	Frauen in der Frühschwangerschaft
➖ Die Interventionen	niedrigdosiertes Aspirin
	Vergleich: Placebo oder Nichtbehandlung
➖ Die Endpunkte	hypertensive Erkrankungen in der Spätschwangerschaft
➖ Das Studiendesign	experimentelle Studien (*siehe Tabelle 2.4*)

Zusammenfassung der Evidenz zur Wirksamkeit von Aspirin
(in Anlehnung an *BMJ* 2001; **322**:329–333)

Es gab 32 relevante Studien. Aspirin verhinderte das Auftreten hypertensiver Erkrankungen in der Schwangerschaft mit einem Gesamt-RR von 0,85 (95%-Konfidenzintervall 0,78 bis 0,92). (RR–Werte < 1,0 zeigen einen Nutzen der Aspirinbehandlung im Vergleich zur Kontrolle an)

Untersuchung, ob durch die Aspiringabe in den verschiedenen Risikogruppen unterschiedliche relative Effekte auftreten

Subgruppenanalyse stratifiziert nach Risikogruppen
Der Vergleich klinisch definierter Schwangerengruppen mit mittlerem und hohem Risiko ergab, dass die relative Wirksamkeit von Aspirin zur Prävention hypertensiver Erkrankungen über die Subgruppen hinweg konstant war.

Individualisierung der Aspirinprophylaxe in verschiedenen Risikogruppen in der Frühschwangerschaft

Die Anzahl der Frauen, die mit Aspirin behandelt werden muss, um 1 Episode schwangerschaftsinduzierter Hypertonie zu verhindern (NNT), lässt sich für verschiedene Risikogruppen berechnen, die nach klinischer Anamnese sowie den Ergebnissen der Doppler-Untersuchungen stratifiziert wurden. Bei den berechneten NNT-Werten tendiert man dazu, Doppler-positive Frauen zu behandeln und Doppler-negative Frauen nicht zu therapieren. Dies kann bei der Entscheidungsfindung helfen.

Risikogruppe	Ausgangsrisiko*	NNT+
klinische Anamnese: hohes Risiko		
Doppler-positiv	23,5 %	29
Doppler-negativ	7,8 %	86
klinische Anamnese: mittleres Risiko		
Doppler-positiv	18,8 %	36
Doppler-negativ	2,5 %	267

* basiert auf einem Review zur diagnostischen Genauigkeit des Doppler-Tests zur Vorhersage der schwangerschaftsinduzierten Hypertonie, *BJOG* 2000;**107**:196–208
+ berechnet anhand folgender Formel:
NNT = 1 / [BR x (1-RR)], wobei BR = Ausgangsrisiko (baseline risk) und RR = 0,85.
Wird der Gesamteffekt als Odds Ratio (OR) dargestellt, dann benötigen Sie folgende Formel:
NNT = [(1 –BR) + (OR x BR)] / [BR x (1-OR) x (1-BR)]

Wenn man z. B. die Schwankungen der NNTs in den unterschiedlichen Risikogruppen (wie in ◘ Tabelle 2.23. dargestellt) berücksichtigt, würden wir möglicherweise entscheiden, Doppler-positive Frauen zu behandeln und Doppler-negative Frauen, die zu einer Gruppe mit klinisch moderatem Risiko gehören, nicht zu behandeln. In den Fallstudien und den Beispielen dieses Buches war die Interpretation der Evidenz immer an ganz spezifische Szenarien gekoppelt. In einem anderen Kontext kann eine abgewogene Interpretation der Ergebnisse zu anderen Schlussfolgerungen und Auflösungen der Szenarien führen.

> **Übersicht**
>
> **Zusammenfassung von Schritt 5: Ergebnisse interpretieren**
>
> — **Eckpunkte für die Bewertung von Reviews**
>   — Wie glaubwürdig oder zuverlässig ist die Evidenz?
>   — Wenn die Evidenz im Review zuverlässig ist, welche Bedeutung kommt ihr dann für die klinische Praxis zu?
>   — Spiegeln sich die Stärken und Schwächen der Evidenz in den Empfehlungen wider?
>   — Auch wenn in dem Artikel Angaben für eine sorgfältige Interpretation fehlen, lassen sich anhand der Anleitungen in Schritt 5 eigene klinisch bedeutsame Folgerungen ableiten?
>
> — **Eckpunkte bei der Durchführung von Reviews**
>   — Stellen Sie sicher, dass die Eckpunkte bei der Bewertung von Reviews, die am Ende der vier Schritte aufgelistet sind, erfüllt sind.
>   — Falls möglich, sollten Sie eine Funnel-Plot-Analyse durchführen, um das Risiko für Publikationsbias und ähnliche systematische Fehler zu explorieren.
>   — Untersuchungen zur methodischen Heterogenität helfen Ihnen bei der Beurteilung, ob die Gesamtzusammenfassung glaubwürdig ist; falls nicht, sollten die Effekte der hochwertigen Studien herangezogen werden, um die Schlussfolgerungen zu formulieren.
>   — Sämtliche Empfehlungen sollten nicht nur aufgrund des *Studiendesigns*, sondern unter Berücksichtigung aller Stärken und Schwächen der Evidenz klassifiziert werden.
>   — Halten Sie bei den einzelnen Studien Ausschau nach Abweichungen in den relativen Effekten und potenziellen Ursachen, vor allem dann, wenn sich die relativen Effekte in Abhängigkeit vom Risiko bzw. Schweregrad der Erkrankung ändern. Möglicherweise ist die *Intervention* nur in bestimmten klinischen Gruppen wirksam.
>   — Berechnen Sie die absoluten Effekte (Number-Needed-to-Treat, NNT) in Abhängigkeit vom Schweregrad der Erkrankung. So lassen sich die Effekte des Reviews an die Charakteristika Ihres Patienten anpassen.

Abschnitt B:
Fallstudien

3.1 **Fallstudie 1:**
Identifizierung und Bewertung systematischer Reviews – 80

3.1.1 Szenario: Medikamentöse Behandlung
einer beginnenden Schizophrenie – 80

3.1.2 Auflösung des Szenarios – 88

3.2 **Fallstudie 2:**
Review zu potenziellen Risiken
einer Public-Health-Maßnahme – 89

3.2.1 Szenario: Risiken der Trinkwasserfluoridierung – 89

3.2.2 Auflösung des Szenarios – 97

3.3 **Fallstudie 3:**
Review zur Wirksamkeit einer Therapie – 98

3.3.1 Szenario: Antimikrobielle Therapie
zur Behandlung chronischer Wunden – 98

3.3.2 Auflösung des Szenarios – 107

3.4 **Fallstudie 4:**
Reviews zur Testgenauigkeit – 108

3.4.1 Szenario: Ultraschall als bildgebender Test
bei postmenopausalen Frauen mit Vaginalblutung – 108

3.4.2 Auflösung des Szenarios – 119

3

In Abschnitt A haben wir zusammen mit Ihnen die Methodik entwickelt, wie systematische Reviews erstellt werden und an welchen Merkmalen sich hochwertige von schlecht durchgeführten Reviews unterscheiden. In Abschnitt B wollen wir die Anwendung der Theorie an konkreten Fallstudien illustrieren. Manche Leser ziehen es vor, sich zunächst mit der Methodik von Reviews zu beschäftigen und anschließend die Fallstudien zu lesen. Andere bearbeiten die Fallstudien vielleicht lieber parallel zu den zugehörigen methodischen Kapiteln von Abschnitt A. Der Aufbau des Buches erlaubt beide Optionen. Jeder Fall besteht aus einem klinischen Szenario, in dem Evidenz aus Reviews benötigt wird, aus einer beispielhaften Demonstration verschiedener methodischer Vorgehensweisen sowie einem Vorschlag zur Auflösung des Szenarios. Mit der Erarbeitung der einzelnen Schritte, den Beispielen und Fallstudien erhalten Sie dabei einen tieferen Einblick in die kritische Bewertung und Durchführung eines systematischen Reviews.

— Fallstudie 1: Identifizierung und Bewertung von Reviews
— Fallstudie 2: Erstellung eines Reviews über potenzielle Risiken einer Public-Health-Maßnahme
— Fallstudie 3: Erstellung eines Reviews zur Therapiewirksamkeit
— Fallstudie 4: Erstellung eines Reviews zur Testgenauigkeit

3.1   Fallstudie 1: Identifizierung und Bewertung systematischer Reviews

Welche Schritte muss man beim Auffinden der Bewertung und Anwendung von Reviews berücksichtigen?

Schritt 1
Die Reviewfragen formulieren
|
Schritt 2
Die relevante Literatur identifizieren
|
Schritt 3
Die Qualität der Literatur bewerten
|
Schritt 4
Die Evidenz zusammenfassen
|
Schritt 5
Die Ergebnisse interpretieren

Bei der Suche nach Evidenz, die wir im Praxisalltag benötigen, tun wir uns mit der Formulierung von Fragen zuweilen recht schwer. Oftmals hängt dies mit dem unterschiedlichen Fokus der Fragen zusammen, der entweder weiter oder enger gefasst sein kann. Das ist nicht weiter verwunderlich, denn häufig betrachten Ärzte ein klinisches Thema zunächst in einem größeren Zusammenhang, bevor sie ihre Perspektive einengen, um zu einer Entscheidung für einen speziellen Patienten oder ein spezielles Problem zu gelangen. Die Evidenz ist nicht immer auf diese Weise zusammengefasst. Heutzutage lassen sich zu vielen Problemen meist mehrere Reviews finden, und es ist wichtig, sich darüber im Klaren zu sein, dass sie sich hinsichtlich ihres Fokus unterscheiden können.

In dieser Fallstudie wollen wir die Vor- und Nachteile von breiter und enger konzipierten Fragen diskutieren und zeigen, wie man vorhandene Reviews identifiziert und bewertet. Dabei möchten wir eine Vorgehensweise entwickeln, mit der sich, wenn zum gleichen Thema mehrere Reviews existieren, die relevanten auswählen lassen. Um die Beschäftigung mit systematischen Reviews möglichst effizient zu gestalten, werden wir uns in der Fallstudie auf die Eckpunkte der Bewertung stützen, die in Abschnitt A am Ende eines jeden Schrittes zusammengefasst sind.

3.1.1   Szenario: Medikamentöse Behandlung einer beginnenden Schizophrenie

Sie sind Psychiater, und in Ihre Sprechstunde kommt eine 25-jährige Amateurgitarristin, bei der vor kurzem eine Schizophrenie diagnostiziert wurde. Bei dieser Krankheit leidet der Patient unter anderem an akustischen Halluzinationen (Stimmenhören) und Wahnvorstellungen (unerschütterlichen Überzeugungen, die im Widerspruch zum sozialen und kulturellen Hintergrund des Patienten stehen), sog. Positivsymptome. Ferner können sog. Negativsymptome wie etwa emotionale Starre, Antriebslosigkeit oder inkohärente Sprache und Gedanken auftreten.

Als Facharzt sind Ihnen die verschiedenen Therapieoptionen natürlich bekannt. Diese umfassen herkömmliche Medikamente wie Chlorpromazin und Haloperidol sowie eine ganze Reihe neuerer atypischer Neuroleptika. Die Wirkungen und Nebenwirkungen dieser Medikamente variieren. Die neuen Medikamente sind außerdem teurer. Angesichts dieser Unterschiede wollten Sie schon seit längerem die Literatur überprüfen, um festzustellen, ob Ihre derzeitige Verordnungspraxis noch mit der gegenwärtig besten Evidenz übereinstimmt. Dieser Fall gibt Ihnen Gelegenheit, sich auf den neuesten Stand zu bringen. Um sich über den aktuellen Stand zu Wirksamkeit und Nebenwirkungen von Neuroleptika zu informieren, entschließen Sie sich dazu, einige Übersichtsartikel zu lesen. Wenn Sie Ihre „Hausaufgaben" gemacht haben, werden Sie in einer guten Ausgangsposition sein: Sie können die verfügbaren Optionen abwägen und dabei die Wünsche und Vorstellungen Ihrer Patientin berücksichtigen. Gitarrespielen in ihrer Band ist ihr Ein und Alles. Sie sind sich also darüber im Klaren, dass Sie Therapien vermeiden müssen, die mit Bewegungsstörungen einhergehen, damit Ihre Patientin weiter ohne Einschränkungen in der Band spielen kann.

Schritt 1: Formulierung der Frage

Freie Frage. Wie wirksam sind die verschiedenen medikamentösen Therapien bei Erwachsenen mit neu aufgetretener Schizophrenie, und mit welchen Nebenwirkungen muß man rechnen?

Strukturierte Frage

Die *Populationen*	Erwachsene mit beginnender Schizophrenie (in dieser Fallstudie interessieren wir uns nicht für Patienten mit therapieresistenter Schizophrenie)
Die *Interventionen*	sowohl typische als auch atypische Neuroleptika
Die *Endpunkte*	Erwünschte Wirkungen: Linderung der Positiv- und Negativsymptomatik. Dazu gehören unter Umständen psychologische Tests über den globalen oder mentalen Zustand Ihres Patienten.
	Nebenwirkungen: Bewegungsstörungen und andere Nebenwirkungen wie Somnolenz
Das Studiendesign	Erwünschte Wirkungen: Review(s) experimenteller Studien zu Fragen der Therapiewirksamkeit
	Nebenwirkungen: Review(s) über experimentelle und Beobachtungsstudien zu Fragen der Arzneimittelsicherheit

Die oben formulierte Frage ist weit gefasst. Von den einzelnen Komponenten hat die Frage nach der *Population* einen klaren Fokus, die Fragen nach den *Interventionen* und *Endpunkten* sind dagegen breit angelegt, dasselbe gilt auch für die *Studiendesigns*. Dabei müssen wir die typischen wie auch die atypischen Neuroleptika (dazu gehören mehr als ein Dutzend medikamentöse Therapien), erwünschte Wirkungen und Nebenwirkungen und das *Design* – experimentelle Studien und Beob-

---

Effektivität bezeichnet das Ausmaß, in dem eine Intervention unter gewöhnlichen Alltagsbedingungen zu nützlichen Ergebnissen führt.

Unter **Nebenwirkungen** versteht man unerwünschte Ereignisse und schädliche Endpunkte, die im Zusammenhang mit Expositionen und Interventionen auftreten.

Fragekomponenten
Die *Population*: eine klinisch geeignete Patientenstichprobe

Die *Interventionen*: Vergleich der Gruppen mit und ohne Intervention

Die *Endpunkte*: Änderungen des Gesundheitszustands aufgrund der Intervention

Das *Studiendesign*: Vorgehensweisen zur Bewertung des Effekts von Interventionen

Effekt ist ein Maß für den Zusammenhang zwischen einer *Intervention* bzw. *Exposition* und einem *Endpunkt*.

achtungsstudien (◨ Tabelle 2.9) – berücksichtigen. Sie gehen davon aus, dass Sie eine ganze Reihe von Reviews mit einem engeren Fokus finden, in denen beispielsweise ein Medikament mit einem anderen verglichen wird, ohne dass dabei auf andere verfügbare Behandlungsoptionen eingegangen wird. Für Ihr Szenario würde sich diese Art Review aber nicht eignen. Denn Sie wollen alle verfügbaren Optionen in Betracht ziehen und für Ihre Patientin die Therapie mit dem optimalen Nutzen-Risiko-Verhältnis finden.

Schritt 2: Auffinden relevanter Reviews

In den vergangenen Jahren ist die Anzahl von Reviews exponentiell gestiegen. Bei der Suche nach Reviews zur Unterstützung Ihrer ärztlichen Tätigkeit werden Sie gelegentlich damit konfrontiert, dass es zu dem Thema, das Sie interessiert, zahlreiche Reviews gibt, die die Ergebnisse mehrerer Studien zusammentragen. Einerseits mögen Sie davon zwar begeistert sein, andererseits stellt die Vielfalt der Reviews aber auch eine Herausforderung dar. Die Wahl, welche Reviews man lesen sollte und welche nicht, ist nicht immer leicht!

Bei einem **Cochrane-Review** handelt es sich um einen systematischen Review, der nach der Methodik der Cochrane Collaboration erstellt und in der Cochrane Library erfasst wurde.

Recherche in der Cochrane Library.   Sie entscheiden sich, nachdem Sie die Frage formuliert haben, für eine Recherche in der Cochrane Library. Diese umfasst mehrere Datenbanken, von denen einige in ◨ Tabelle 1.1 genannt sind, und ist die beste Quelle für Reviews und Protokolle von laufenden Reviews zur Wirksamkeit von Interventionen. Letztere befinden sich in der Cochrane Database of Systematic Reviews (CDSR). Daneben gibt es die Database of Abstracts of Reviews of Effects (DARE), die Zusammenfassungen qualitätsbewerteter systematischer Übersichtsarbeiten aus den unterschiedlichsten Quellen enthält, sowie die Health Technology Assessment (HTA) Database zu Technologiebewertungen, die von einem Netzwerk von HTA-Agenturen erstellt wurden. Die 4. Ausgabe der Cochrane Library 2002 besteht aus
- 1519 abgeschlossenen Reviews
- 1136 Reviewprotokollen
- 2940 Abstracts qualitätsbewerteter Reviews sowie
- 2838 Abstracts von HTA-Berichten.

Es gibt mehrere Möglichkeiten, Reviews in der Cochrane Library zu finden. Allein durch Eingabe der Wörter „schizophrenia AND antipsychotics" in das Kästchen für die Suchanfrage der Cochrane Library (3. Ausgabe 2002) und durch Anklicken des Suchbuttons erhalten Sie in der CDSR erfreulicherweise 59 Treffer (50 Reviews und 9 Protokolle) sowie 14 Treffer in DARE (◨ Tabelle 3.1). Drei weitere Treffer erzielen Sie in der HTA-Datenbank. Beim Durchblättern der CDSR finden Sie mehrere Reviews, die sich jedoch mit sehr fokussierten Fragen zu beschäftigen scheinen, die viel enger gefasst sind als die von Ihnen formulierte Frage. Unter den 14 DARE-Abstracts befassen sich die ersten drei jedoch mit einer weiter gefassten Frage, die der ähnelt, die Sie beantworten wollen. Auch einer der Titel aus der HTA-Datenbank scheint relevant, er ist aber mit einem der drei in DARE identifizierten Titel („Drug treatments for schizophrenia") identisch. Der vielbeschäftigte Arzt weiß an DARE besonders zu schätzen, dass beim Verfassen der strukturierten Abstracts auch die Qualität der Reviews transparent dargestellt wurde. Das sollte Ihnen bei der Entscheidung helfen, welche Reviews sie genauer, und wichtiger noch, welche Sie nicht

▣ Tabelle 3.1. Suche und Auswahl eines systematischen Reviews in der Cochrane Library

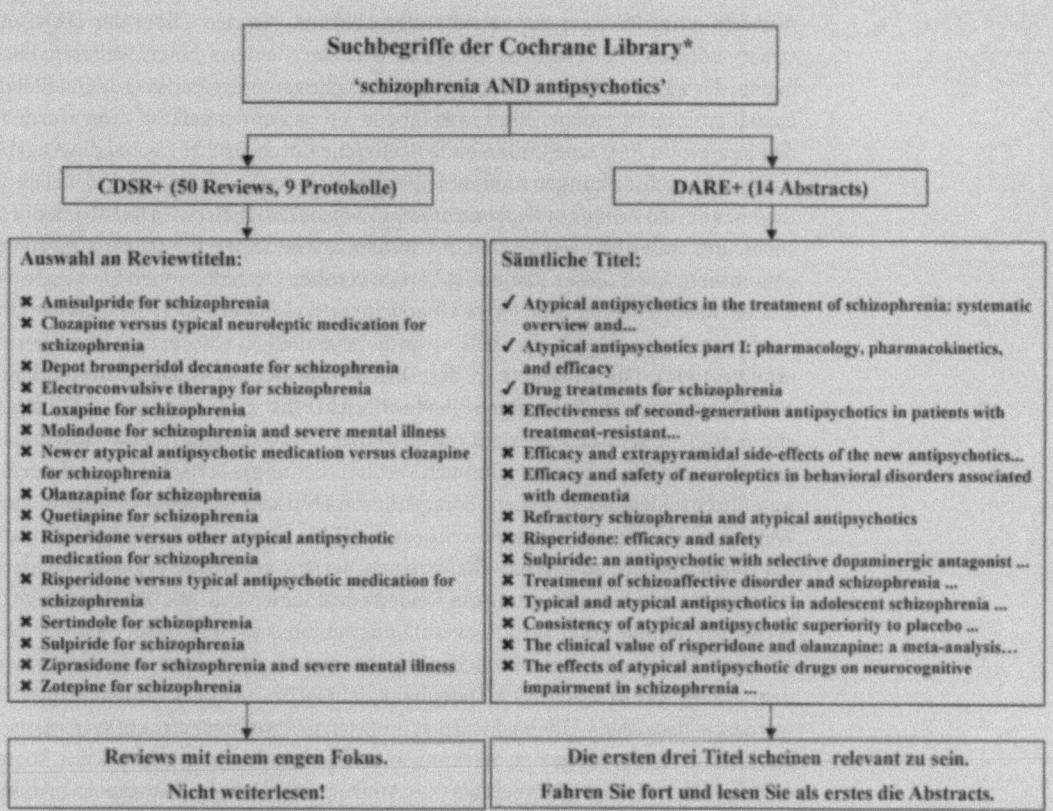

Kriterien zur Auswahl des Reviews

Review zu einem DARE-Abstract	Qualität der Recherche	Entscheidung, weiter zu lesen
Atypical antipsychotics in the treatment of schizophrenia: systematic overview and meta-regression analysis. BMJ 2000; **321**: 1371–1376.	Recherche in MEDLINE, EMBASE, PsycLIT und dem Cochrane Controlled Trials Register bis Dezember 1998. Keine Angaben zu Sprachbeschränkungen.	Nein, nicht weiterlesen: veraltet.
Atypical antipsychotics part I: pharmacology, pharmacokinetics, and efficacy. *Annals of Pharmacotherapy* 1999; **33**: 73–85.	Recherche in MEDLINE beschränkt sich auf den Zeitraum zwischen Juli 1986 und Juni 1998. Auswahl der Studien auf die englische Sprache beschränkt.	Nein, nicht weiterlesen: veraltet.
Centre for Reviews and Dissemination. Drug treatments for schizophrenia. *Effective Health care Bulletin* 1999: **5**. (http://www.york.ac.uk/inst/crd/ehc56.pdf)	Review zu Cochrane-Reviews in der Cochrane Library 1999	Ja. Der im Internet zugängliche Kurzeintrag deutet darauf hin, dass eine Aktualisierung (Update) in Auftrag gegeben wurde. Beschaffen Sie den aktuellsten Review bei http://www.hta.nhsweb.nhs.uk/.

* * *Suchergebnisse der Cochrane Library 2002, Ausgabe 3.*
+ *CDSR: Cochrane Database of Systematic Reviews; DARE: Database of Abstracts of Reviews of Effects (zu Einzelheiten siehe Tabelle 1.1).*

3

lesen wollen. Werfen Sie also einen Blick auf die Abstracts in der DARE-Datenbank (■ Tabelle 3.1).

Auswahl eines Reviews zur vertiefenden Lektüre. An den Titeln der DARE-Abstracts können Sie erkennen, dass nur drei der Reviews einen weiteren Fokus haben, der zu Ihrer Fragestellung passt. Die wichtigsten Ergebnisse zur Qualität der einzelnen Literatursuchen sind in ■ Tabelle 3.1 zusammengefasst. Zwar wurde für den Review im *BMJ* eine umfassende Recherche durchgeführt (wobei die Angaben zu Sprachbeschränkungen unklar bleiben), er ist jedoch nicht mehr aktuell. Für den Review aus den *Annals of Pharmacotherapy* wurde lediglich eine Datenbank durchsucht, und außerdem wurden bei der Studienauswahl Sprachbeschränkungen vorgenommen. Auch dieser Review ist bereits veraltet. Deshalb wollen Sie keinen von beiden Reviews lesen. Der letzte Übersichtsartikel erweist sich als „Review über Cochrane-Reviews", der ebenfalls nicht mehr aktuell ist (die letzte Aktualisierung erfolgte 1999). Die Abstracts in der DARE- und der HTA-Datenbank enthalten einen Link zum vollständigen Reviewbericht (http://www.york.ac.uk/inst/crd/ehc56.pdf), in dem der Leser auf die begrenzte Gültigkeit der Inhalte aufmerksam gemacht wird (bis zu einem Jahr nach Veröffentlichung), da nach Ablauf dieser Zeit mit durchschlagenden neuen Forschungsergebnissen gerechnet werden muss. Weiterhin wird darauf hingewiesen, dass das HTA-Programm des britischen National Health Service zu diesem Thema einen Bericht in Auftrag gegeben hat, der in Kürze mit einer Aktualisierung des Reviews erscheinen soll. Auf der Homepage des HTA-Programms unter http://www.hta.nhsweb.nhs.uk/ zeigt sich, dass das oben erwähnte Projekt durch ein ähnliches Projekt ersetzt und vor kurzem publiziert worden. (Daher war es in der HTA-Datenbank der Cochrane Library noch nicht erfasst worden.) Diese Mega-Übersichtsarbeit umfasst nicht weniger als acht systematische Reviews, in denen Fragen zu Wirkungen und Nebenwirkungen sowie zur Kosteneffektivität atypischer Neuroleptika (u.a. Amisulprid, Clozapin, Olanzapin, Quetiapin, Risperidon, Sertindol, Ziprasidon und Zotepin) behandelt werden. Angesichts der Tatsache, dass es sich bei Clozapin um ein älteres Medikament handelt, das zur Behandlung von Patienten mit therapieresistenter Schizophrenie wiedereingeführt wurde, lassen wir dieses Präparat für den Rest der Fallstudie außer Acht. Tatsächlich stützen sich die Reviews auf Updates der Cochrane-Reviews, die Sie bereits in der CDSR identifiziert haben. Dies ist genau der Review, nach dem Sie gesucht haben, und Sie machen sich daran, ihn selbst zu bewerten. Diese Recherche ist ein typisches Beispiel, wie wichtig es ist abzuklären, ob zu einem Thema bereits Reviews vorhanden oder in Bearbeitung sind, bevor man auch nur daran denkt, selbst einen neuen systematischen Review zu erstellen.

Schritt 3: Qualität des Reviews bewerten

Angesichts des erheblichen Umfangs des Gesamtberichts beschließen Sie, Ihre Bewertung in zwei Schritten durchzuführen, zumal alle eingeschlossenen Einzelreviews nach den gleichen Protokollen erstellt wurden. Zunächst überprüfen Sie die Qualität des Gesamtberichts. Fällt diese zufriedenstellend aus, wollen Sie Umfang und Qualität der Evidenz in den einzelnen Reviews prüfen, wenn Sie die Ergebnisse interpretieren.

Im Gesamtbericht wurden die Cochrane-Reviews von 1999 mit neueren relevanten Studien aktualisiert. Diese waren über umfangreiche Literatursuchen in mehr als 20 Datenbanken, 10 Konferenzberichten, Registern laufender Studien, durch Studien aus den Datenbanken der Arzneimittelhersteller sowie durch Sichten der Bibliographien der gefundenen Arbeiten identifiziert worden. Ferner hatten die Autoren weitere Recherchen nach nicht-randomisierten Studien zu seltenen Nebenwirkungen oder Spätfolgen durchgeführt. Die Qualität der Evidenz wurde anhand getrennter Checklisten für Wirksamkeits- und Sicherheitsstudien bewertet, und die Studiendaten wurden mit adäquaten Analysen zusammengefasst und interpretiert. Das Risiko für Publikationsbias und ähnliche systematische Fehler war zwar nur in eingeschränktem Maße überprüft worden, da nicht genügend geeignete Daten verfügbar waren; die Recherchen waren aber so umfangreich, dass Sie davon ausgehen, dass dieser Bericht die besten verfügbaren Informationen enthält.

Mit einer kritischen Bewertung der Methoden, nach denen die einzelnen Reviews erstellt worden waren, überzeugen Sie sich von deren hohem Niveau, und Sie kommen zu dem Schluss, dass Sie die Ergebnisse der einzelnen Reviews sowie die des Gesamtreviews für Ihre (Patienten-)Entscheidungen heranziehen können.

Ausgehend von der Bewertung der Methoden, die für die Erstellung der Reviews in diesem Bericht verwendet wurden (◘ Tabelle 3.2), sind Sie davon überzeugt, dass ihre Durchführung einem hohen Standard entspricht. Deshalb sind Sie der Meinung, dass aktuelle Praxisentscheidungen sich auf die Ergebnisse der in den Reviews enthaltenen Evidenz stützen dürfen.

Schritt 4: Zusammenfassung der Evidenz

Der Review umfasste 171 experimentelle Studien und 52 Beobachtungsstudien, (in denen seltene Nebenwirkungen oder Spätfolgen untersucht wurden). Allerdings war die Studienqualität nicht immer einwandfrei und die Anzahl der Direktvergleiche mit ähnlichen Endpunkten zahlenmäßig begrenzt. ◘ Tabelle 3.3 gibt einen Überblick über die Evidenzlage der einzelnen Reviews. Unter den atypischen Neuroleptika waren es Olanzapin und Risperidon, die am häufigsten auf Wirksamkeit und Nebenwirkungen untersucht worden waren.

Erwünschte Wirkungen. Die Evidenz deutet darauf hin, dass sowohl die typischen als auch die atypischen Neuroleptika ein ähnliches Wirkungsspektrum aufweisen. Zwischen den einzelnen atypischen Neuroleptika ließen sich keine eindeutigen Unterschiede feststellen. Keiner der neuen antipsychotischen Wirkstoffe erwies sich gegenüber allen anderen Substanzen in dieser Gruppe als überlegen, und auch in ihrer Gesamtheit schienen sie keine höhere Wirksamkeit zu zeigen als die typischen Neuroleptika.

Nebenwirkungen. Möglicherweise führten die atypischen Neuroleptika seltener zu unerwünschten motorischen Störungen als das klassische Präparat Haloperidol. Beispielsweise fand sich beim Endpunkt „Bewegungsstörungen" für Risperidon auf der Grundlage von sieben Studien ein Gesamt-RR von 0,64 (95 %-CI 0,56 bis 0,73). Das Spektrum der Nebenwirkungen schien unter den neueren Wirkstoffen geringfügig zu variieren, was aber für den einzelnen Patienten und seinen Betreuer bei der Auswahl des Medikaments den Ausschlag geben könnte. Unter Clozapin oder Quetiapin klagten die Patienten häufiger über Schläfrigkeit am Tage (Somnolenz) und Benommenheit als unter den typischen Neuroleptika. Olanzapin, Amisulprid, Sertindol und vielleicht auch Risperidon führten seltener zu Somnolenz als klassi-

3

▢ **Tabelle 3.2.** Bewertung der Gesamtqualität eines HTA-Berichts über systematische Reviews zur medikamentösen Therapie der Schizophrenie

Schritt 1: Formulierung der Fragen
- Der Bericht stützt sich auf vorab formulierte Fragen.
- Die Fragen wurden während der Arbeit am Review modifiziert, die Gründe dafür sind angegeben.
- Die Fragen scheinen nicht durch Kenntnis der Studienergebnisse in unzulässiger Weise beeinflusst zu sein.

Schritt 2: Identifizierung der relevanten Literatur
- Die Recherchen scheinen vollständig zu sein. Es wurden mehr als 20 Datenbanken, 10 Kongressberichte, Register laufender Studien sowie die Bibliographien der identifizierten Artikel durchsucht. Zusätzlich haben die Hersteller der Medikamente Studien aus ihren eigenen Datenbanken eingereicht.
- Die Auswahlkriterien wurden im Vorfeld festgelegt und von zwei unabhängig arbeitenden Reviewern angewendet.
- Es scheint unwahrscheinlich, dass relevante Studien übersehen wurden.

Schritt 3: Bewertung der Qualität der Literatur
- Für die in den Review eingeschlossenen Studien wurde eine Qualitätsbewertung durchgeführt.
- Qualität war eines der Studienauswahlkriterien (Schritt 2): Für die experimentellen Studien zur Wirksamkeit und die Studien zur Arzneimittelsicherheit wurden bezüglich des *Studiendesigns* eindeutige Einschlusskriterien festgelegt.
- Für die ausgewählten Studien wurde eine detaillierte Qualitätsbewertung durchgeführt. Die Qualitätsmerkmale scheinen der Frage gerecht zu werden.
- Unterschiede in der Studienqualität wurden für eine spätere Untersuchung von Heterogenität herausgearbeitet; wo es sich als sinnvoll erwies, war anscheinend selektiv eine Meta-Analyse durchgeführt worden (Schritt 4).

Schritt 4: Zusammenfassung der Evidenz
- Die Heterogenität der Effekte wurde untersucht.
- Die Überprüfung auf Heterogenität war im Voraus in groben Zügen geplant worden. Dabei wurden Unterschiede zwischen den eingeschlossenen systematischen Reviews berücksichtigt.
- Es konnte nachgewiesen werden, dass sich die Heterogenität auf Unterschiede in den klinischen Charakteristika der Studien zurückführen ließ.
- Als weitere Heterogenitätsursachen wurden Unterschiede in *Studiendesign* und Studienqualität ermittelt.
- Es scheint, dass die Meta-Analyse selektiv und unter Berücksichtigung der Informationen zur Heterogenität und ihrer Ursachen in angemessener Form durchgeführt wurde.

Schritt 5: Interpretation der Ergebnisse
- Das Risiko für Publikationsbias und ähnliche systematische Fehler wurde nur begrenzt untersucht, da nicht für alle *Endpunkte* geeignete Daten vorlagen.
- Die Autoren haben keine formale Klassifizierung der Empfehlungen nach der Qualität der Evidenz vorgenommen. In den Schlussfolgerungen wurde die Qualität der meisten Studien jedoch eindeutig berücksichtigt.
- Glaubwürdigkeit oder Vertrauenswürdigkeit der im Review enthaltenen Evidenz: Die Qualität der eingeschlossenen Studien ist begrenzt und damit auch die Anzahl relevanter Vergleiche.
- Bedeutung der Reviewergebnisse für die ärztliche Praxis: Die Informationen des Reviews sind von eingeschränkter Qualität, weshalb es schwierig ist, Schlussfolgerungen für die Praxis zu formulieren.

Die kritische Bewertung stützt sich auf die Eckpunkte, die am Ende jedes Reviewschrittes aufgelistet sind.

Der komplette Reviewbericht ist zugänglich unter http://www.hta.nhsweb.nhs.uk/.

◘ **Tabelle 3.3.** Bewertung der Qualität der Evidenz aus systematischen Reviews zur medikamentösen Therapie der Schizophrenie in einem HTA-Bericht

	Gesamtanzahl experimenteller Studien		Wirksamkeit (Abschwächung der schizophrenen Symptomatik)		Nebenwirkungen (motorische Störungen und Somnolenz/Benommenheit)	
	versus herkömmliche Medikamente	*versus* andere neue Medikamente	*versus* herkömmliche Medikamente	*versus* andere neue Medikamente	*versus* herkömmliche Medikamente	*versus* andere neue Medikamente
Amisulprid	13	4	grenzwertig besser in Bezug auf die Mehrzahl der Endpunkte	keine bedeutenden Unterschiede	motorische Störungen seltener	wenige Daten, keine deutlichen Unterschiede
Olanzapin	24	14	bei den meisten Endpunkten grenzwertig besser	keine bedeutenden Unterschiede	motorische Störungen seltener, Benommenheit seltener	keine deutlichen Unterschiede, höhere Gewichtszunahme
Quetiapin	9	1	bei den meisten Endpunkten besser, oft nur grenzwertig	nur ein Vergleich verfügbar	motorische Störungen seltener, führt möglicherweise seltener zu Schläfrigkeit	nur sehr wenige Daten verfügbar
Risperidon	27	19	bei den meisten Endpunkten besser, oft nur grenzwertig	keine bedeutenden Unterschiede	motorische Störungen seltener, Somnolenz seltener	ähnlich
Sertindol	2	0	keine deutlichen Unterschiede, wenige Daten	keine Vergleiche verfügbar	motorische Störungen seltener	Langzeitstudien ergeben ähnliche Mortalitätsraten
Ziprasidon	9	4	nur wenige öffentlich zugängliche Daten	Studien nicht öffentlich zugänglich	motorische Störungen seltener als unter Haloperidol	Daten nicht öffentlich zugänglich
Zotepin	8	3	gleiche oder bessere Ergebnisse	sehr wenige Vergleiche verfügbar	motorische Störungen seltener, keine Unterschiede hinsichtlich Somnolenz	sehr wenige Daten verfügbar

Der komplette Reviewbericht ist zugänglich unter http://www.hta.nhsweb.nhs.uk/.
Das National Institute for Clinical Excellence (NICE) in Großbritannien [http://www.nice.org.uk/cat.asp?c=32878] kam nach Berücksichtigung dieser Evidenz zu dem Schluss, dass Patienten mit neu diagnostizierter Schizophrenie eines der folgenden neueren antipsychotischen Medikamente erhalten sollten: Amisulprid, Olanzapin, Quetiapin, Risperidon oder Zotepin. Bei dieser Entscheidung hatte die Behörde Zugang zu vertraulichen, nicht öffentlich zugänglichen Informationen. Die Empfehlung ist auf drei Jahre begrenzt. Danach wird die in diesem Zeitraum angesammelte Evidenz vermutlich erneut begutachtet werden.

sche Neuroleptika. Es gab keine Belege dafür, dass die übrigen neueren Substanzen sich im Sedierungsgrad von den klassischen Medikamenten unterschieden.

Schritt 5: Interpretation der Ergebnisse

Selbst bei Reviews, die nach einer strengen Methodik erstellt worden sind, ist es wichtig, bei der Interpretation ihrer Ergebnisse auf starke und schwache Evidenz zu achten. Wenn Sie sich also davon überzeugt haben, dass der Gesamtbericht die strengen Vorgaben erfüllt (◘ Tabelle 3.2), müssen Sie im nächsten Schritt entscheiden, wie zuverlässig die Aussagen der eingeschlossenen Reviews über einzelne Medikamente sind. Dazu können Sie die Eckpunkte aus Schritt 5 anwenden und daran

- die Qualität der Primärstudien eines jeden Reviews
- die Konsistenz der beobachteten Effekte im Verhältnis zu Schwankungen in der Studienqualität
- die Präzision der Effekte bei den erwünschten Wirkungen wie auch den Nebenwirkungen

bewerten.

Die verfügbare Evidenz zur Wirksamkeit und Nebenwirkungen der atypischen Neuroleptika im Vergleich zu den herkömmlichen Medikamenten ist generell von geringer Qualität und stützt sich in vielen Fällen nur auf Kurzzeitstudien. Damit ist die Grundlage für eine Entscheidung zwischen den klassischen und den neueren Medikamenten weniger stark, als man sich wünschen würde. Die umfangreichsten Belege finden sich für Olanzapin und Risperidon und deuten darauf hin, dass sie im Vergleich zu den herkömmlichen Präparaten ähnlich oder besser wirken und eine ähnliche Wirksamkeit aufweisen wie die übrigen neueren Substanzen. Zudem spricht die Evidenz für eine signifikante Verringerung von Nebenwirkungen wie Bewegungsstörungen und Somnolenz. Die Durchführung einer Subgruppenanalyse mit den hochwertigsten Studien ergab keine anderen Schlussfolgerungen. Nachdem Sie den Gesamtreview und die darin eingeschlossenen Reviews für sich selbst überprüft und sich ein eigenes Bild gemacht haben, fühlen Sie sich bei der Verordnung von Olanzapin oder Risperidon deutlich sicherer, solange keine eindeutigen Kontraindikationen bestehen.

3.1.2 Auflösung des Szenarios

Angesichts der musikalischen Interessen Ihrer Patientin halten Sie es für sinnvoll, eine Substanz zu wählen, die möglichst wenig Bewegungsstörungen und Somnolenz verursacht, um das Gitarrespielen nicht zu beeinträchtigen. Sie beschließen, die Therapie mit Olanzapin bzw. Risperidon einzuleiten und sowohl die erwünschten als auch die Nebenwirkungen sorgfältig zu überwachen. Sollte die Symptomatik durch diese Therapie nicht kontrollierbar sein oder sollten unakzeptable Nebenwirkungen auftreten, würden Sie auf das jeweils andere Präparat umstellen.

3.2 Fallstudie 2: Review zu potenziellen Risiken einer Public-Health-Maßnahme

Reviews über die Risiken von Interventionen findet man weniger häufig als Reviews zur Wirksamkeit. Untersuchungen über Risiken befassen sich überwiegend mit häufig auftretenden unerwünschten Ergebnissen, die auch in Wirksamkeitsstudien zur Sprache kommen. Bei der Mehrzahl der experimentellen Studien liegt der Schwerpunkt allerdings primär auf der Wirksamkeit, die Nebenwirkungen der Interventionen werden erst in zweiter Linie erfasst. Informationen über Risiken sind also oft nur ein Nebenprodukt. In vielen Fällen treten unerwünschte Wirkungen nur selten auf oder entwickeln sich erst über einen längeren Zeitraum. In diesen Situationen bereitet die Planung und Durchführung von Studien beträchtliche Schwierigkeiten, denn hierfür muss eine große Anzahl von Personen über einen langen Zeitraum verfolgt werden. In einem solchen Fall brauchen wir keine experimentellen, sondern Beobachtungsstudien. Vor diesem Hintergrund kommt man nicht umhin, in systematischen Reviews über Risiken und Nebenwirkungen auch Evidenz aus Studien mit unterschiedlichen *Designs* zu integrieren.

In dieser Fallstudie wollen wir anhand eines Reviews über eine präventive Public-Health-Maßnahme demonstrieren, wie man Evidenz über unerwünschte (Neben-)Wirkungen suchen und bewerten kann. Diese Fragen sind wichtig, weil Public-Health-Maßnahmen Auswirkungen auf große Bevölkerungsgruppen haben und sichergestellt werden muss, dass der Nutzen einer solchen Maßnahme potenzielle Nebenwirkungen überwiegt. Der vorliegende Fall zeigt, wie sich die Reviewmethodik – die Formulierung der Frage, die Identifizierung der Literatur und die Bewertung der Qualität – auf Studien zur Bewertung von Risiken anwenden lässt.

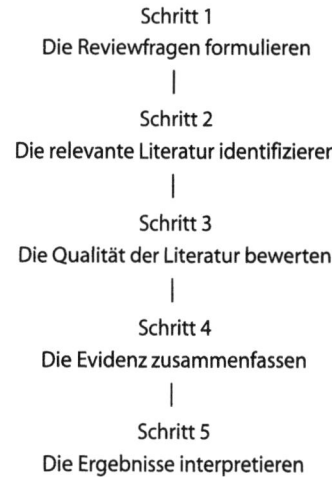

Schritt 1
Die Reviewfragen formulieren
|
Schritt 2
Die relevante Literatur identifizieren
|
Schritt 3
Die Qualität der Literatur bewerten
|
Schritt 4
Die Evidenz zusammenfassen
|
Schritt 5
Die Ergebnisse interpretieren

Wirksamkeit (effectiveness)
bezeichnet das Ausmaß, in dem
eine Intervention unter
gewöhnlichen Alltagsbedingungen
zu nützlichen Ergebnissen führt.

Der Begriff **Nebenwirkungen**
bezieht sich auf unerwünschte
Ereignisse, die im Zusammenhang
mit Interventionen auftreten.

3.2.1 Szenario: Risiken der Trinkwasserfluoridierung

Als Mitarbeiter des Instituts der Deutschen Zahnärzte erhalten Sie den Auftrag, die aktuelle wissenschaftliche Erkenntnislage zur Fluoridierung von Trinkwasser zu erfassen und in einer internen Expertise darzustellen. Wegen der gesetzlichen Vorgaben, die eine Trinkwasserfluoridierung als „Zwangsmedikation" nicht zulassen, besteht zwar kein unmittelbarer Druck. Aber das Thema kommt immer wieder ins Gespräch, und man möchte in Ihrem Institut für eine mögliche, auch durch ausländische Entwicklungen initiierte Intensivierung der Diskussion gewappnet sein. Insbesondere möchten Sie sich ein wissenschaftlich fundiertes Bild über die möglichen Risiken machen.

Darin spiegelt sich eine Entwicklung der letzten Jahre wider. Während sich die meisten Entscheidungen im öffentlichen Gesundheitswesen in der Vergangenheit auf Urteilsvermögen und praktische Durchführbarkeit gestützt haben, wird seit einigen Jahren zunehmend gefordert, für die laufenden Diskussionen auch die wissenschaftliche Datenlage systematisch zu überprüfen. Schon länger verfolgen Sie diese Entwicklung mit großem Interesse und haben nun die Gelegenheit, diesen Ansatz selbst auszuprobieren. Sie gehen davon aus, dass die Debatte um die Risiken der Trinkwasserfluoridierung in der Öffentlichkeit noch zunehmen wird. Als Vorbereitung darauf möchten Sie die Evidenz aus der Literatur zusammenstellen, um damit zukünftige Entscheidungen zu untermauern.

Über die kostenlos zugängliche PubMed-Schnittstelle (http://www.ncbi.nlm.nih.gov/entrez/query.fcgi) starten Sie Ihre MEDLINE-Recherche. Sie geben „drinking water fluoridation" in die Suchbox ein und erhalten 588 Literaturstellen, die mögliche Informationen zu Ihrem Problem enthalten. Diese riesige Anzahl von Studien erschreckt Sie ein wenig, und Sie fragen sich, wie Sie die Zeit für die Lektüre in Ihrem ohnehin dichtgedrängten Terminkalender noch unterbringen sollen. Mit derselben Suchanfrage führen Sie daher in PubMed Clinical Queries (http://www.ncbi.nlm.nih.gov/entrez/query/static/clinical.html) eine Suche nach systematischen Reviews durch. Sie erzielen vier Treffer, drei davon sind Reviews, und einer scheint genau der richtige für Ihr Problem zu sein:

- Systematic review of water fluoridation. *BMJ* 2000; 321: 855–859 (scheint relevant zu sein)
- Association of Down's syndrome and water fluoride level: a systematic review of the evidence. *BMC Public Health* 2001; 1(1): 6 (nicht unmittelbar relevant)
- Exposure to high fluoride concentrations in drinking water is associated with decreased birth rates. *J Toxicol Environ Health* 1994; 42(1): 109–21 (nicht unmittelbar relevant)
- Factors influencing the effectiveness of sealants – a meta-analysis. *Community Dent Oral Epidemiol* 1993; 21(5): 261–8 (nicht unmittelbar relevant). Nebenbei bemerkt hätte Ihnen eine Internetrecherche mit Google (http://www.google.com) zur selben Zeit die enorme Zahl von 15.100 Treffern beschert, an zweiter Stelle jedoch auch den vollständigen Bericht des systematischen Reviews, auf dem das oben genannte BMJ-Paper beruht:
- Centre for Reviews and Dissemination (CRD). A systematic review of water fluoridation. CRD Report 18. York, University of York, 2000 (zugänglich unter http://www.york.ac.uk/inst/crd/fluorid.htm)

Dieser Artikel scheint der richtige Ausgangspunkt für Sie zu sein, da er es Ihnen erspart, die riesige Menge an Einzelstudien beschaffen und durchlesen zu müssen.

Schritt 1: Formulierung der Frage

Eine frei formulierte Frage beschreibt in sprachlich einfacher Form (wie vage auch immer) das Anliegen, für das Sie in Ihrem Review eine Lösung suchen.

Freie Frage. Ist die bevölkerungsweite Trinkwasserfluoridierung zur Kariesprophylaxe unbedenklich?

Strukturierte Fragen

Strukturierte Frage: Der Reviewer überführt eine freie Frage nach einem strukturierten Verfahren in ein klares, explizites Format (siehe Tabelle 1.2). Dadurch lässt sich seine Reviewfrage anhand relevanter Studien potenziell beantworten.

Die *Populationen*	*Populationen*, die ihr Trinkwasser über eine öffentliche Trinkwasserversorgung beziehen
Die *Expositionen*	(natürliche oder chemische) Fluoridierung des Trinkwassers im Vergleich zu nicht fluoridiertem Wasser
Die *Endpunkte*	Krebserkrankungen stellen den wichtigsten *Endpunkt* in der öffentlichen Diskussion dar und stehen deswegen auch in Ihrer Expertise im Mittelpunkt. Sie wollen aber auch andere *Endpunkte* wie Fluorose (fleckige Zähne) und Frakturen berücksichtigen, da auch Bedenken über die Fluoridwirkung auf Knochen bestehen.

Die *Studiendesigns* unterschiedlich angelegte Vergleichsstudien (◲ Tabelle 2.4), in denen die unerwünschten Wirkungen in mindestens zwei *Populations*gruppen (eine mit, die andere ohne fluoridiertes Trinkwasser) untersucht werden.

Während sich der Originalreview mit fünf unterschiedlichen Fragen befasst, konzentriert sich unsere Fallstudie (nicht zuletzt um der Kürze und Einfachheit willen) auf die Frage der potenziellen Nebenwirkungen einer Trinkwasserfluoridierung: Krebs, Fluorose und Frakturen.

Schritt 2: Relevante Literatur identifizieren

Bei der Literatursuche sollte man ein recht engmaschiges Netz spannen, um möglichst viele relevante Literaturstellen zu erfassen. Deshalb wurde zur Identifizierung von Primärstudien über die Auswirkungen der Trinkwasserfluoridierung ein breites Spektrum an medizinischen und umwelttechnologischen bzw. naturwissenschaftlichen Datenbanken durchsucht (◲ Tabelle 3.4). Die Vielfalt der Datenbanken, in denen für diesen Review recherchiert wurde, geht weit über das übliche Maß hinaus, das normalerweise in Reviews zu klinischen Fragen abgedeckt wird. Die elektronischen Recherchen wurden durch Handsuchen im *Index Medicus* und *Excerpta Medica* ergänzt. Dabei reichte der Recherchezeitraum bis 1945 zurück, um auch den Zeitraum zu erfassen, in der MEDLINE und EMBASE elektronisch noch nicht verfügbar waren. Darüber hinaus wurden Internetrecherchen durchgeführt. Um Internetseiten mit zusätzlichen Literaturhinweisen zu finden, wurden verschiedene Suchmaschinen benutzt. Zusätzlich wurden Internetseiten eingerichtet, um die Öffentlichkeit über den Review zu informieren. Auf diese Weise sollten Einzelpersonen oder Organisationen Gelegenheit erhalten, weitere Literaturstellen oder Berichte zu benennen. Bei einer Recherche in so vielen Datenbanken kann die Menge der Doppelnennungen nicht wirklich überraschen. Nach Ausschluss der Dubletten blieben 3.246 Literaturstellen übrig, aus denen die für den Review relevanten Studien ausgewählt wurden.

Diese umfassende Recherche in den verschiedensten Datenbanken ergab weit mehr Literaturstellen, als man bei Suchen zu fokussierten klinischen Fragen üblicherweise erhält (vgl. dazu Fallstudie 3). Nach Bewertung der potenziellen Relevanz der identifizierten Literaturzitate wurden 2.511 Literaturstellen ausgeschlossen. Anschließend wurden die Volltexte der verbliebenen 735 Literaturangaben gescreent. Ausgewählt wurden Primärstudien, die Daten an Menschen erhoben, direkt auf die Trinkwasserfluoridierung Bezug nahmen und mindestens zwei Gruppen miteinander verglichen. Aufgrund dieser Kriterien konnten 481 Studien ausgeschlossen werden; 254 wurden im Review berücksichtigt. Die Studien stammten aus 30 Ländern und wurden im Zeitraum zwischen 1939 und 2000 in 14 verschiedenen Sprachen veröffentlicht. 175 davon waren für unsere Frage nach den Risiken der Fluoridierung relevant (◲ Tabelle 3.4).

Fragekomponenten

Die *Population:* eine klinisch geeignete Patientenstichprobe

Die *Interventionen:* Vergleich der Gruppen mit und ohne Intervention

Die *Endpunkte:* Änderungen des Gesundheitszustands aufgrund der Intervention

Das *Studiendesign:* Vorgehensweisen zur Bewertung des Effekts von Interventionen

Identifizierung relevanter Literaturstellen
- geeignete Kombinationen von Suchbegriffen entwickeln
- relevante elektronische Datenbanken durchsuchen
- andere relevante Quellen durchsuchen
- Volltexte der potenziell relevanten Literaturzitate beschaffen
- Studien anhand vorab festgelegter Auswahlkriterien ein- bzw. ausschließen

3

◪ **Tabelle 3.4.** Auffinden der relevanten Literatur über die Risiken einer allgemeinen Trinkwasserfluoridierung

Durchsuchte elektronische Datenbanken* (in alphabetischer Reihenfolge)

- Agricola
- BIOSIS Previews (eine Life-Science-Datenbank)
- CAB Health
- CINAHL (Cumulative Index of Nursing and Allied Health Literature)
- Conference Papers Index
- El Compendex (Engineering Index)
- EMBASE (Excerpta Medica Database)
- Enviroline
- Food Science and Technology Abstracts (FSTA)
- Health Service Technology, Administration and Research (Healthstar)
- Water Resources Abstracts
- HSR Proj

- JICST-E Plus (Japanese Science and Technology)
- Latin American and Caribbean Health Sciences Literature (LILACS)
- MEDLINE and OldMEDLINE
- NTIS
- PASCAL
- PSYCLIT
- Public Affairs Information Service (PAIS)
- Science Citation Index and Social Science Citation Index
- System for Information on Grey Literature in Europe (SIGLE)
- TOXLINE
- Waternet

Flussdiagramm zur Studienidentifizierung

Potenziell relevante Literaturstellen aus umfassenden elektronischen Recherchen, Handsuchen und Expertenkontakten

n = 3.246 Literaturzitate mit Titeln und Abstracts

Ausgeschlossene Literaturstellen
n = 2511

Beschaffung der Kopien potenziell relevanter Literaturstellen
n = 735 Arbeiten

Nach Bewertung der Volltexte ausgeschlossene Studien
n = 481

In den Originalreview eingeschlossene, hier jedoch ausgeschlossene Studien
n = 79

In den systematischen Review eingeschlossene Studien über die Risikobewertung
n = 175

Krebserkrankungen: n = 26 Studien
Fluorose: n = 88 Studien
Knochenfrakturen: n = 29 Studien
Andere unerwünschte Endpunkte: n = 32 Studien

Die Originalrecherche ist Teil des vollständigen Reviewberichts, der unter http://www.york.ac.uk/inst/crd/fluorid.htm zugänglich ist.

Schritt 3: Qualität des Reviews bewerten

*Design*schwelle für die Studienauswahl. In Schritt 2 haben wir bereits beschrieben, wie man über das *Studiendesign* als Einschlusskriterium ein Mindestmaß an Qualität garantieren kann. Ein solcher Ansatz ist bei der Suche nach Evidenz zur Wirksamkeit von klinischen Interventionen relativ leicht anwendbar, wo experimentelle Studien das *Design* der Wahl sind. Für Public-Health-Maßnahmen wie der Trinkwasserfluoridierung auf kommunaler Ebene sind randomisierte Studien häufig aber nur schwer (oder gar nicht) durchführbar. Deshalb müssen systematische Reviews zur Bewertung der Risiken solcher Maßnahmen auch nicht-experimentelle Studien berücksichtigen und unter Umständen auch Evidenz aus Studien mit unterschiedlichem *Design* integrieren. Ausgehend von der Überlegung, welche Art von wissenschaftlichen Untersuchungen für Fragen der Risikoerfassung verfügbar sind, wurde die *Design*schwelle für diesen Review folgendermaßen definiert: Studien mit mindestens 2 Vergleichsgruppen, unabhängig vom *Design*. Studien ohne Vergleichsgruppen wurden ausgeschlossen (◨ Tabelle 2.8). Auf diese Weise wurden Studien ausgewählt, die Informationen über die unerwünschten Nebenwirkungen und Risiken von fluoridierten Trinkwasser im Vergleich zu nicht-fluoridiertem Trinkwasser lieferten.

Qualitätsbewertung von Studien zur Risikoerfassung. Nach Festlegung der Minimalanforderungen an das *Design* wurde die Qualität der Evidenz und ihr Potenzial für die verschiedenen Biasformen noch differenzierter erfasst. Die eingeschlossenen Studien untersuchten, inwieweit unerwünschte *Endpunkte* in *Populationen* mit Trinkwasserfluoridierung („Exposition") häufiger auftraten als in *Populationen* ohne Trinkwasserfluoridierung, und sollten dabei das Auftreten von Bias weitgehend ausschließen. In Schritt 3 haben wir gezeigt, wie die Qualität von Studien in einem Review zu Interventionen bewertet werden kann. Damit Studien zu Risikofragen glaubwürdig sind, müssen *Expositionen* und *Endpunkte* so erfasst werden, dass das Risiko für eine Fehlklassifikation (d. h. Personen mit *Exposition* zur Trinkwasserfluoridierung werden in der Kontrollgruppe ausgewertet und umgekehrt) minimiert wird. Die Studien müssen eine Assoziation zwischen *Expositionen* und *Endpunkten* herstellen können und außerdem für potenziell vorhandene Störgrößen korrigieren. In experimentellen Studien können diese Anforderungen konsequenter umgesetzt werden. Bezeichnenderweise untersuchen diese auch nur eine vergleichsweise geringe Anzahl von Teilnehmern über einen kurzen Nachbeobachtungszeitraum, und somit besteht nur eine begrenzte Chance, seltene *Endpunkte*, die nicht unmittelbar nach der *Exposition* auftreten, nachweisen zu können. In Studien zur Risikobewertung folgt die Qualitätsbewertung daher anderen Regeln, die wir in dieser Fallstudie näher beleuchten wollen. Bei der Frage, wie die Wirkung der *Exposition* auf den *Endpunkt* ermittelt wurde, bewerteten die Reviewer, ob sich die Vergleichsgruppen mit Ausnahme der *Exposition* („Trinkwasserfluoridierung") in allen übrigen Aspekten ähnlich waren. Diese Untersuchung ist wichtig, da abgesehen von der Trinkwasserfluoridierung auch andere Unterschiede zwischen den Gruppen mit den *Endpunkten* in Beziehung stehen könnten. Dadurch würde aber der Vergleich verzerrt. Stellen Sie sich vor, die Gruppe mit Trinkwasserfluoridierung hätte zusätzlich noch andere Risikofaktoren und wäre dadurch stärker krebsanfällig. Eine positive Assoziation zwischen Trinkwasserfluoridierung (*Exposition*) und Krebs (*Endpunkt*) ließe sich auch dadurch erklären, dass diese anderen Risikofak-

In einer **Vergleichsstudie** wird der Effekt einer Exposition anhand von Vergleichsgruppen bewertet.

Die **Validität** einer Studie hängt davon ab, wie sorgfältig das *Studiendesign*, die Durchführung und die Analyse das Risiko für Bias minimieren.

Durch **Bias** wird der „wahre" Effekt einer *Intervention* oder *Exposition* entweder über- oder unterschätzt.

In Vergleichsstudien spricht man von **Confounding** (Störgrößen), wenn der Effekt einer *Exposition* auf einen *Endpunkt* durch die Assoziation des *Endpunkt*es mit einem anderen Faktor verzerrt wird, der den Endpunkt unabhängig von der *Exposition* verhindern oder verursachen kann. In der Datenanalyse kann für bekannte Störgrößen korrigiert werden.

toren in der exponierten Gruppe häufiger auftreten als in der nicht-exponierten Gruppe. Technisch spricht man dabei von einem Confounding. In einer (großen) experimentellen Studie erwartet man eine annähernd gleichmäßige Verteilung der Störgrößen (Confounder) in den verschiedenen Gruppen (wobei es allerdings keine solchen Studien zur Trinkwasserfluoridierung gibt.) In Beobachtungsstudien dagegen sind diese Störgrößen oft ungleichmäßig verteilt. Autoren von Primärstudien können für diese Unterschiede (mit Hilfe statistischer multivariater Modelle) adjustieren, wenn sie den Effekt der *Exposition* auf die *Endpunkte* schätzen. Wenn für die wichtigsten Variablen korrigiert wurde, kann man sicherer sein, dass die beobachtete Assoziation zwischen *Exposition* und *Endpunkt* einen Zusammenhang beschreibt, der tatsächlich existiert. Einfach ausgedrückt würde man bei der Bewertung von Studien zur Risikobewertung auf allgemeine methodische Merkmale wie prospektives *Design*, zuverlässige Erfassung von *Exposition* und *Endpunkten* sowie Kontrolle von Confoundern achten. Die Anwendung dieser Kriterien auf Studien zur Trinkwasserfluoridierung macht zusätzlich die Entwicklung themenspezifischer Qualitätskriterien erforderlich. So lässt sich in Studien, die ein Jahr nach Beginn der Trinkwasserfluoridierung starten, die *Exposition* besser bestimmen als mit Studien, die innerhalb von einem bis drei Jahre danach starten. Diese sind wiederum besser als Studien, die erst nach drei Jahren beginnen. Auf diese Weise ergibt sich bei den Studien ein gewisses Qualitätsspektrum, das von einer angemessenen Erfüllung der Qualitätsmerkmale über einzelne Schwachstellen bis hin zur Nichterfüllung der Kriterien reicht (siehe ◘ Tabelle 3.5).

Effekt ist ein Maß für den Zusammenhang zwischen einer *Intervention* bzw. *Exposition* und einem *Endpunkt*.

Qualität der ausgewählten Studien beschreiben. Abhängig davon, inwieweit die Studien die Qualitätskriterien erfüllen, können wir eine Qualitätshierarchie aufstellen (◘ Tabelle 3.5). Von den eingeschlossenen Studien gehört keine der höchsten Qualitätskategorie an. Das liegt jedoch daran, dass es keine experimentellen Studien zu diesem Thema gibt und in den Beobachtungsstudien oft nicht immer ausreichend für potenzielle Confounder korrigiert wurde. Keine Studie hatte in der Analyse für drei oder mehr Störgrößen adjustiert. Zahlreiche Studien waren auch nicht prospektiv angelegt, was die zuverlässige Bestimmung der *Exposition* und die Erhebung der *Endpunkte* schwierig gestaltete. Weitere Einzelheiten zur Studienqualität können Sie im Review nachlesen. Bei der Qualitätsbewertung der Studien, die sich mit den drei unerwünschten Wirkungen befassen, wurde die Evidenz zum überwiegenden Teil als minderwertig eingestuft. Lediglich einige wenige Studien waren von mittlerer, keine von hoher Qualität (◘ Tabelle 3.5). Wer sich auf dem Gebiet der Risikobewertung von Interventionen auskennt, der wird von dem generellen Mangel an hochwertiger Evidenz jedoch nicht wirklich überrascht sein. In dieser Fallstudie interessieren Krebserkrankungen am meisten. Insofern trifft es sich günstig, dass die Studien mit der höchsten Qualität den Zusammenhang zwischen Trinkwasserfluoridierung und Krebserkrankungen untersuchten.

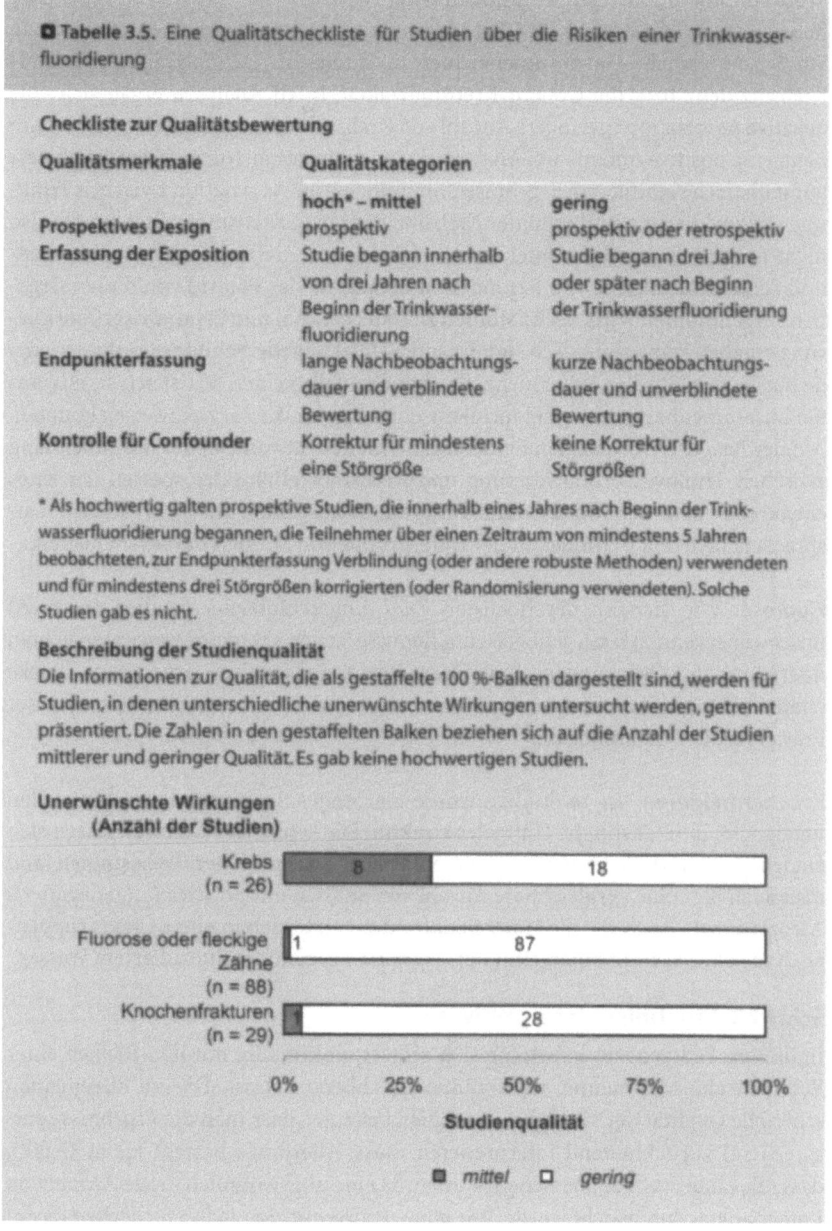

❏ **Tabelle 3.5.** Eine Qualitätscheckliste für Studien über die Risiken einer Trinkwasser-fluoridierung

Checkliste zur Qualitätsbewertung

Qualitätsmerkmale	Qualitätskategorien	
	hoch* – mittel	gering
Prospektives Design	prospektiv	prospektiv oder retrospektiv
Erfassung der Exposition	Studie begann innerhalb von drei Jahren nach Beginn der Trinkwasser-fluoridierung	Studie begann drei Jahre oder später nach Beginn der Trinkwasserfluoridierung
Endpunkterfassung	lange Nachbeobachtungs-dauer und verblindete Bewertung	kurze Nachbeobachtungs-dauer und unverblindete Bewertung
Kontrolle für Confounder	Korrektur für mindestens eine Störgröße	keine Korrektur für Störgrößen

* Als hochwertig galten prospektive Studien, die innerhalb eines Jahres nach Beginn der Trink-wasserfluoridierung begannen, die Teilnehmer über einen Zeitraum von mindestens 5 Jahren beobachteten, zur Endpunkterfassung Verblindung (oder andere robuste Methoden) verwendeten und für mindestens drei Störgrößen korrigierten (oder Randomisierung verwendeten). Solche Studien gab es nicht.

Beschreibung der Studienqualität
Die Informationen zur Qualität, die als gestaffelte 100 %-Balken dargestellt sind, werden für Studien, in denen unterschiedliche unerwünschte Wirkungen untersucht werden, getrennt präsentiert. Die Zahlen in den gestaffelten Balken beziehen sich auf die Anzahl der Studien mittlerer und geringer Qualität. Es gab keine hochwertigen Studien.

Unerwünschte Wirkungen
(Anzahl der Studien)

Krebs (n = 26): 8 | 18
Fluorose oder fleckige Zähne (n = 88): 1 | 87
Knochenfrakturen (n = 29): 1 | 28

0% 25% 50% 75% 100%
Studienqualität

■ mittel ☐ gering

Schritt 4: Evidenz zusammenfassen

Die Zusammenfassung von Evidenz aus Studien unterschiedlichen *Designs* ist nicht einfach, wie schon in den Schritten 4 und 5 beschrieben. Der Review gibt detailliert an, auf welche Weise die Unterschiede in den Studienergebnissen untersucht und wie sie zusammengefasst wurden (mit oder ohne Meta-Analyse). In dieser Fallstudie beschränken wir uns nachstehend auf die deskriptive Zusammenfassung der Ergeb-nisse zu den unerwünschten Wirkungen.

Krebserkrankungen. Der Zusammenhang zwischen der *Exposition* gegenüber fluoridiertem Trinkwasser und Krebserkrankungen im Allgemeinen wurde in 26 Studien untersucht. Davon untersuchten 10 Studien in 22 Analysen die Gesamt-Krebsinzidenz bzw. die Gesamt-Krebsmortalität. In elf Analysen ergab sich eine negative Assoziation (geringere Anzahl von Krebserkrankungen bei *Exposition*), in neun eine positive und in zwei Analysen keine Assoziation. Nur zwei Studien lieferten statistisch signifikante Ergebnisse. Eine eindeutige Assoziation zwischen Trinkwasserfluoridierung und erhöhter Krebsinzidenz bzw. Krebsmortalität konnte also nicht festgestellt werden. Unter den verschiedenen Krebsarten waren Knochen- und Schilddrüsenkrebs von besonderem Belang, da das Fluorid von diesen Organen aufgenommen wird. Sechs Studien zu Osteosarkom und Trinkwasserfluoridierung ergaben keine statistisch signifikanten Unterschiede. Schilddrüsenkrebs wurde nur in zwei Studien untersucht, die aber ebenfalls keinen statistisch signifikanten Zusammenhang mit der Fluoridkonzentration im Wasser nachweisen konnten. Auf der Basis der vorgelegten Evidenz kann man nicht von einem Zusammenhang zwischen Trinkwasserfluoridierung und Krebsmortalität oder speziell der Knochenkrebs- bzw. Schilddrüsenkrebs-Mortalität ausgehen. Diese Ergebnisse entsprechen auch den Befunden in der Untergruppe von Studien mittlerer Qualität.

Fluorose. Wie sich an der höchsten Zahl eingeschlossener Studien (n = 88) unschwer erkennen lässt, gehört Dentalfluorose zu den am häufigsten untersuchten unerwünschten Wirkungen. Eine Meta-Regressionsanalyse ergab eine starke (statistisch signifikante) Assoziation zwischen der Fluoridkonzentration und der Prävalenz der Dentalfluorose.

Knochenfrakturen. In 29 Studien wurde ein breites Spektrum an Frakturstellen untersucht, in 18 davon die Hüftgelenkfraktur. Für keine der Frakturen lassen sich eindeutige Assoziationsmuster erkennen. Wie schon im Fall der Krebsstudien fand man auch hier eine vergleichbare Anzahl von Studien mit positiven und negativen Assoziationen. Auch für die Hüftgelenkfraktur zeigte sich in einer Untergruppenanalyse kein Zusammenhang mit der *Exposition* gegenüber fluoridiertem Wasser.

Schritt 5: Ergebnisse interpretieren

In diesem Fallszenario haben Sie sich schwerpunktmäßig mit den Risiken einer Public-Health-Maßnahme auf kommunaler Ebene befasst. Die im allgemeinen schwache Qualität der verfügbaren Studien bedeutet, dass man die Ergebnisse entsprechend zurückhaltend interpretieren muss. Allerdings besteht kaum Gefahr, dass relevante Studien übersehen wurden, da eine ungewöhnlich große Anzahl von Datenbanken durchsucht wurde. Wir können also mit ziemlicher Sicherheit davon ausgehen, dass sich die in diesem Review zusammengefasste Evidenz in absehbarer Zukunft nicht merklich verbessern wird.

Das größte Interesse in diesem Fallszenario gilt den Krebserkrankungen. Zwischen der *Exposition* gegenüber fluoridiertem Wasser und spezifischen bzw. allen Krebsarten konnte kein Zusammenhang nachgewiesen werden. Die Interpretation der Ergebnisse mag in diesem Review aufgrund der schwachen Qualität der Studien zwar begrenzt sein, die Befunde für die *Krebsendpunkte* werden jedoch durch die Studien mittlerer Qualität untermauert.

Für Fluorose (fleckige Zähne) ist eine einfache Assoziation sowie eine Dosis-Wirkungs-Beziehung mit steigender *Exposition* gegenüber fluoridiertem Wasser belegt. Im Vergleich zu einer Fluoridkonzentration von 0,4 ppm (parts per million) ergab sich für eine Konzentration von 1,0 ppm eine geschätzte NNT von 6 (Bereich 4 bis 21). In diesem Zusammenhang spricht man auch von der Number-Needed-to-Harm (NNH). Dieser Wert besagt, dass von sechs Personen, die einer erhöhten Fluoridkonzentration ausgesetzt sind, im Durchschnitt eine zusätzliche Person fleckige Zähne aufwies. Ein Zusammenhang zwischen Knochenfrakturen und Trinkwasserfluoridierung konnte nicht nachgewiesen werden.

3.2.2 Auflösung des Szenarios

Nachdem Sie eine Weile mit dem Lesen und Verstehen des Reviews zugebracht haben, sind Sie von der Literaturmenge zur Frage der Risiken und Nebenwirkungen der Trinkwasserfluoridierung beeindruckt, von der schwachen Qualität der verfügbaren Primärstudien jedoch enttäuscht. Natürlich macht eine Untersuchung über die Risiken einer Intervention nur Sinn, wenn die Intervention selbst positive Effekte zeigt. Nutzen und Schaden müssen also gegeneinander abgewogen werden, um als Grundlage für die Entscheidungsfindung dienen zu können. Was den Nutzen einer öffentlichen Trinkwasserfluoridierung betrifft, so bestätigt der Review Ihre eigene Kenntnis und Erwartung: Trinkwasserfluoridierung verhütet Karies. Sie können nun die Ergebnisse des Reviews über die Risiken der Trinkwasserfluoridierung auswerten und die Verhütung von Karies und das Risiko für Krebserkrankungen, Fluorose und Knochenfrakturen gegeneinander abwägen.

Wenn die Frage nach einer Trinkwasserfluoridierung erneut zur Sprache kommt, können Sie versichern, dass es für einen Zusammenhang zwischen Krebserkrankungen und Trinkwasserfluoridierung keine Evidenz gibt. Darüber hinaus können Sie auch öffentlich vertreten, dass die Forschung bisher kein erhöhtes Risiko für Knochenfrakturen nachweisen konnte. Hingegen müssen Sie zu Bedenken geben, dass es vor allem bei Personen mit zusätzlicher Fluorideinnahme ein dosisabhängiges Fluoroserisiko gibt.

Dieser Review versetzt Sie in die Lage, in der Diskussion um die Trinkwasserfluoridierung die Sicherheitsbedenken auf eine quantitative Grundlage zu stellen, wenn auch nur anhand von Studien mittlerer bis schwacher Qualität. Das ermöglicht Gesundheitsbehörden, Politikern und der Öffentlichkeit, das Verhältnis von Nutzen und Schaden der Trinkwasserfluoridierung gegeneinander abzuwägen. Für manch einen hat die Kariesprophylaxe höchste Relevanz, so dass er sich für eine Fluoridierung aussprechen würde. Bei anderen hingegen fallen ästhetische Gründe stärker ins Gewicht, so dass sie die Karies von Zeit zu Zeit lieber behandeln lassen als fleckige Zähne in Kauf zu nehmen. Wieder andere bevorzugen Formen der individuellen Fluoridzuführung (z. B. über Zahnpasta oder angereichertes Kochsalz). In jedem Falle können Sie allen Interessengruppen versichern, dass eine Trinkwasserfluoridierung nach gegenwärtigem Erkenntnisstand kein Krebs- oder Frakturrisiko hervorruft.

3.3   Fallstudie 3: Review zur Wirksamkeit einer Therapie

Schritt 1
Die Reviewfragen formulieren

|

Schritt 2
Die relevante Literatur identifizieren

|

Schritt 3
Die Qualität der Literatur bewerten

|

Schritt 4
Die Evidenz zusammenfassen

|

Schritt 5
Die Ergebnisse interpretieren

Nicht alle Reviews liefern Antworten, die unmittelbare Auswirkungen auf die Praxis haben. Dies kann auf einen Mangel an relevanten Studien zurückzuführen sein. Doch das Fehlen von Evidenz zur Wirksamkeit einer *Intervention* sollte keinesfalls als Evidenz für ihre fehlende Wirksamkeit missverstanden werden.

In dieser Fallstudie wollen wir demonstrieren, wie man Evidenz zur Therapiewirksamkeit recherchiert und bewertet und wie sich ein Reviewer verhält, der mit begrenzter Evidenz konfrontiert ist. Ausgehend von einem veröffentlichten Review zeigt diese Fallstudie in anschaulicher Weise, wie sich die Reviewmethodik auf das Auffinden von Studien, auf die Bewertung ihrer Qualität und auf die Synthese von Studiendaten (ohne Meta-Analyse) anwenden lässt.

3.3.1 Szenario: Antimikrobielle Therapie zur Behandlung chronischer Wunden

Sie sind Allgemeinarzt und arbeiten in einem großen Praxisnetz, wo Sie sich aktiv an der Entwicklung von gemeinsamen Versorgungsstandards engagieren. In der hausärztlichen Versorgung, der im Praxisnetz ein großer Stellenwert eingeräumt wird, wird auch eine große Anzahl von Patienten mit chronischen Wunden unterschiedlicher Ätiologien behandelt. Zur Behandlung dieser Patienten mit antimikrobiellen Präparaten möchten Sie mit Ihren Kollegen einen evidenzbasierten Standard entwickeln. Anfängliche Gespräche mit anderen Netzärzten machen deutlich, dass Ihre Kollegen die Patienten mit den Maßnahmen behandeln, die sie vor vielen Jahren während ihrer medizinischen Ausbildung gelernt oder bei den Krankenschwestern auf den Stationen beobachtet hatten oder die ihnen von Pharmareferenten empfohlen worden waren. Kaum jemand war in der Lage, sein Vorgehen durch zuverlässige Evidenz zu untermauern. Es gibt eine Vielzahl antimikrobieller Präparate, aber der klare Kurs scheint zu fehlen.

Sie tragen sich mit der Absicht, selbst einen Review zu erstellen, beschließen aber vernünftigerweise, zunächst einmal zu prüfen, ob es in der Literatur nicht bereits einen entsprechenden Übersichtsartikel gibt. Über PubMed Clinical Queries (http://www.ncbi.nlm.nih.gov/entrez/query/static/clinical.html) recherchieren Sie in MEDLINE. In das Kästchen für die Suchanfrage unter der Option „Systematic Reviews" geben Sie „antimicrobial chronic wounds" ein und klicken den Startbutton. Die Recherche ergibt zwei Literaturstellen:

- Systematic review of antimicrobial agents used for chronic wounds. *Br J Surgery* 2001; 88: 4–21. (Dieser Review beruht auf dem nachstehend aufgeführten Literaturzitat).
- Systematic review of wound care management: (3) antimicrobial agents for chronic wounds. *Health Technol Assess* 2000, Vol 4:21, zugänglich unter http://www.hta.nhsweb.nhs.uk/htapubs.htm.

Schritt 1: Formulierung der Frage

Freie Frage. Welche der zahlreichen antimikrobiellen Präparate fördern bei Patienten mit chronischen Wunden die Heilung?

Strukturierte Frage

Die *Populationen*	Erwachsene mit verschiedenen Formen chronischer Wunden im ambulanten Bereich. Wir engen die Definition chronischer Wunden auf diabetische Ulzera, venöse Ulzera, Druckulzera sowie chronische Ulzera ein (Pilonidalzysten wurden im vorliegenden Fallszenario nicht berücksichtigt).
Die *Interventionen*	systemische oder topische antimikrobielle Präparate (z. B. Antibiotika, Antimykotika, antivirale und antiseptische Wirkstoffe), die im Vergleich zur Standardtherapie, Placebo oder alternativen antimikrobiellen Wirkstoffen untersucht werden. Präventionsstudien wurden ausgeschlossen.
Die *Endpunkte*	verschiedene Parameter zur Bewertung der Wundheilung wie etwa komplette Heilung, Änderung der Ulkusgröße, Heilungsrate, Heilungsdauer, etc.)
Die *Studiendesigns*	Vergleichsstudien mit oder ohne Randomisierung, bei nicht-randomisierten Studien Beschränkung auf Studien mit zeitgleichen Kontrollen.

Fragekomponenten

Die *Population:* eine klinisch geeignete Patientenstichprobe

Die *Interventionen:* Vergleich der Gruppen mit und ohne Intervention

Die *Endpunkte:* Änderungen des Gesundheitszustands aufgrund der *Intervention*

Das *Studiendesign:* Vorgehensweisen zur Bewertung des Effekts von Interventionen

Schritt 2: Relevante Reviews identifizieren

Um möglichst viele relevante veröffentlichte wie auch unveröffentlichte Studien aufzufinden, wurde eine umfassende Literatursuche ohne Sprachbeschränkungen durchgeführt. In der elektronischen Recherche wurden 17 Datenbanken seit ihrem Bestehen bis Januar 2000 (◻ Tabelle 3.6) berücksichtigt. MEDLINE wurde anhand der in ◻ Tabelle 3.7 genannten Kombination von Suchbegriffen durchsucht. In den übrigen Datenbanken wurde mit modifizierten Versionen dieser Kombinationen recherchiert. Zusätzlich wurden fünf einschlägige Fachzeitschriften, die in den elektronischen Datenbanken nicht erfasst waren, 12 Kongressberichte sowie die Bibliographien aller gefundenen Artikel von Hand durchsucht. Darüber hinaus wurde ein Expertengremium konsultiert, um weitere Studien zu identifizieren, die durch die Recherchen nicht erfasst worden waren. Die Bemühungen, auch wirklich alle relevanten Literaturhinweise aufzuspüren, waren ausgesprochen umfassend, und es sei bemerkt, dass derart intensive Recherchen weit weniger verbreitet sind als gemeinhin angenommen. Die anfängliche Suche ergab 400 potenziell relevante Treffer. Nach Durchsicht von Titeln und Abstracts wurden für 150 Arbeiten die Volltexte zur weiteren Überprüfung beschafft. Trotz erheblicher Anstrengungen wurden schließlich nur 22 Studien (mit insgesamt mehr als 1.000 Patienten) identifiziert, die sich mit der oben formulierten Fragestellung befassten.

Identifizierung relevanter Literaturstellen

- geeignete Kombinationen von Suchbegriffen entwickeln
- relevante elektronische Datenbanken durchsuchen
- andere relevante Quellen durchsuchen
- Volltexte der potenziell relevanten Literaturzitate beschaffen
- Studien anhand vorab festgelegter Auswahlkriterien ein- bzw. ausschließen

3

◘ Tabelle 3.6. Identifizierung der relevanten Literatur über die antimikrobielle Therapie zur Wundversorgung

Durchsuchte elektronische Datenbanken (in alphabetischer Reihenfolge)*
- BIOSIS Previews (Life Science-Datenbank)
- British Diabetic Association Database
- CINAHL (kumulativer Index zu Pflege- und verwandter medizinischer Literatur);
- CISCOM (computergestützter Informationsdienst zur Komplementärmedizin)
- Cochrane Database of Systematic Reviews (CDSR)
- Specialised Trials Register der Cochrane Wounds Groups
- Current Research in Britain (CRIB)
- Database of Abstracts of Reviews of Effectiveness (DARE)
- DHSS (vom britischen Gesundheitsministerium erstellte Datenbank zur Gesundheits-
  versorgung im Rahmen der NHS-Pflege und Primärversorgung von behinderten
  und älteren Patienten)
- Dissertation Abstracts
- EMBASE (Excerpta Medica-Datenbank)
- Index to Scientific and Technological Proceedings
- ISI® Science Citation Index
- MEDLINE (*siehe kombinierte Suchbegriffe in Tabelle C3.2*)
- National Research Register (NRR)
- Royal College of Nursing Database
- System for Information on Grey Literature in Europe (SIGLE)

Flussdiagramm: Studienidentifizierung

**Potenziell relevante Literaturstellen
aus umfassenden elektronischen Recherchen,
Handsuchen und Expertenkontakten**

n = 400 Literaturzitate mit Titeln und Abstracts

**Ausgeschlossene
Literaturstellen**

n = 250

**Beschaffung der Kopien potenziell relevanter
Literaturstellen**

n = 150 Arbeiten

**Nach Bewertung der Volltexte
ausgeschlossene Studien**

n = 128

In den systematischen Review eingeschlossene Studien

n = 22

Diabetische Ulzera: n = 3 Studien
Venöse Ulzera: n = 9 Studien
Druckulzera: n = 4 Studien
Wunden gemischter Ätiologie: n = 6 Studien

**Der Originalreview enthält ökonomische Evaluationen, die hier aber nicht beschrieben werden, da es sich
in dieser Fallstudie um eine Frage zur Therapiewirksamkeit handelt.*

Schritt 3: Qualität des Reviews bewerten

***Studiendesign* als Schwelle für die Studienauswahl.** Bereits zu Beginn bestand die Befürchtung, dass man nur wenige gut angelegte Studien finden würde. Die Schwelle für die Auswahl der Studien wurde entsprechend niedrig angesetzt, und neben randomisierten, kontrollierten Studien und experimentellen Studien ohne Randomisierung wurden auch Beobachtungsstudien mit zeitgleichen Kontrollen zugelassen (◘ Tabelle 2.4). Vergleichsstudien mit historischen Kontrollen und Fall-Kontroll-Studien waren ausgeschlossen, weil das Risiko für Bias in diesen *Studiendesigns* deutlich erhöht ist (◘ Tabelle 2.8). 18 der 22 ausgewählten Studien beanspruchten für sich ein experimentelles *Design* (davon waren aber nur vier eindeutig randomisiert, wenn auch mit Mängeln bei der Verdeckung der Behandlungszuteilung); bei vier Studien handelte es sich um beobachtende Kohortenstudien mit zeitgleichen Kontrollen.

Die **Qualität** einer Studie ist abhängig von dem Grad, in dem *Design*, Durchführung und Analyse die Anfälligkeit der Studie für **Bias** minimiert.

Durch **Bias** wird der „wahre" Effekt einer *Intervention* oder *Exposition* entweder über- oder unterschätzt.

◘ **Tabelle 3.7.** Kombination von Suchbegriffen für die Datenbankrecherche in Ovid MEDLINE zum Auffinden von Literaturstellen zur antimikrobiellen Therapie in der Wundversorgung

Die ursprüngliche Kombination von Suchbegriffen umfasste 58 Begriffe. Die folgende Tabelle präsentiert lediglich eine Auswahl und soll demonstrieren, wie man einzelne Suchbegriffe kombiniert.

Fragekomponenten und Auswahl relevanter Begriffe	Suchbegriffe		Boole'scher Operator (*siehe Glossar*)
	Freitext	MeSH	
Die Populationen: *Patienten mit verschiedenen Formen chronischer Wunden*			
1. decubitus ulcer/ or foot ulcer		x	
2. leg ulcer/ or varicose ulcer/		x	
3. skin ulcer/		x	
4. diabetic foot/		x	
5. ((plantar or diabetic or heel or venous or stasis or arterial) adj ulcer).tw	x		OR (erfasst die *Population*)
6. ((decubitus or foot or diabetic or ischaemic or pressure) adj ulcer).tw	x		
7. ((pressure or bed) adj Sore$	x		
8. *zusätzliche Begriffe (siehe im Originalbericht des Reviews)*			
9. or/1–8			
Die Interventionen: *Therapien chronischer Wunden*			
10. debridement/or biological dressings/or bandages		x	
11. occlusive dressings/or clothing/or wound healing/		x	
12. antibiotics/or growth substances/or platelet-derived growth factor/		x	
13. (debridement or dressing$ or compress$ or cream$ or (growth adj factor$)).tw	x		OR (erfasst die *Intervention*)
14. antibiotic$ or (electric adj therapy) or laser$ or nutrition$ or surg$).tw	x		
15. (homeopath$ or acupuncture or massage or reflexology or ultrasound).tw	x		
16. *zusätzliche Begriffe (siehe im Originalbericht des Reviews)*			
17. or/10–16			

▼

3

◻ **Tabelle 3.7.** Fortsetzung

Fragekomponenten und Auswahl relevanter Begriffe	Suchbegriffe		Boole'scher
	Freitext	MeSH	Operator (*siehe Glossar*)
Die Endpunkte:			
Zur Erfassung der *Endpunkte* wurde keine Recherche durchgeführt.			
18. and/9,17			AND (kombiniert *Population* und *Intervention*)
Die Studiendesigns			
19. random allocation/or randomized controlled trials/		x	
20. controlled clinical trials/or clinical trials phase I/or clinical trials phase II/		x	
21. single-blind method/or double blind method/		x	OR (erfasst das *Studiendesign*)
22. ((random$ adj controlled adj trial$) or (prospective adj random$).tw.	x		
23. zusätzliche Begriffe (siehe im Originalbericht des Reviews)			
24. or/19–23			
25. 18 and 24			AND (kombiniert *Population* und *Intervention* und *Studiendesigns*)
26. limit 25 to human			

Befehle und Symbole für die Recherche in Ovid Medline

/	Suche anhand von MeSH-Begriffen (Medical Subject Headings), z. B. "diabetic foot/" sucht im Thesaurus nach einem MeSH-Begriff
adj	Umgebungs- und Nachbarschaftssuche, z. B. legt "growth adj factors$" fest, dass diese Begriffe nebeneinander vorkommen sollen
.tw	Textwortsuche, z. B. "diabetic adj ulcer.tw" sucht nach im Titel oder Abstract nebeneinander stehenden Textwörtern
$	Trunkierung, z. B. "random$" erfasst Begriffe, die mit demselben Stamm beginnen, aber unterschiedliche Endungen aufweisen, z. B. randomised, randomized, randomisation

Die Originalrecherche ist Teil des vollständigen Reviewberichts, der unter http://www.hta.nhsweb.nhs.uk/htapubs.htm zugänglich ist.

Beschreibung der Studienqualität. Wie eine Qualitätscheckliste erstellt wird, zeigt Ihnen ◻ Tabelle 3.8. Damit können die ausgewählten Studien systematisch auf die typischen allgemeinen Biasformen untersucht werden: Besteht ein Potenzial für Selektionsbias?... für Durchführungsbias?..... für Messungsbias?.... für Verlustbias? (◻ Tabelle 2.11). Gleichzeitig sollten Sie Qualitätsmerkmale in Betracht ziehen, die sich spezifisch auf die *Populationen, Interventionen* und *Endpunkte* Ihrer Reviewfrage beziehen. In diesem Review waren die Angemessenheit der Ein- und Ausschlusskriterien sowie die Vergleichbarkeit der Gruppen in Bezug auf den Ulkusschweregrad bei Studienbeginn besonders wichtig, weil Bedenken bestanden, dass die Methoden zur Minimierung von Selektionsbias nicht zuverlässig genug waren. Die Bewertung des Wundheilungsprozesses zur Erfassung der *Endpunkte* ist eine weitere Schwachstelle im *Design*, selbst wenn man versuchte, Bias bei der Messung der *Endpunkte* durch Verblindung der Untersucher zu minimieren. Das hängt damit zusammen, dass die Bewertung der *Endpunkte* zu qualitativen Unterschieden

◻ **Tabelle 3.8.** Qualitätscheckliste zur Bewertung von Studien über die Wirksamkeit antimikrobieller Präparate zur Behandlung chronischer Wunden

Klinische Frage und Auswahlkriterien

— Art der Frage Bewertung der Wirksamkeit
— *Studiendesign* Evaluation der therapeutischen Wirksamkeit mit Schwerpunkt auf dem Vergleich verschiedener Behandlungsoptionen (*siehe Tabelle 2.4*)
— *Design*schwelle Einschlusskriterien randomisierte, kontrollierte Studien (*siehe Tabelle 2.8*) experimentelle Studien ohne Randomisierung Kohortenstudien mit zeitgleichen Kontrollen
  Ausschlusskriterien: Studien mit historischen Kontrollen Fall-Kontroll-Studien

Die Qualitätscheckliste

a) Allgemeine Qualitätsmerkmale für die Checkliste (siehe auch Tabellen 2.10 und 2.11)
— **adäquate Generierung der Zufallsfolge für die Zuteilung der Patienten zu Interventionen**
  computergenerierte Zufallszahlen oder Zufallszahlentabellen
— **adäquate Verdeckung der Behandlungszuteilung**
  Methoden, die zuverlässig verhindern, dass Ärzten und Patienten die Zuteilungsfolge vorab bekannt ist, z. B. durch zentralisierte Echtzeitrandomisierung oder von der Krankenhausapotheke überwachte Randomisierung in offenen Studien oder fortlaufend nummerierte identische Behälter in verblindeten Medikamentenstudien
— **adäquate Verblindung**
  Ärzte / Pflegepersonal, Studienpatienten und Bewerter von Endpunkten
— ***a-priori*-Schätzung der Stichprobengröße**
— **Beschreibung der Studienabbrüche**
  Angabe von Anzahl *und* Gründen für jede Gruppe
— **Intention-to-Treat-Analyse** (ITT)
  Berücksichtigung aller Studienabbrecher / Nachbeobachtungsverluste in der Analyse, so dass die Berechnungen wirklich gemäß ITT-Prinzip durchgeführt werden können

b) Spezifische Qualitätsmerkmale aus den klinischen Besonderheiten der Reviewfrage
— **Die Population**
  korrekte Ein- und Ausschlusskriterien
  Vergleich des Schweregrades der Wunde zu Beginn der Studie
— **Die Interventionen**
  hier: keine Merkmale
— **Der Endpunkt**
  Hierarchie der Endpunkte (vollständige Heilung > Ulkus-Heilungsquotient, Heilungsindex, Verbesserungsscores > mikrobielles Wachstum)

Zur Beschreibung der Studienqualität siehe Tabelle 3.9.

führen könnte. Beispielsweise kämen für die Bewertung von Heilung als mögliche *Endpunkte* entweder komplette Heilung, Ulkusheilungsquotient, Heilungsindex, Verbesserungsscores etc. in Frage. Dabei sollte man die komplette Heilung aufgrund ihrer Bedeutung für den Patienten als den wichtigsten *Endpunkt* ansehen. Unter Berücksichtigung sowohl allgemeiner als auch spezifischer Merkmale können

3

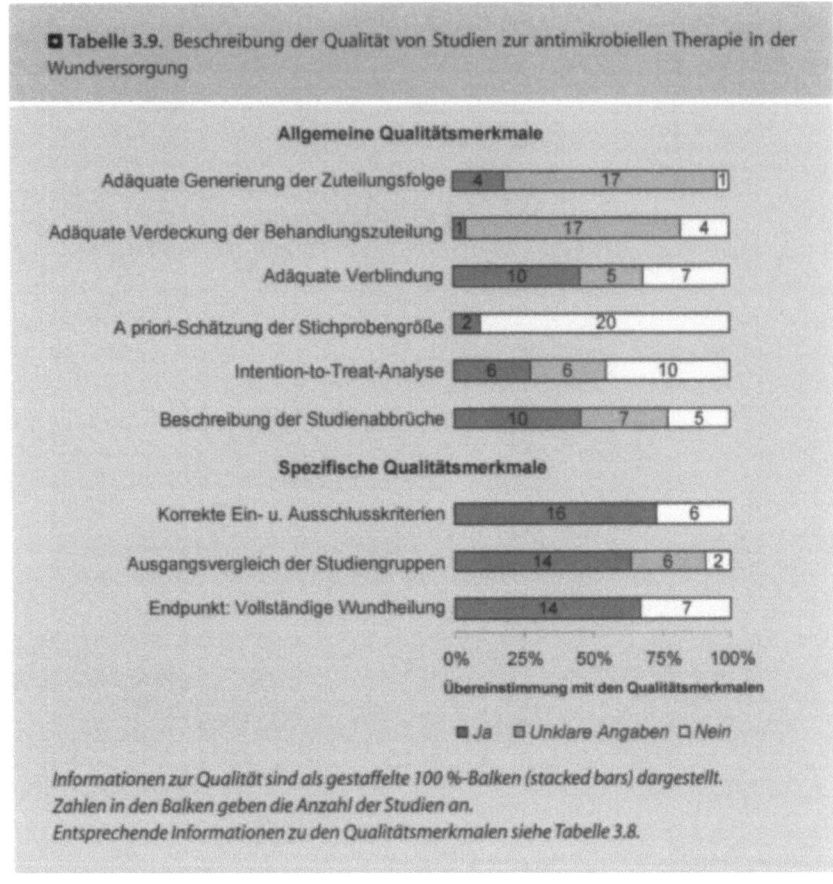

■ **Tabelle 3.9.** Beschreibung der Qualität von Studien zur antimikrobiellen Therapie in der Wundversorgung

Allgemeine Qualitätsmerkmale

Adäquate Generierung der Zuteilungsfolge | 4 | 17 | 1
Adäquate Verdeckung der Behandlungszuteilung | 1 | 17 | 4
Adäquate Verblindung | 10 | 5 | 7
A priori-Schätzung der Stichprobengröße | 2 | 20
Intention-to-Treat-Analyse | 6 | 6 | 10
Beschreibung der Studienabbrüche | 10 | 7 | 5

Spezifische Qualitätsmerkmale

Korrekte Ein- u. Ausschlusskriterien | 16 | 6
Ausgangsvergleich der Studiengruppen | 14 | 6 | 2
Endpunkt: Vollständige Wundheilung | 14 | 7

0%   25%   50%   75%   100%
Übereinstimmung mit den Qualitätsmerkmalen

■ Ja   ▣ Unklare Angaben   ☐ Nein

Informationen zur Qualität sind als gestaffelte 100 %-Balken (stacked bars) dargestellt.
Zahlen in den Balken geben die Anzahl der Studien an.
Entsprechende Informationen zu den Qualitätsmerkmalen siehe Tabelle 3.8.

wir, wie in ■ Tabelle 3.8 vorgeführt, eine Qualitätscheckliste entwickeln, die insgesamt neun Punkte umfasst. Auch wenn wir diese Checkliste anwenden (■ Tabelle 3.9), bleibt die Qualität der Studien unseres Reviews in vielen Fällen aufgrund der mangelhaften Beschreibung des Methodenteils unklar. Und wenn die gesuchten Informationen zur Verfügung stehen, dann erfüllen viele Studien oftmals nicht den gewünschten Qualitätsstandard. So fehlen etwa bei angeblich randomisierten Studien aussagekräftige Angaben über die Generierung der Zuteilungsfolge oder die Verdeckung der Behandlungszuteilung.

Schritt 4: Evidenz zusammenfassen

■ Tabelle 3.10 enthält eine knappe deskriptive Zusammenfassung der Charakteristika der eingeschlossenen Studien und der beobachteten Effekte. In den Studien war eine Reihe von Behandlungsoptionen verglichen worden, aber ausschließlich mit geringen Patientenzahlen zwischen 8 und 52 pro Gruppe. Die Nachbeobachtungsdauer variierte erheblich und lag zwischen 2 und 20 Wochen, und auch die gewählten *Endpunkt*parameter waren nicht einheitlich. Die unterschiedliche Beantwortung der Frage, wer welche Therapie über welchen Zeitraum erhielt und wie die *Endpunkte* bestimmt wurden, öffnet klinischer Heterogenität Tür und Tor und macht eine sinnvolle Synthese der Ergebnisse schwierig (und eine Meta-Analyse unmöglich).

Heterogenität bezeichnet die Variabilität der Effekte zwischen einzelnen Studien. Heterogenität zwischen Studien entsteht aufgrund von Ungleichheiten hinsichtlich der wichtigsten Charakteristika ihrer *Populationen*, *Interventionen* und *Endpunkte* (klinische Heterogenität) sowie in bezug auf *Studiendesigns* und Qualität (methodische Heterogenität).

Bei der Untersuchung der Effekte zeigen sich in den Einzelstudien oft hohe Werte für die Odds Ratios (OR) als Punktschätzer. Doch die meisten Effekte sind statistisch nicht signifikant, da ihre 95 %-Konfidenzintervalle (95 %-CI) die Möglichkeit einschließen, dass kein Effekt oder vielleicht sogar ein schädigender Effekt vorhanden ist. Wunderlich (1991) fand z. B. heraus, dass das silberhaltige Präparat SIAX mit einer OR von 3,9 besser abschnitt als verschiedene Kontrollbehandlungen. Das dazugehörige 95 %-CI beträgt jedoch 0,7 bis 22,1. Ebenso konnte Alinovi (1986) zeigen, dass die Heilungsrate schlechter ausfiel, wenn im Vergleich zur alleinigen Standardversorgung die übliche Versorgung durch systemische Antibiotika ergänzt wurde. Die OR in diesem Fall beträgt 0,54, das 95 %-CI aber 0,1 bis 1,9. Und selbst wenn die Ergebnisse statistisch signifikant waren [Morias (1979) z. B. gibt eine OR von 20,3 bei einem 95 %-CI von 1,1 bis 375,1 an], ist die Schätzung aufgrund der geringen Stichprobengröße recht ungenau. In Anbetracht der geringen Qualität der Studien könnte man sich auf ein solches Ergebnis guten Gewissens wohl kaum verlassen, selbst wenn es statistisch signifikant wäre.

☐ **Tabelle 3.10.** *Kurze* Zusammenfassung der Ergebnisse von Studien, die in einem systematischen Review zu antimikrobiellen Wirkstoffen in der Wundversorgung berücksichtigt wurden. (Nicht alle Vergleiche, die in den Originalreview eingeschlossen wurden, sind in dieser Tabelle angegeben.)

Populations-subgruppen	Interventionen (Anzahl der Patienten/Ulzera pro Gruppe)		Endpunkte		Effekte
Autor/ Publikationsjahr	Kontrollgruppe (Standard/Placebo)	experimentelle Gruppe	Beobachtungs-zeitraum	Bewertungs parameter [+]	Effektschätzer[*] (95 %-KI)
diabetische Ulzera	systemische Therapien				
Chanteleau 1996	Placebo (22)	Antibiotika (22)	3 Wochen	komplette Heilung	OR: 0,45 (0,1 – 1,6)
Lipsky 1990	Cephalexin (29)	Clindamycin (27)	2 Wochen	komplette Heilung	OR: 1,31 (0,4 – 4,0)
	topische Therapien				
Vandeputte (unveröffentlicht)	Hydrogel (15)	Chlorhexidin (14)	12 Wochen	komplette Heilung	OR: 0,07 (0,007 – 0,7)
venöse Ulzera	systemische Therapien				
Huovinen 1994	Ciprofloxacin (12)	Trimethoprim (12)	12 Wochen	komplette Heilung	OR: 2,14 (0,38 – 12,2)
Alinovi 1986	Standard (24)	Antibiotika + Standard (24)	3 Wochen	komplette Heilung	OR: 0,54 (0,1 – 1,9)
	topische Therapien				
Pierard-Franchimont 1997	Hydrokolloid (21)	Povidonjod + Hydrokolloid (21)	8 Wochen	medianer Heilungsindex	ES: 1,00 (–0,4 – 2,4)
Bishop 1992	Placebo (29)	Silbersulpha-diazin (30)	4 Wochen	komplette Heilung	OR: 7,57 (0,8 – 67,4)

+   In Studien mit mehreren Endpunkten wird der Endpunkt mit der größten klinischen Relevanz angegeben. Dabei gilt folgende Rangordnung: Komplette Heilung> Ulkusheilungsquotient, Heilungsindex, Verbesserungsscores > mikrobielles Wachstum.

*   Odds Ratio (OR) > 1 und Effektgröße (ES) > 0 weist auf eine Verbesserung des Ergebnisses *unter der* experimentellen Therapie.

Für Hinweise zur tabellarischen Darstellung siehe Tabelle 2.14.

▼

3

◘ Tabelle 3.10. Fortsetzung

Populations-subgruppen	Interventionen (Anzahl der Patienten/Ulzera pro Gruppe)		Endpunkte		Effekte
Autor/ Publikationsjahr	Kontrollgruppe (Standard/Placebo)	experimentelle Gruppe	Beobachtungs-zeitraum	Bewertungs parameter +	Effektschätzer* (95 %-KI)
Cameron 1991	medikamentenfreies Tullegras (15)	Mupirocin-haltiges Tullegras (15)	12 Wochen	komplette Heilung	OR: 1,31 (0,31 – 5,49)
Salim 1991	Allopurinol (51)	Dimethyl-sulphoxid (50)	12 Wochen	komplette Heilung	OR: 2,04 (0,36 – 11,69)
Wunderlich 1991	verschiedene Zubereitungen (20)	Silber-Aktiv-kohleverband (20)	6 Wochen	komplette Heilung	OR: 3,86 (0,7 – 22,1)
Blair 1988	Kochsalzlösung (30)	Silbersulpha-diazin (30)	12 Wochen	komplette Heilung	OR: 0,43 (0,14 – 1,38)
Pegum 1968	Scharpie (17)	Polynaxylin + Scharpie (17)	bis zur Heilung	mittlerer Ulkus-heilungsquotient	ES: – 0,30 mm²/Tag (–2,1 – 1,5)
Druckulzera Della Marchina 1997	**topische Therapien** alternatives Spray (10)	antiseptisches Spray (9)	15 Tage	komplette Heilung	OR: 2,57 (0,19 – 34,6)
Toba 1997	Povidonjod / Zucker (11)	Gentianviolett 0,1 % gemischt mit Dibutyryl-cAMP (8)	14 Wochen	mittlere ver-bleibende Wund-fläche in % vom Ausgangswert	ES : 11,1 (–8,69 – 30,89)
Gerding 1992	A&D Salbe (13)	DermaMend (26)	4 Wochen	Anzahl der ver-besserten Scores	OR: 6,57 (1,30 – 33,34)
Huchon 1992	Hydrokolloid (38)	Povidonjod (38)	8 Wochen	verbesserte Scores	OR: 0,46 (0,2 – 1,4)
chronische Ulzera gemischter Ätiologie Valtonen 1989	**systemische Therapien** Desinfektions-mittel (8)	Ciprofloxacin + Desinfektions-mittel (18)	12 Wochen	komplette Heilung	OR: 3,84 (0,2 – 83,5)
Morias 1979	Placebo (29)	Levamisol (30)	20 Wochen	komplette Heilung	OR: 20,33 (1,1 – 375,1)
Worsley 1991	**topische Therapien** Hydrokolloid (12)	Povidonjod–Salbe (15)	12 Wochen	Komplette Heilung	OR: 0,31 (0,05 – 2,08)
Beitner 1985	Kochsalzlösung (10)	Benzoylperoxid 20 % (10)	6 Wochen	Mittlere ver-bleibende Wund-fläche in %	ES: 34,10 (21,1 – 47,1)
Margraf 1977	verschiedene Wirkstoffe (10)	Silber-Zink-Allantoin-Salbe (10)	bis zur Heilung	Mittlere Heilungs-dauer (in Tagen)	ES 59,0 (34,12 –83,88)
Marzin 1982	Benzoyl-peroxid (20)	Kollagengel (20)	12 Wochen	Verbleibende Wundfläche	Kein Effektschätzer angegeben (p<0,01)

+   In Studien mit mehreren Endpunkten wird der Endpunkt mit der größten klinischen Relevanz angegeben.
     Dabei gilt folgende Rangordnung: Komplette Heilung> Ulkusheilungsquotient, Heilungsindex, Verbesserungsscores > mikrobielles Wachstum.
*   Odds Ratio (OR) > 1 und Effektgröße (ES) > 0 weist auf eine Verbesserung des Ergebnisses *unter der* experimentellen Therapie.

Für Hinweise zur tabellarischen Darstellung siehe Tabelle 2.14.

Schritt 5: Ergebnisse interpretieren

Dieser Review zeigt, dass der Stellenwert verschiedener antimikrobieller Präparate zur Wundversorgung nur selten durch wissenschaftliche Untersuchungen begründet wird. Trotz ausgedehnter Literaturrecherchen konnten nur wenige relevante Studien (◘ Tabelle 3.6) von relativ schwacher Qualität (◘ Tabelle 3.9) ausfindig gemacht werden. Eine deskriptive Zusammenfassung der Evidenz zeigt, dass die beobachteten Effekte dem Anschein nach befriedigend sind (ein Grund vielleicht, weshalb diese Studien trotz ihrer schwachen Qualität veröffentlicht wurden). Aber sie sind auch ungenau, da insgesamt viel zu wenige Patienten untersucht worden waren (◘ Tabelle 3.10). Technisch gesehen hatten die Studien nicht genügend Power. In solchen Situationen kann ein Effekt, der möglicherweise vorhanden ist, nicht nachgewiesen und somit die Wirksamkeit der *Interventionen* auch nicht belegt werden. Keines der gebräuchlichen antimikrobiellen Präparate, die derzeit zur Behandlung verschiedener Arten chronischer Ulzera eingesetzt werden, wurde mit einer zuverlässigen Studienmethodik untersucht, d. h. in Studien mit angemessenem *Design* und konsequenter Durchführung, mit klinisch relevanten *Endpunkten* und ausreichender Stichprobengröße. Aus diesem Grund können auch keine Empfehlungen hinsichtlich Überlegenheit bzw. mangelnder Wirksamkeit der einzelnen antimikrobiellen Wirkstoffe gegeben werden. Es braucht kaum extra betont zu werden, dass weiterer Forschungsbedarf besteht.

3.3.2 Auflösung des Szenarios

Sie sind völlig überrascht, dass die Evidenz zu einem so häufig auftretenden Problem wie chronischen Wunden, die sich erheblich auf die Medikamentenkosten in Ihrem Praxisnetz auswirken, derart spärlich ist. Sie sehen daher derzeit keine Möglichkeit, in Ihrem Praxisnetz einen gemeinsamen Standard zur Behandlung chronischer Wunden zu entwickeln, der sich auf zuverlässige Evidenz stützen könnte.

Wenn Evidenz zur Wirksamkeit einer *Intervention* fehlt, bedeutet dies nicht, dass sie auch unwirksam ist! Sie beschließen also mit ihren Kollegen, Ihren Standard vernünftigerweise auf gesunden Menschenverstand und Kollegenkonsens aufzubauen. Das hält alle bei Laune. Sie kommen allerdings überein, in Abständen nach neuen wissenschaftlichen Belegen zu suchen und Ihre Vorgehensweise zu aktualisieren, falls neue zuverlässige Evidenz verfügbar wird.

Zusätzlich können Sie die Initiative ergreifen und mithelfen, die Evidenzlücke zu füllen, die sich Ihnen durch den Review aufgetan hat. Natürlich könnten Sie, wenn Sie das möchten, eine eigene methodisch hochwertige klinische Studie planen und starten und dafür die nötigen Mittel beschaffen. Eine andere und unserer Ansicht nach praktikablere Möglichkeit besteht darin, für eine (eventuell) laufende klinische Studie mit gutem Studien*design* selbst Patienten zu rekrutieren.

Mit **Power** bezeichnen wir die Fähigkeit einer Studie, einen tatsächlich vorhandenen Effekt statistisch auch nachzuweisen. Sie steht mit der Stichprobengröße in Zusammenhang. Je größer die Stichprobe, desto stärker die Power und desto geringer das Risiko, dass ein möglicher Effekt übersehen wird.

Effekt ist ein Maß für den Zusammenhang zwischen einer *Intervention* bzw. *Exposition* und einem *Behandlungsergebnis*.

Der **Punktschätzer** eines Effekts bezeichnet den in einer Studie beobachteten Wert.
Das **Konfidenzintervall** drückt die Ungenauigkeit des Punktschätzers aus, d.h. es gibt den Bereich an, in dem der „wahre" Wert der Effektgröße mit einer gewissen Wahrscheinlichkeit erwartet werden kann (z.B. 95%).

3.4   Fallstudie 4: Reviews zur Testgenauigkeit

Schritt 1
Die Reviewfragen formulieren
|
Schritt 2
Die relevante Literatur identifizieren
|
Schritt 3
Die Qualität der Literatur bewerten
|
Schritt 4
Die Evidenz zusammenfassen
|
Schritt 5
Die Ergebnisse interpretieren

Der Nutzen diagnostischer *Tests* und diagnostischer Verfahren für die Patientenversorgung rückt seit einigen Jahren verstärkt in das Zentrum der klinischen und gesundheitspolitischen Diskussion. In unserem letzten Fallbeispiel wollen wir Ihnen einen Ausblick auf ein ganz neues, rasch expandierendes Feld geben: Systematische Reviews zur Bewertung der Testgenauigkeit, wobei wir keinen Anspruch erheben, die Literatur zur Erstellung von Reviews über Testgenauigkeit erschöpfend darzustellen.

An einem klinischen Szenario demonstrieren wir Ihnen, wie sich die Grundprinzipien der systematischen Übersichtsarbeit auch auf die Zusammenfassung von Studien über die Genauigkeit von *Tests* anwenden lassen und die Anforderungen an eine gute Meta-Analyse (Untersuchung von Heterogenität, quantitative Datensynthese, Subgruppen-Meta-Analyse und die angemessene Interpretation von Ergebnissen) umgesetzt werden können.

3.4.1   Szenario: Ultraschall als bildgebender Test bei postmenopausalen Frauen mit Vaginalblutung

Sie sind Gynäkologin in einer Kleinstadt. Der Anteil älterer Patientinnen ist in Ihrer Praxis vergleichsweise groß. Häufig kommen Frauen in Ihre Praxis, bei denen nach der Menopause Vaginalblutungen aufgetreten sind. Bisher haben Sie diese Patientinnen routinemäßig in die Klinik in der nächst größeren Stadt eingewiesen, um eine Ausschabung unter Narkose durchführen zu lassen. Bei der hohen Auflösung der neueren Ultraschallgeräte fragen Sie sich, ob bei postmenopausalen Frauen mit abnormalen Vaginalblutungen krankhafte Veränderungen durch eine Ultraschalluntersuchung der Gebärmutter zuverlässig ausgeschlossen werden können. Auf diese Weise könnte man bei Frauen mit einem negativen *Test*ergebnis auf eine Operation verzichten.

Sie recherchieren in MEDLINE über PubMed Clinical Queries (http://www.ncbi.nlm.nih.gov/entrez/query/static/clinical.html), geben als Suchanfrage „ultrasound postmenopause" unter „Systematic Reviews" ein und klicken den Startbutton an. Zum gewünschten Thema erhalten Sie folgende, anscheinend relevante Literaturzitate:

— Evaluation of the woman with postmenopausal bleeding: Society of Radiologists in Ultrasound-Sponsored Consensus Conference statement. *J Ultrasound Med* 2001; **20**:1025–36 (dies ist kein Review).
— Ultrasonograpic measurement of endometrial thickness for diagnosing pathology in women with postmenopausal bleeding: A meta-analysis. *Acta Obstet Gynecol Scand* 2002; 81:799–816 (dies scheint zum jetzigen Zeitpunkt der aktuellste Literaturhinweis).

Schritt 1: Formulierung der Frage

Freie Frage. Lässt sich bei postmenopausalen Frauen mit abnormer Vaginalblutung durch Ultraschall des kleinen Beckens ein Uteruskarzinom zuverlässig ausschließen?

Strukturierte Frage

Die *Population*	Frauen mit postmenopausaler Vaginalblutung in einem ambulanten Setting (Primärversorgung).
Der *Test*	Bestimmung der Endometriumdicke durch Ultraschall des kleinen Beckens (siehe ◘ Tabelle 3.11). Dabei interessieren Sie sich in erster Linie für die Genauigkeit des negativen *Test*ergebnisses.
Der *Referenzstandard*	Histologisch nachgewiesenes Endometrium-Karzinom. Endometrium und Uterus können zahlreiche krankhafte (benigne, präkanzeröse und maligne) Veränderungen aufweisen. Die wichtigste Fragestellung in Ihrer *Population* ist das Endometriumkarzinom, wobei Sie in erster Linie am Ausschluss der Karzinomdiagnose interessiert sind. Wir wollen uns daher auf diese Diagnose konzentrieren, nicht zuletzt, um den Fall überschaubar zu halten.
Das *Studiendesign*	Studien zur *Test*genauigkeit, d. h. Beobachtungsstudien, in denen die Ergebnisse eines *Tests* (Endometrium-Ultraschall) gegen einen *Referenzstandard* (Histologie des Endometriums) verglichen werden.

Fragekomponenten

Die *Population:* eine klinisch geeignete Patientenstichprobe

Der *Test:* der *Test*, dessen Vorhersagewert beurteilt werden soll

Der *Referenzstandard:* ein als „Goldstandard" verwendeter *Test*, der eine Diagnose bestätigt oder ausschließt

Das *Studiendesign:* Vorgehensweisen zur Bewertung des prädiktiven Wertes eines *Tests*

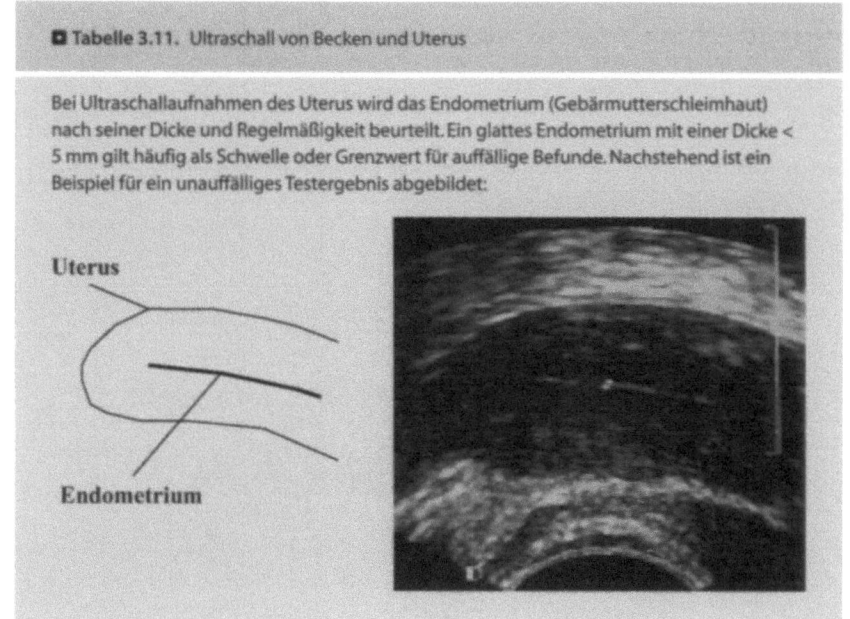

◘ **Tabelle 3.11.** Ultraschall von Becken und Uterus

Bei Ultraschallaufnahmen des Uterus wird das Endometrium (Gebärmutterschleimhaut) nach seiner Dicke und Regelmäßigkeit beurteilt. Ein glattes Endometrium mit einer Dicke < 5 mm gilt häufig als Schwelle oder Grenzwert für auffällige Befunde. Nachstehend ist ein Beispiel für ein unauffälliges Testergebnis abgebildet:

Uterus

Endometrium

Identifizierung relevanter Literaturstellen
- geeignete Kombinationen von Suchbegriffen entwickeln
- relevante elektronische Datenbanken durchsuchen
- andere relevante Quellen durchsuchen
- Volltexte der potentiell relevanten Literaturzitate beschaffen
- Studien anhand vorab festgelegter Auswahlkriterien ein- bzw. ausschließen

Schritt 2: Identifizierung relevanter Reviews

Die elektronische Recherche wurde so aufgebaut, dass zu Beginn alle relevanten Literaturstellen zu Ultraschalluntersuchungen des Endometriums erfasst wurden. Diese wurden dann auf Studien gescreent, in denen die Vorhersagekraft von Ultraschalluntersuchungen für ein Endometriumkarzinom bei postmenopausalen Frauen mit untersucht wurde. MEDLINE und EMBASE wurden ohne Sprachbeschränkungen durchsucht. Die Suchbegriffe umfassten MeSH-Begriffe, Textwörter und entsprechende Varianten wie [„ultrasound OR sonography" AND „endometrium OR uterus"]. Die erzielten Treffer wurden auf Untersuchungen am Menschen eingegrenzt. Ergänzt wurde die elektronische Suche durch Handsuchen in den Bibliographien bekannter Primärstudien und Übersichtsartikel (◘ Tabelle 3.12). Insgesamt wurden in den Review 57 Studien (mit 9.031 Patientinnen) eingeschlossen. Davon befassten sich 21 Studien mit der Frage, wie genau die Vorhersagekraft eines Endometrium-Ultraschall (mit einer Endometriumdicke von 5 mm als Grenzwert für pathologische Befunde) ist, um ein Endometriumkarzinom zu diagnostizieren.

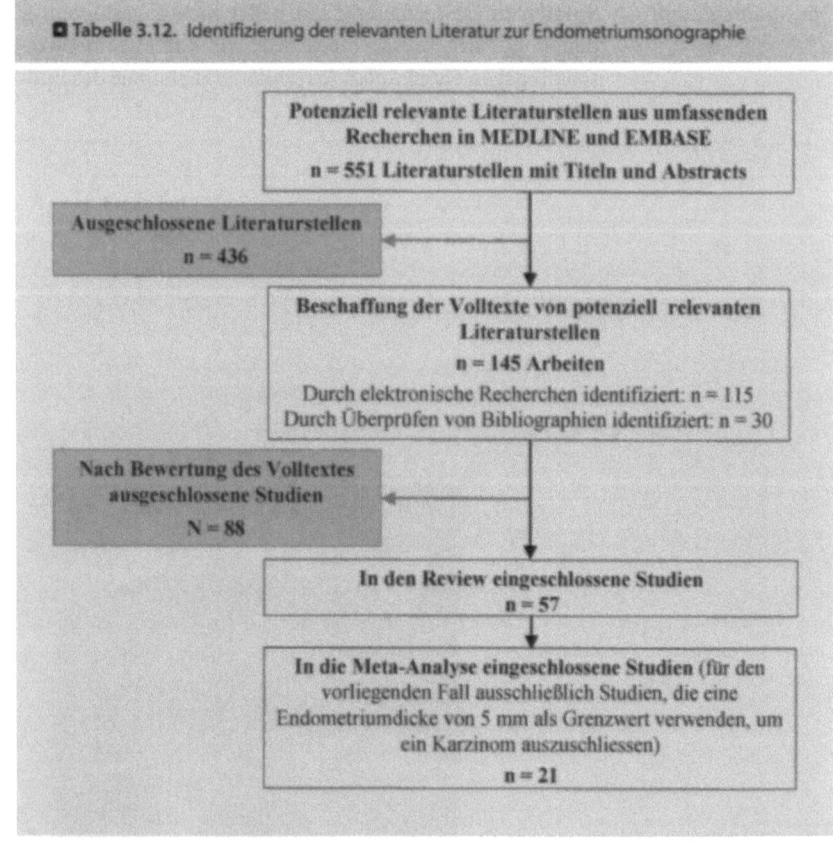

◘ Tabelle 3.12. Identifizierung der relevanten Literatur zur Endometriumsonographie

Schritt 3: Qualität des Reviews bewerten

Qualität von Studien zur Testgenauigkeit bewerten. Zwischen einer Studie zur *Testgenauigkeit* und einer Studie zur Wirksamkeit von Interventionen gibt es entscheidende Unterschiede. Ein *Referenzstandard* ist ein *Test*, der die Anwesenheit bzw. Abwesenheit einer Erkrankung zweifelsfrei nachweisen oder ausschließen kann. Aus diesem Grund wird er zuweilen auch als „Goldstandard" bezeichnet. Im Folgenden wollen wir einige grundlegende Eigenschaften von *Design-* und Qualitätsmerkmalen einer Studie zur *Testgenauigkeit* erläutern (◨ Tabelle 3.13). Wie ◨ Tabelle 3.13 zeigt, gibt es auch bei Studien zur *Testgenauigkeit* zahlreiche Biasquellen. So kann es zu Selektionsbias kommen, wenn die Stichprobe die zugrunde liegende *Population* nicht ausreichend repräsentiert. Bei Auswahl einer Zufallsstichprobe oder Einschluss von konsekutiven Patienten in die Studie tritt dieser Fehler seltener auf. Bias kann auftreten, wenn *Test* und *Referenzstandard* die Patientenvorbereitung, Einzelheiten zu den Messungen, die Berechnung der Ergebnisse oder die Schwellenwerte für die Definition des pathologischen Bereichs nur unzureichend beschreiben. Der *Referenzstandard* sollte ein anerkannter Goldstandard sein und unabhängig vom betreffenden *Test* eingesetzt werden. Zudem sollten die Personen, die den *Referenzstandard* zur Bestätigung (Verifizierung) der Diagnose auswerten, gegenüber den Ergebnissen der *Test*messungen verblindet sein und umgekehrt. Durch Verblindung kann Bias vermieden werden, da keiner der Auswerter die Ergebnisse des anderen kennt und dadurch die eigenen Messungen unbeeinflusst beurteilen kann. In der Verifizierungsphase können systematische Fehler auftreten, wenn der *Referenzstandard* nicht bei allen Patienten angewendet wird bzw. die Durchführung davon beeinflusst ist, ob das *Test*ergebnis positiv oder negativ ausgefallen ist. Die Entwicklung einer detaillierten Qualitätscheckliste, mit der die Studien zur Genauigkeit der Endometriumsonographie bewertet werden, folgt den gleichen Prinzipien, die in Schritt 3 erläutert wurden. Dabei werden die einzelnen Elemente des *Studiendesigns* (allgemeine Qualitätsmerkmale) mit Elementen ergänzt, die sich aus der eigenen Reviewfrage ergeben (spezifische Qualitätsmerkmale) (siehe ◨ Tabelle 3.13). Eine Überprüfung der relevanten allgemeinen Qualitätsmerkmale von Studien zur *Test*genauigkeit in diesem Review zeigt, dass der Ultraschall*test* und die histologische Untersuchung des Endometriums, die als *Referenzstandard* dient, voneinander unabhängig sind. Damit müssen nur noch die übrigen methodischen Merkmale untersucht werden, die sich auf Patientenrekrutierung, Verblindung von Beobachtern und Vollständigkeit der Diagnosebestätigung beziehen. Von den Qualitätsmerkmalen, die sich spezifisch aus der Reviewfrage ergeben, ist die ausreichende Beschreibung der *Population* essenziell, um nachzuweisen, dass die Stichprobe auch wirklich das Spektrum an Krankheiten repräsentiert, das in einer allgemeingynäkologischen Praxis gesehen wird. Ansonsten sind die in der Studie beschriebenen Genauigkeitsmaße nicht anwendbar. Im Hinblick auf den *Test* ist es entscheidend, dass der Schwellenwert von 5 mm *a priori* definiert wurde. Bei einer nachträglichen Definition der Schwelle kann nicht ausgeschlossen werden, dass die Festlegung nach Kenntnis der Studienergebnisse erfolgte und somit manipulierbar war. Und schließlich ist für die Validität der ausgewählten Studien der richtige *Referenzstandard*, hier die Verwendung einer adäquaten Endometriumprobe, von entscheidender Bedeutung. Zu den adäquaten Methoden der Entnahme von Endometriumproben zählen die Hysterektomie und die sonographisch geführte Biopsie.

Die **Qualität** einer Studie ist abhängig von dem Grad, in dem *Design*, Durchführung und Analyse die Anfälligkeit der Studie für **Bias** minimiert.

Durch **Bias** wird die „wahre" Genauigkeit eines *Tests* über- oder unterschätzt.

3

◘ **Tabelle 3.13.** Design und Qualität von Studien zur Genauigkeit sonographischer Endometriummessungen

Einfache Beschreibung des Studiendesigns
Eine Beobachtungsstudie, die bei Personen einer relevanten *Population* einen Test durchführt und die Ergebnisse mit denen eines *Referenzstandards* vergleicht, wie z.B. Studien bei Frauen mit postmenopausalen Blutungen, in denen die Ergebnisse der Endometriumsonographie und der Endometriumhistologie miteinander verglichen werden.

Flussdiagramm für eine Studie mit wichtigen allgemeinen Qualitätsmerkmalen

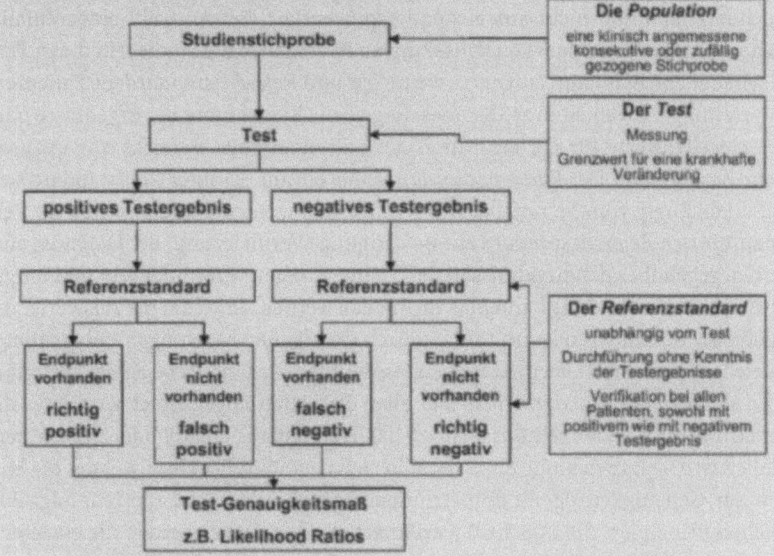

Eine Qualitätscheckliste entwickeln

a) Allgemeine Qualitätsmerkmale aus publizierten Leitfäden zur Bewertung der Testgenauigkeit
- Rekrutierung der Personen (konsekutive oder Zufallsstichprobe)
- Test und Referenzstandard sind unabhängig voneinander*
- Auswerter, die den Referenzstandardtest durchführen, sind gegenüber den Testergebnissen verblindet und umgekehrt
- Die Diagnose (positives und negatives Testergebnis) wird bei allen untersuchten Personen durch den Referenzstandard verifiziert.

b) Spezifische Kriterien, die sich bei der Bewertung des Endometrium-Ultraschalls aus klinischen Besonderheiten ergeben

– Die Population	angemessene Zusammensetzung des Patientenspektrums
– Der Test	adäquate Beschreibung der sonographischen Messung der Endometriumdicke und *a-priori*-Festlegung des Grenzwertes für eine krankhafte Veränderung
– Der Referenzstandard	Für die Histologie als Referenztest wurden adäquate Endometriumproben genommen. Hysterektomien und sonographisch geführte Biopsien sind adäquat. Blinde (nicht sonographisch geführte) Biopsien sind unter Umständen weniger akzeptabel.

* Im vorliegenden Review nicht anwendbar, s. Text für weitere Erklärungen
Zu den Ergebnissen der Qualitätsbewertung siehe Tabelle 3.14.

***Design*schwelle für die Auswahl der Studien.** In diesem Review wurde bei der Studienauswahl eine Qualitätsschwelle festgelegt, um sämtliche Studien mit Fall-Kontroll-Design auszuschließen. In derartigen Studien würden nämlich Fälle mit und ohne Karzinom ausgewählt, und es würde retrospektiv untersucht werden, ob die Sonographien bei diesen Patientinnen auffällig waren. Es ist empirisch belegt, dass ein solches *Design* mit systematischen Fehlern assoziiert ist, die zu einer Überschätzung der *Test*genauigkeit führen.

Studienqualität der ausgewählten Studien beschreiben. ◘ Tabelle 3.14 beschreibt die Qualität der ausgewählten Studien. In den meisten Fällen waren die Defizite auf eine mangelhafte Beschreibung der Qualitätsmerkmale in den Publikationen zurückzuführen. Prinzipiell wiesen alle Studien den einen oder anderen Mangel auf.

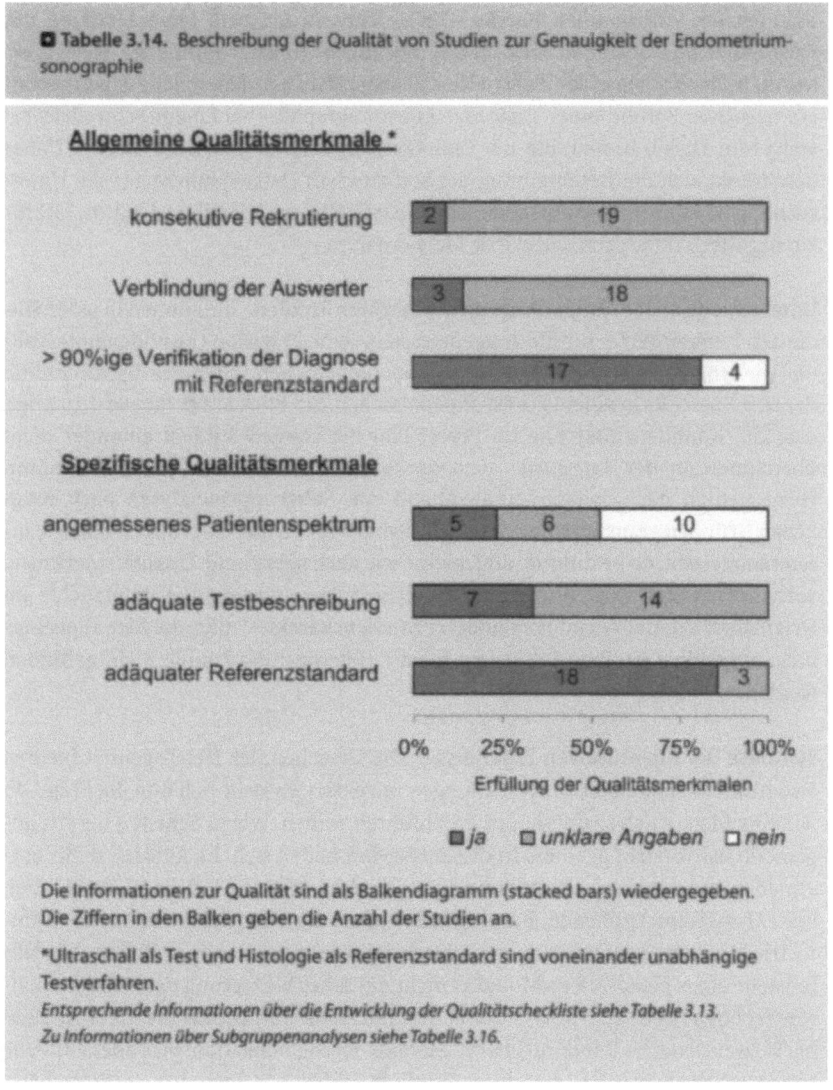

◘ **Tabelle 3.14.** Beschreibung der Qualität von Studien zur Genauigkeit der Endometriumsonographie

Die Informationen zur Qualität sind als Balkendiagramm (stacked bars) wiedergegeben. Die Ziffern in den Balken geben die Anzahl der Studien an.

*Ultraschall als Test und Histologie als Referenzstandard sind voneinander unabhängige Testverfahren.
*Entsprechende Informationen über die Entwicklung der Qualitätscheckliste siehe Tabelle 3.13.
Zu Informationen über Subgruppenanalysen siehe Tabelle 3.16.*

Die Auswirkungen dieser Mängel auf die Schätzung der Genauigkeit werden in ◘ Tabelle 3.16 untersucht.

Schritt 4: Evidenz zusammenfassen

In dieser Fallstudie beschreiben wir die Schätzungen der diagnostischen Genauigkeit einzelner Studien, untersuchen die Heterogenität der beobachteten Genauigkeit zwischen den Studien und bewerten die Meta-Analyse der Genauigkeitsschätzungen der einzelnen Studien, in denen eine Endometriumdicke von 5 mm als Grenzwert für krankhafte Veränderungen gewählt worden war. Weitere Einzelheiten zu den eingeschlossenen Studien sind den Originalstudien zu entnehmen.

Nach welchen Kriterien soll man ein geeignetes Maß für *Test*genauigkeit auswählen (◘ Tabelle 3.15)? Die Diskussion über das Für und Wider verschiedener Genauigkeitsmaße erweist sich als unendliche Geschichte, bei der die Experten bislang keinen Konsens erzielen konnten, aber die Debatte darüber sprengt den Rahmen des vorliegenden Buches. Um es kurz zu machen: Meta-Analysen mit Sensitivität und Spezifität wird häufig nur ein begrenzter klinischer Wert zuerkannt. In der vorliegenden Fallstudie soll festgestellt werden, welche Aussagekraft ein negativer Befund einer Endometriumsonographie (bei einem Schwellenwert von 5 mm Dicke) besitzt, um ein Endometriumkarzinom auszuschließen. Daher beschränkt sich die Beschreibung der statistischen Datensynthese auf die Untersuchung der einzelnen Wahrscheinlichkeitsverhältnisse (Likelihood Ratios, LR) für ein negatives *Test*ergebnis und ihre Meta-Analyse.

Unterschiede in der *Test*genauigkeit in einzelnen Studien. Sie können in jeder Studie den Punktschätzer für die *Test*genauigkeit, seine Präzision (Konfidenzintervall) und die Möglichkeit für Heterogenität näher untersuchen, indem Sie die Variabilität der einzelnen LRs in einem Forest-Plot darstellen. Ein Blick auf ◘ Tabelle 3.16 zeigt, dass die Konfidenzintervalle im Forest-Plot bei einigen Studien einander nicht überlappen. In der Tat wurde auch durch ein formales statistisches Verfahren Heterogenität nachgewiesen und anhand von Subgruppenanalysen nach möglichen Gründen gesucht (◘ Tabelle 3.16). Dabei wurden die Subgruppen danach zusammengestellt, ob bestimmte allgemeine wie auch spezifische Qualitätsmerkmale vorhanden waren oder nicht. Eine ähnliche Subgruppenanalyse untersuchte im Originalbericht die Wirkungen anderer Studiencharakteristika, die hier allerdings nicht aufgeführt ist. Eine Erklärung für die Heterogenität konnte nicht gefunden werden.

Synthese der quantitativen Ergebnisse. Die Ursachen der Heterogenität bleiben also trotz erschöpfender Untersuchungen ungeklärt. Es stellt sich nun die Frage, ob wir eine Meta-Analyse überhaupt durchführen sollten. Wie in Schritt 4 bereits angemerkt, ist Vorsicht geboten. In diesem Review haben sich die Autoren dafür entschieden, die einzelnen LRs anhand eines Random-Effects-Modells (siehe ◘ Tabelle 2.17) zusammenzufassen. Beruhigend ist, dass der Funnel-Plot nicht auf Asymmetrie hinweist. Insofern muss man durch die Wahl eines Random-Effects-Modells (anstelle eines Fixed-Effect-Modells) nicht mit einer Verzerrung des Gesamtschätzers rechnen (siehe Schritt 4.3). Somit bestand keine Gefahr, dass die Meta-Analyse bei Verwendung des Random-Effects-Modells durch Publikationsbias oder ähnliche systematische Fehler beeinträchtigt wurde. ◘ Tabelle 3.16 zeigt den Gesamtschätz-

Heterogenität bezeichnet die Variabilität der Effekte zwischen einzelnen Studien. Heterogenität zwischen Studien entsteht aufgrund von Ungleichheiten hinsichtlich der wichtigsten Charakteristika ihrer *Populationen*, *Interventionen* und *Endpunkte* (klinische Heterogenität) sowie in bezug auf *Studiendesigns* und Qualität (methodische Heterogenität).

Likelihood Ratio (LR; Wahrscheinlichkeitsverhältnis) beschreibt die Wahrscheinlichkeit für ein positives (oder negatives) *Test*ergebnis bei erkrankten Personen im Verhältnis zur Wahrscheinlichkeit desselben *Test*ergebnisses bei nicht erkrankten Personen.
Die LR gibt an, um das Wievielfache ein bestimmtes *Test*ergebnis die Wahrscheinlichkeit einer Erkrankung erhöht oder senkt.

wert für diagnostische Genauigkeit der 21 Studien. Die Meta-Analyse mit einem Random-Effects-Modell ergab eine Gesamt-LR- von 0,15 (95 %-CI 0,08 bis 0,29). Es ist vielleicht erwähnenswert, dass die Gesamt-LR+ für einen positiven Test 1,99 (95 %-CI 1,87 bis 2,12) beträgt. Allerdings sind diese Angaben nicht unbedingt erforderlich, um in unserem Fallszenario eine Entscheidung herbeizuführen.

Publikationsbias kann auftreten, wenn unabhängig von der Studienqualität zwischen der Publikationswahrscheinlichkeit (und damit die Zugänglichkeit für den Reviewer) und der statistischen Signifikanz ihrer Ergebnisse ein Zusammenhang besteht.

◻ **Tabelle 3.15.** Genauigkeitsmaße in Studien zur Evaluierung diagnostischer *Tests*

Maßzahlen zur *Test*genauigkeit
Hier geht es um statistische Größen, die sich für die Zusammenfassung der Ergebnisse zur Genauigkeit diagnostischer *Tests* eignen. Bei binären *Tests* sind drei Paare von Genauigkeitsmaßen gebräuchlich: positive und negative prädiktive Werte; Sensitivität und Spezifität sowie positive und negative Wahrscheinlichkeitsverhältnisse (LR). Die *Test*genauigkeit wird fast immer als "Paar" beschrieben; nur selten wird ein einzelnes *Test*maß angegeben.

Berechnung der Genauigkeit bei binären *Test*ergebnissen
Die Berechnung der Genauigkeitsmaße verläuft wie unten gezeigt. Prädiktive Werte geben die Wahrscheinlichkeit einer Erkrankung bzw. Nichterkrankung bei Personen mit positiven bzw. negativen *Test*ergebnissen an. Sensitivität und Spezifität drücken die Wahrscheinlichkeit eines positiven bzw. negativen *Test*ergebnisses bei erkrankten bzw. nicht erkrankten Personen aus. Wahrscheinlichkeitsverhältnisse (LR) beschreiben die relative Wahrscheinlichkeit, dass ein bestimmtes *Test*ergebnis bei erkrankten im Verhältnis zu nicht erkrankten Personen auftritt. Muss man die Genauigkeit für mehrere Studien berechnen und die Unsicherheit der Genauigkeit (ihre Konfidenzintervalle) schätzen, kann die manuelle Berechnung ausgesprochen mühsam sein. Wir empfehlen Ihnen daher, eine entsprechende Statistiksoftware zu verwenden.

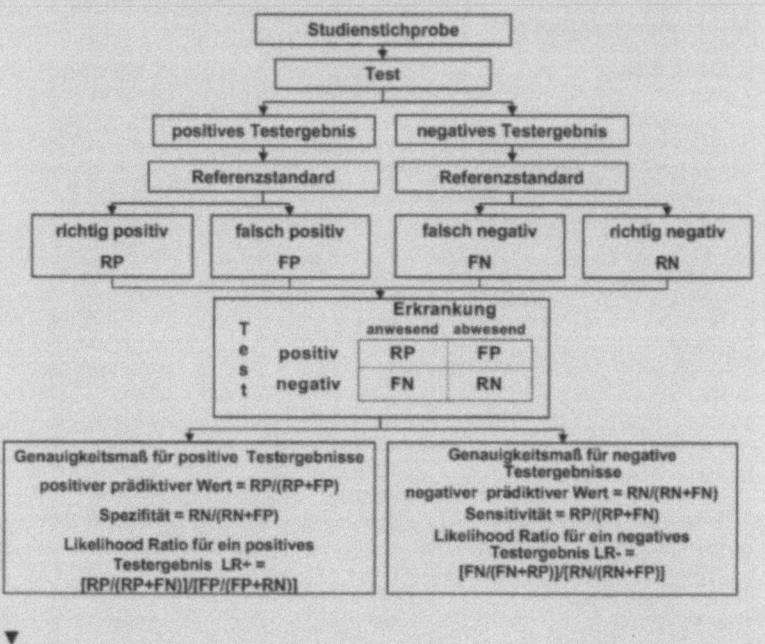

▼

3

> ⬛ **Tabelle 3.15.** Fortsetzung

Wie man Genauigkeitsmaße für binäre *Tests* auswählt
Es besteht keine Einigkeit darüber, welche Maße zu favorisieren sind und wie man sie am besten über mehrere Studien hinweg in einer Meta-Analyse zusammenfasst. Keine der einzelnen Vorgehensweisen hat sich als vollkommen zufriedenstellend erwiesen. Zahlreiche Experten halten ein Poolen der prädiktiven Werte bzw. von Sensitivität und Spezifität für nicht angemessen, da sich der positive/negative prädiktive Wert bzw. Sensitivität und Spezifität nicht unabhängig voneinander verhalten. Ohne näher auf das Für und Wider verschiedener Ansätze einzugehen, haben wir uns hier, da in allen Studien ein einziger Schwellenwert für Abnormalität verwendet wird, für LRs entschieden. Im Vergleich zu den anderen Maßen sind sie für den klinischen Einsatz aussagekräftiger, da sie in Verbindung mit Informationen zur Krankheitsprävalenz (Vortestwahrscheinlichkeit) helfen, Nachtestwahrscheinlichkeiten zu ermitteln (siehe Tabelle 3.17). Doch Vorsicht! LRs sind für die Zusammenfassung in einer Meta-Analyse nicht geeignet, wenn sich der Schwellenwert für Abnormalität von Studie zu Studie ändert. Unter diesen Umständen ist eine Zusammenfassung der Ergebnisse aus Einzelstudien mittels Gesamt-ROC (*receiver operating curve*)-Plot möglich, der den Zusammenhang zwischen Sensitivität und Spezifität berücksichtigt.

Zu den Definitionen der verschiedenen Maße und Methoden der Meta-Analyse siehe die entsprechenden Abschnitte der Bibliographie.

> ⬛ **Tabelle 3.16.** Untersuchung der Gründe für Genauigkeitsunterschiede zwischen den Studien, in denen die Endometriumsonographie evaluiert wurde

a) Forest-Plot
Zusammenfassung der Wahrscheinlichkeitsverhältnisse (LRs) für negative *Test*ergebnisse (LR-) in Studien zur Endometriumsonographie mit einer *Test*schwelle von 5 mm Dicke (in alphabetischer Reihenfolge).

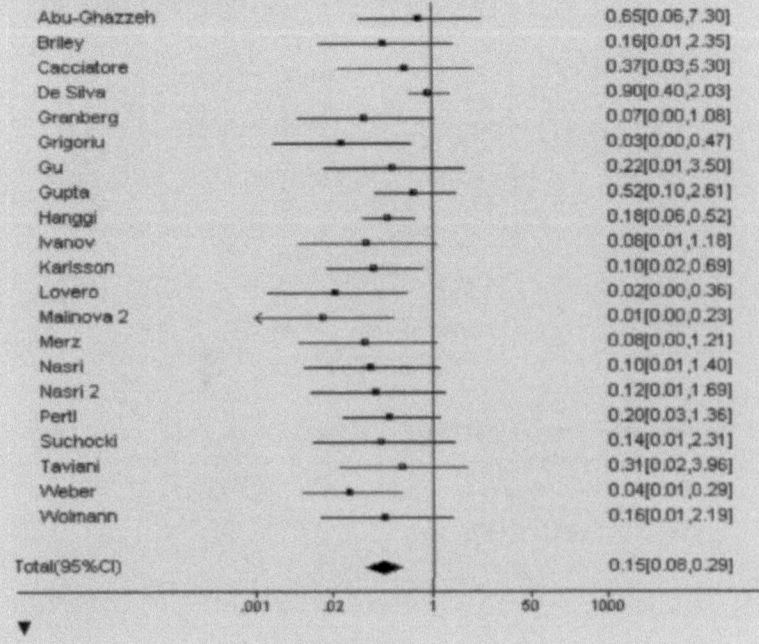

Abu-Ghazzeh	0.65[0.06,7.30]
Briley	0.16[0.01,2.35]
Cacciatore	0.37[0.03,5.30]
De Silva	0.90[0.40,2.03]
Granberg	0.07[0.00,1.08]
Grigoriu	0.03[0.00,0.47]
Gu	0.22[0.01,3.50]
Gupta	0.52[0.10,2.61]
Hanggi	0.18[0.06,0.52]
Ivanov	0.08[0.01,1.18]
Karlsson	0.10[0.02,0.69]
Lovero	0.02[0.00,0.36]
Malinova 2	0.01[0.00,0.23]
Merz	0.08[0.00,1.21]
Nasri	0.10[0.01,1.40]
Nasri 2	0.12[0.01,1.69]
Pertl	0.20[0.03,1.36]
Suchocki	0.14[0.01,2.31]
Taviani	0.31[0.02,3.96]
Weber	0.04[0.01,0.29]
Wolmann	0.16[0.01,2.19]
Total(95%CI)	0.15[0.08,0.29]

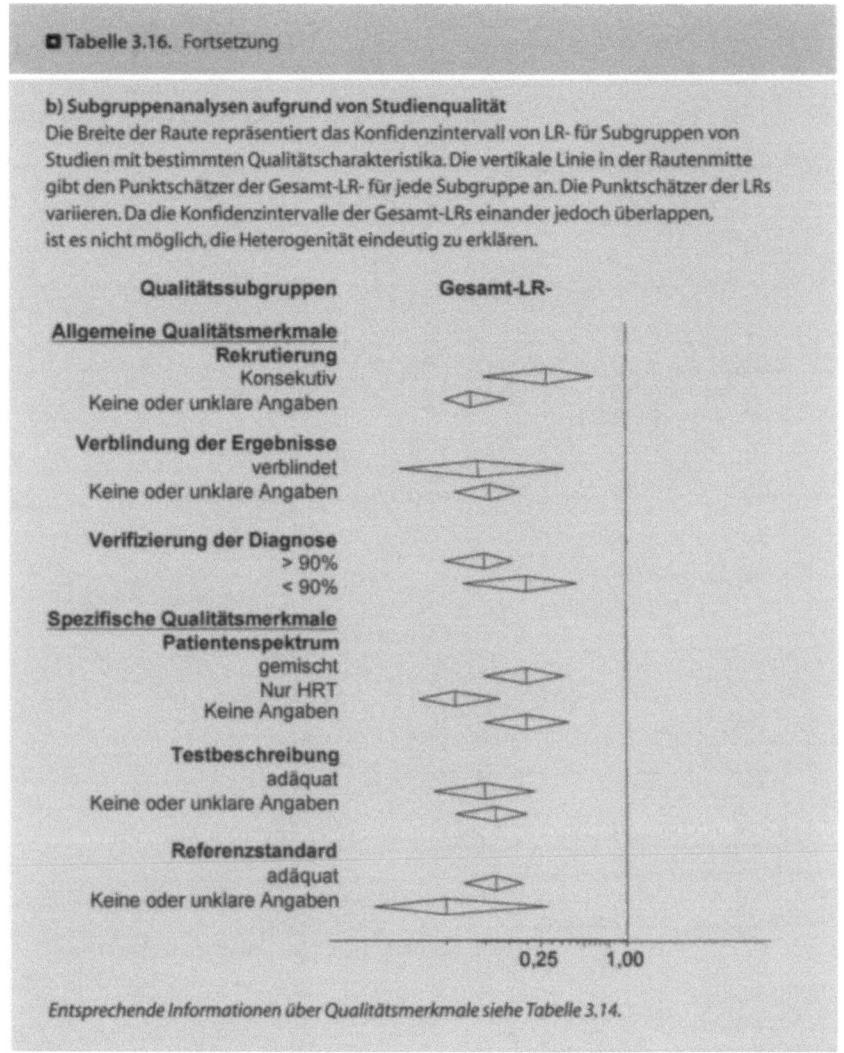

■ **Tabelle 3.16.** Fortsetzung

b) Subgruppenanalysen aufgrund von Studienqualität
Die Breite der Raute repräsentiert das Konfidenzintervall von LR- für Subgruppen von Studien mit bestimmten Qualitätscharakteristika. Die vertikale Linie in der Rautenmitte gibt den Punktschätzer der Gesamt-LR- für jede Subgruppe an. Die Punktschätzer der LRs variieren. Da die Konfidenzintervalle der Gesamt-LRs einander jedoch überlappen, ist es nicht möglich, die Heterogenität eindeutig zu erklären.

Entsprechende Informationen über Qualitätsmerkmale siehe Tabelle 3.14.

Schritt 5: Ergebnisse interpretieren

Die Prävalenz für das Auftreten eines Endometriumkarzinoms ist altersabhängig. Damit variiert auch die Wahrscheinlichkeit für das Auftreten eines Karzinoms bei einem negativen Ultraschall*test*. Die Änderungen der Wahrscheinlichkeit, die sich aus der Gesamt-LR- ergeben, können mathematisch errechnet oder anhand eines Nomogramms (siehe ■ Tabelle 3.17) geschätzt werden. Ein negatives *Test*ergebnis schließt die Möglichkeit eines Endometriumkarzinoms bei jüngeren Frauen nahezu aus, die Wahrscheinlichkeit bei älteren Frauen wird (unserer Ansicht nach) dadurch jedoch nicht substanziell reduziert.

3

□ **Tabelle 3.17.** Der Einfluss eines negativen *Test*ergebnisses (LR– : 0,15) bei der Endometrium-sonographie (Schwellenwert 5 mm) auf die Wahrscheinlichkeit eines Endometriumkarzinoms bei postmenopausalen Frauen mit Vaginalblutung

Bestimmung von Nach*test*-Wahrscheinlichkeiten

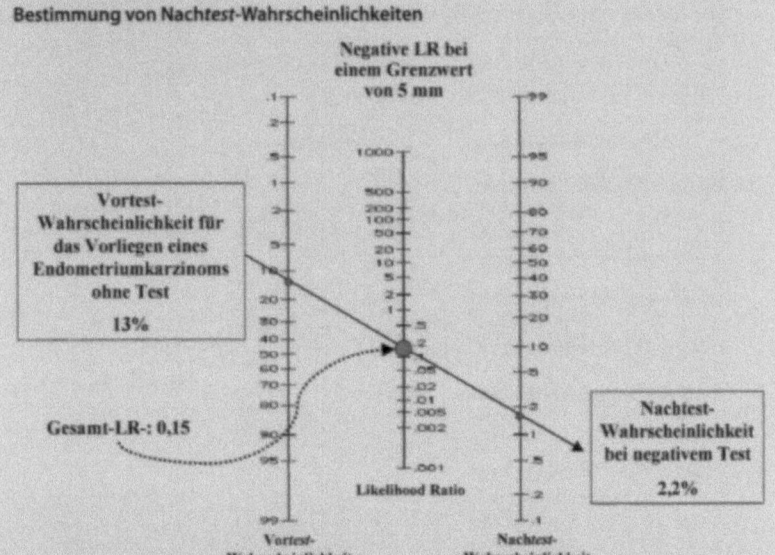

Nomogramm in Anlehnung an N Engl J Med 1975;293:257.

Zur Gesamt-LR für ein negatives Testergebnis LR- siehe Tabelle 3.16.

Nachtestwahrscheinlichkeit für das Vorliegen eines Endometriumkarzinoms nach altersabhängigen Risikogruppen

Altersgruppe	Vortest-Wahrscheinlichkeit* [%]	Nachtest-Wahrscheinlichkeit§ [%]
< 50 Jahre	0,5	0,1
51–60 Jahre	1,0	0,2
> 60 Jahre	13,0	2,2

* *errechnet aus bevölkerungsbezogenen Daten*

§ Berechnung anhand folgender Formel:

$$\text{Nachtestwahrscheinlichkeit} = \frac{\text{Likelihood Ratio} \times \text{Vortestwahrscheinlichkeit}}{[(1 - \text{Vortestwahrscheinlichkeit}) \times (1 - \text{Likelihood Ratio})]}$$

3.4.2 Auflösung des Szenarios

Sie hatten die Frage gestellt, ob ein Endometriumkarzinom bei postmenopausalen Frauen mit abnormalen Vaginalblutungen durch Ultraschall des kleinen Beckens präzise ausgeschlossen werden kann. Die Antwort auf diese Frage muss lauten: Ja, bei vielen Ihrer Patientinnen. Ein negatives Ergebnis bei einer Endometriumdicke <5 mm schließt ein Endometriumkarzinom bei Niedrigrisikopatientinnen (z. B. Alter ≤60 Jahre) mit einer guten Wahrscheinlichkeit aus. Damit bliebe den Frauen ein operativer Eingriff erspart. Sie sollten dabei jedoch nicht vergessen, dass selbst bei Niedrigrisikopatientinnen immer auch die Möglichkeit eines falsch negativen *Test*ergebnisses besteht. Wenn die Patientinnen symptomatisch bleiben, müssen sie weiter abgeklärt werden. Bei Hochrisikopatientinnen (z. B. >60 Jahre) lässt sich eine Erkrankung aufgrund eines negativen Ultraschall*tests* nicht mit derselben Sicherheit ausschließen; daher können Sie diese Patientinnen auch ohne Ultraschall direkt einweisen. Ihre Niedrigrisikopatientinnen mit einer Endometriumdicke >5 mm (positives *Test*ergebnis) müssen selbstverständlich in einer entsprechenden Klinik weiter untersucht werden, um das Vorliegen einer krankhaften Veränderung abzuklären.

Die **Vor*test*-Wahrscheinlichkeit** ist die geschätzte Wahrscheinlichkeit der Erkrankung vor der Durchführung des *Tests*. Sie beruht im Allgemeinen auf der Prävalenz der Erkrankung

Die **Nach*test*-Wahrscheinlichkeit** beschreibt die Wahrscheinlichkeit einer Erkrankung unter Berücksichtigung der Informationen, die ein *Test* liefert. *Tests* mit hoher *Test*genauigkeit führen zu einer deutlichen Veränderung in der Nachtest-Wahrscheinlichkeit verglichen mit der Vor*test*-Schätzung.

Empfohlene Literatur

Empfohlene Literatur

Das vorliegende Buch befasst sich vorwiegend mit den methodischen Grundlagen von systematischen Reviews. Zu den komplexeren Aspekten der vielen fortgeschrittenen Techniken, die hier nur kurz umrissen werden (etwa die Methoden der Meta-Analyse, Meta-Regression, Funnel-Plot-Analyse etc.) können Sie sich in den unten (in alphabetischer Reihenfolge) aufgeführten Literaturstellen informieren:

Clarke M, Oxman A (2002) (eds) Cochrane Reviewers' Handbook. The Cochrane Collaboration. Kostenlos zugänglich unter http://www.cochrane.dk/cochrane/handbook/handbook.htm

Egger M, Davey-Smith G, Altman DG (2001) (eds) Systematic Reviews in Health Care. Meta-analysis in Context. London: BMJ Publishing Group. Zugänglich unter http://www.systematicreviews.com

Glaziou P, Irwig L, Bain C, Colditz G (2001) Systematic reviews in health care. A practical guide. Cambridge: Cambridge University Press

Khan KS, Ter Riet G, Glanville J, Sowden AJ, Kleijnen J (2001) (eds) for the Centre for Reviews and Dissemination (CRD). Undertaking Systematic Reviews of Research on Effectiveness. CRD's Guidance for Carrying Out or Commissioning Reviews. 2nd Edition. CRD Report No. 4. York: Centre for Reviews and Dissemination, University of York. Kostenlos zugänglich unter http://www.york.ac.uk/inst/crd/report4.htm

Mulrow CD, Cook D (1998) (eds) Systematic Reviews. Synthesis of best evidence for Health Care Decisions. United States of America: American College of Physicians

Sutton AJ, Abrams KR, Jones DR, Sheldon TA, Song F (1998) Systematic Reviews of Trials and other studies. Health Technology Assessment 2(19). Kostenlos zugänglich unter http://www.ncchta.org/fullmono/mon219.pdf

Weitere Informationen zu den methodischen Grundlagen von Primärstudien und allgemeine Leitfäden zur Bewertung von Primärstudien finden Sie in:

Fletcher RH, Fletcher SW, Wagner EH (1999) Klinische Epidemiologie – Grundlagen und Anwendung. (Deutschsprachige Ausgabe von: Fletcher, Fletcher, Wagner. Clinical epidemiology: the essentials. 3rd edition. Baltimore, Williams & Wilkins, 1996) adaptiert und hrsg. von Haerting J, Rink C. Wiesbaden: Ullstein Medical (2. Auflage in Vorbereitung)

Kunz R, Ollenschläger G, Raspe H-H, Jonitz G, Kolkmann F-K (2000) Lehrbuch Evidenzbasierte Medizin in Klinik und Praxis. Deutscher Ärzteverlag. Köln

Perleth M, Antes G (2002) (Hrsg) Evidenzbasierte Medizin. (3. Aufl.) München, Urban und Vogel

Glossar

Glossar

- *absolute Risikoreduktion (ARR):*   siehe *Risikodifferenz* (RD)
- *Ascertainment Bias:*   siehe *Messungsbias*
- *Attrition Bias:*   siehe *Verlustbias*
- *Ausgangsrisiko:*
definiert als das Risiko für einen *Endpunkt* in einer *Population* ohne *Intervention.* Es bezieht sich auf den Schweregrad der zugrunde liegenden Erkrankung und andere prognostische Faktoren. Bei einer guten Prognose findet man ein geringes, bei einer schlechten Prognose dagegen ein hohes Ausgangsrisiko für ungünstige Endpunkte. Über das Ausgangsrisiko kann man am besten die Patienten charakterisieren, die von der Intervention am meisten profitieren. S. auch *Number-Needed-to-Treat* (NNT)
- *Beobachtungsstudie:*
Studie, in der Interventionen, Expositionen und Endpunkte mit und ohne Kontrollgruppen lediglich beobachtet werden. Dabei kann es sich um Kohorten-, Fall-Kontroll-, Querschnittstudien etc. handeln. S. auch *Experimentelle Studie*
- *Bias (systematischer Fehler):*
Tendenz eines Studienergebnisses, systematisch vom tatsächlichen Ergebnis abzuweichen. Bias führt entweder zu einer Über- oder Unterschätzung der tatsächlichen Wirkung einer Maßnahme oder Exposition. Die Ursachen dafür liegen vor allem im Design und der Durchführung der Studie und führen zu systematischen Unterschieden zwischen den Vergleichsgruppen, z. B. bei der Auswahl der Teilnehmer (Selektionsbias), der Durchführung der Studie (Durchführungsbias oder *Performance Bias*), der Erhebung der Endpunkte (Messungsbias oder *Measurement Bias*) oder dem Verlust von Teilnehmern in der Studie (Verlustbias oder *Attrition Bias*). Eine sorgfältige Studienplanung und -durchführung kann das Auftreten von Bias reduzieren. Ergebnisse aus Studien mit geringem Risiko für Bias gelten als (intern) valide.
- *Boole'sche Algebra:*
Die (nach George Boole benannte) Boole'sche Algebra drückt die logischen Beziehungen zwischen Suchbegriffen aus. Die Boole'schen Operatoren AND, OR und NOT können bei Suchanfragen in einer Datenbank verwendet werden, um bestimmte Literaturstellen ein- bzw. auszuschließen. Sie werden auch von Internetsuchmaschinen benutzt.
- *Cochrane Collaboration:*
eine gemeinnützige internationale Organisation mit dem Ziel, systematische Reviews zu medizinischen Interventionen zu erstellen, zu aktualisieren und zugänglich zu machen und auf diese Weise einen Beitrag zur informierten Entscheidungsfindung im Gesundheitswesen zu leisten (http://www.cochrane.org). Das Hauptprodukt der Cochrane Collaboration ist die Cochrane Database of Systematic Reviews als Teil der Cochrane Library (http://www3.interscience. wiley.com/). Cochrane-Reviews werden von Ärzten und anderen Gesundheitsberufen erstellt, die auf freiwilliger Basis in einer der fünfzig Collaborative Review Groups (CRGs) mitarbeiten. Jede CRG verfügt über einen Koordinator und ein Editorial Team, die die Qualität der Reviews sicherstellen. Die Aktivitäten der Collaboration werden von einer gewählten Steering Group gesteuert und von den Mitarbeitern in den verschiedenen Cochrane-Zentren weltweit unterstützt.

- *Confounding (Störgrößen):*
  In Vergleichsstudien spricht man von Confounding („Vermengung"), wenn die Auswirkungen einer Intervention auf einen Endpunkt dadurch verzerrt werden, dass ein weiterer Faktor existiert, der mit der Population und dem Endpunkt in Verbindung steht und der den Endpunkt ebenfalls beeinflussen kann. Confounding tritt auf, wenn sich die Vergleichsgruppen abgesehen von den zu untersuchenden Interventionen bzw. Expositionen im Hinblick auf wichtige Faktoren voneinander unterscheiden. Zur Korrektur für Confounding bedarf es stratifizierter oder multivariater Analysen. S. auch *Randomisierung, multivariate Analyse*
- *Control Event Rate:* siehe *Experimental Event Rate*
- *diagnostische Odds Ratio:*
  das Verhältnis zwischen dem Wahrscheinlichkeitsverhältnis („Likelihood Ratio") für ein positives Testergebnis und dem Wahrscheinlichkeitsverhältnis für ein negatives Testergebnis. Sie stellt ein nicht-paariges Genauigkeitsmaß dar. S. auch *Genauigkeitsmaß*
- *dichotome Daten:*
  beschreiben Zustände, für die es nur zwei Alternativen gibt, z. B. ist ein Patient entweder am Leben oder verstorben, ein Testergebnis ist entweder positiv oder negativ etc.
- *Durchführungsbias (Performance Bias):*
  tritt auf, wenn zwischen den untersuchten Studiengruppen systematische Unterschiede in der medizinischen Versorgung mit Ausnahme der zu untersuchenden Interventionen bestehen. Verblindung von Ärzten/Pflegepersonal und Teilnehmern sowie ein standardisierter Versorgungsplan können diesem Bias vorbeugen.
- *Effectiveness (Wirksamkeit unter Alltagsbedingungen):*
  bezeichnet das Ausmaß, in dem eine Intervention (Therapie, Prävention, Diagnostik, Screening, Schulungen, Sozialversorgung etc.) unter gewöhnlichen Alltagsbedingungen zu positiven Ergebnissen führt. Im Gegensatz zur *efficacy* untersucht *effectiveness* die Frage: „Funktioniert eine Behandlung unter Alltagsbedingungen". S. auch *Efficacy*
- *Efficacy (Wirksamkeit unter idealen Bedingungen):*
  bezeichnet das Ausmaß, in dem eine Intervention unter idealen (Studien-) Bedingungen zu positiven Ergebnissen führt.
- *Effekt (Effektmaß, Therapieeffekt, Effektschätzer, Effektgröße):*
  Maß für den Zusammenhang zwischen einer Intervention bzw. Exposition und einem Endpunkt oder eine statistische Größe, um die Stärke eines Zusammenhangs zusammenzufassen. Mögliche statistische Größen: relatives Risiko, Odds Ratio, Risikodifferenz oder Number-Needed-to-Treat für dichotome Daten; mittlere Differenz oder standardisierte mittlere Differenz für kontinuierliche Daten und Hazard Ratio für Überlebensdaten. Der Effekt wird ausgedrückt durch einen Punktschätzer und sein Konfidenzintervall. Der Begriff „*individueller Effekt*" wird häufig verwendet, um die Effekte der einzelnen, in einen Review eingeschlossenen Studien zu beschreiben. *Gesamteffekt* meint den Effekt, der durch Zusammenfassen der individuellen Effekte in einer Meta-Analyse ermittelt wird.

- *Effektgröße (Effect Size, ES):*
  Dieser Begriff wird manchmal als Effektmaß für kontinuierliche Daten verwendet. S. auch *Effekt, standardisierte mittlere Differenz (SMD), mittlere Differenz*
- *Effektmodifikation:*
  tritt auf, wenn ein Faktor den Effekt der zu untersuchenden Intervention beeinflusst, z. B. kann das Alter eines Patienten sein Ansprechen auf die Therapie beeinflussen.
- *Effizienz (efficiency):*
  gesundheitsökonomischer Begriff; beschreibt die Balance zwischen dem „Input" (Kosten) und dem „Output" (Ergebnis) einer Maßnahme. Studien zur Effizienz von klinischen Leistungen untersuchen, inwieweit es bei gegebenen Kosten zu einer Maximierung der klinischen Ergebnisse (Outcomes) kommt. S. auch *ökonomische Evaluation*
- *Endpunkt:*
  Änderung des Gesundheitszustands aufgrund einer Intervention oder Exposition. Die Ergebnisse solcher Änderungen werden herangezogen, um den Effekt einer Maßnahme zu schätzen.
- *Evidenzbasierte Medizin (EbM):*
  ist der gewissenhafte, ausdrückliche und abwägende Gebrauch der gegenwärtig besten wissenschaftlichen Evidenz für Entscheidungen in der medizinischen Versorgung individueller Patienten. Sie umfasst das systematische Auffinden, Bewerten und Anwenden aktueller Forschungsergebnisse als Grundlage für klinische Entscheidungen. Ein ähnlicher Begriff ist evidenzbasierte Praxis. EbM besteht aus vier Schritten: dem Formulieren einer eindeutigen klinischen Frage zu einem Patientenproblem, dem Durchsuchen der Literatur nach relevanten klinischen Studien, dem Beurteilen (kritischen Bewerten) der Evidenz hinsichtlich ihrer Glaubwürdigkeit (Validität) und Nützlichkeit und dem Umsetzen nützlicher Ergebnisse in die klinische Praxis unter Berücksichtigung der Wünsche und Vorstellungen des Patienten sowie der Erfahrungen von Ärzten und anderen Gesundheitsberufen. Damit in Zusammenhang steht auch die evidenzbasierte Gesundheitsversorgung, ein Begriff, der die Prinzipien der EbM auf alle Gesundheitsbereiche einschl. der Steuerung des Gesundheitssystems ausdehnt. Systematische Reviews liefern aussagekräftige Evidenz zur Unterstützung der EbM.
- *Experimental Event Rate, EER; (Control Event Rate, CER):* Ereignisrate in der experimentellen (bzw. Kontroll-) Gruppe; Anteil der Teilnehmer in der experimentellen (bzw. Kontroll-) Gruppe, bei denen in einem bestimmten Zeitraum ein Ereignis oder Endpunkt auftritt.
- *experimentelle Studie:*
  Vergleichsstudie, in der die Entscheidung über die Zuteilung der Teilnehmer oder Patienten zu einer der Behandlungsalternativen beim durchführenden Wissenschaftler liegt, z. B. in Form einer randomisierten, kontrollierten Studie.
- *Exposition:*
  Faktor (dazu gehören auch Interventionen), von dem man eine Beziehung mit der Entwicklung oder Vermeidung eines Endpunktes annimmt (z. B. Hormonersatztherapie und Herzinfarkt).

- *externe Validität (Übertragbarkeit, Anwendbarkeit):*
  beschreibt die Übertragbarkeit von Studienergebnissen auf die Patienten in der Routineversorgung, d. h. auf Patienten, die nicht an der Studie teilgenommen haben. S. auch *Validität*
- *Fall-Kontroll-Studie:*
  vergleichende Beobachtungsstudie, in der die Interventions-/Expositionsraten von Teilnehmern/Patienten mit einem bestimmten Endpunkt („Fälle") im Vergleich zu solchen ohne den Endpunkt („Kontrollen") untersucht werden.
- *Fixed-Effect-Modell:*
  statistisches Modell zur Zusammenfassung von Ergebnissen einzelner Studien, wobei angenommen wird, dass es einen einzigen Effekt in allen untersuchten Populationen gibt. Daher wird die Ungenauigkeit des Gesamteffekts nur durch die Variation innerhalb der einzelnen Studie beeinflusst. Das Fixed-Effect-Modell liefert engere Konfidenzintervalle als ein Random-Effects-Modell. S. auch *Random-Effects-Modell*
- *Forest-Plot:*
  graphische Darstellung der individuellen Effekte, die in den einzelnen Studien eines systematischen Reviews beobachtet wurden (einschl. der Zusammenfassung zum Gesamteffekt bei Durchführung einer Meta-Analyse).
- *Funnel-Plot:*
  Punktwolke (Scatterplot) aus den individuellen Effekten eines systematischen Reviews, die gegen ein aussagekräftiges Maß für Studieninformationen, z. B. Studiengröße, Kehrwert der Varianz etc. aufgetragen wird. Wird verwendet, um das Risiko für Publikationsbias und andere Biasformen zu explorieren.
- *Genauigkeitsmaß:*
  statistische Größe zur Beschreibung der Genauigkeit, mit der ein Test eine Diagnose vorhersagt. Für Tests mit dichotomen Ergebnissen sind drei Paare von Genauigkeitsmaßen gebräuchlich: Sensitivität und Spezifität; positive und negative prädiktive Werte sowie die Wahrscheinlichkeitsverhältnisse für ein positives bzw. negatives Testergebnis. In allen drei Fällen handelt es sich um paarige Maße. Mit Ausnahme der *diagnostischen Odds Ratio* werden nicht-paarige Genauigkeitsmaße nur selten benutzt.
- *gewichtete mittlere Differenz:*
  Maß für kontinuierliche Daten zur Beschreibung des Gesamteffekts, wenn Studien zusammengefasst (gepoolt) werden, deren Endpunkte auf der gleichen Skala gemessen wurden
- *Hazard Ratio:*
  Effektmaß für Überlebensdaten, das die Überlebensraten zweier Gruppen miteinander vergleicht
- *Health Technology Assessment (HTA):*
  umfasst sämtliche Verfahren, die von den Gesundheitsberufen für Gesundheitsförderung, Screening, Diagnostik, Prävention und Therapie von Krankheiten, zur Verbesserung von Rehabilitation und Langzeitversorgung eingesetzt werden. Auf der Grundlage von Primärstudien und systematischen Reviews untersucht und bewertet das HTA die Wirksamkeit, Angemessenheit, Kosten und weiter gefassten Auswirkungen von Maßnahmen.

- *Heterogenität/Homogenität:*
  Ausmaß, in dem sich die Effekte zwischen den einzelnen Studien eines systematischen Reviews ähneln (Homogenität) bzw. voneinander abweichen (Heterogenität). Durch eine graphische Darstellung der individuellen Effekte in einem Forest-Plot lässt sich die Variation der Effekte (sowohl Punktschätzer als auch Konfidenzintervalle) visuell erfassen; statistische Heterogenitätstests können überprüfen, ob die beobachteten Effektunterschiede größer sind als die zu erwartende zufallsbedingte Variabilität. Bei der Suche nach klinischen Ursachen für Heterogenität sollte man die Populationen, Interventionen und Endpunkte von Studien auf potenzielle Unterschiede näher betrachten.
- *Homogenität*   siehe *Heterogenität*
- *Intention-to-Treat-(ITT)-Analyse:*
  Analyse, in der die Teilnehmer nach ihrer ursprünglichen Gruppenzuteilung analysiert werden, unabhängig davon, ob sie die Intervention strikt befolgt, die Interventionsgruppe im Studienverlauf gewechselt oder die Studie vorzeitig abgebrochen haben. In einer echten ITT-Analyse geht jeder eingeschlossene Patient mit einem (beobachteten oder geschätzten) Endpunkt in die Analyse ein. S. auch *Verlustbias* und *Sensitivitätsanalyse*
- *interne Validität:*   siehe *Validität*
- *Intervention:*
  therapeutische oder präventive Maßnahme (z. B. ein Medikament, ein chirurgischer Eingriff, ein Nahrungszusatz, eine Schulungsbroschüre, ein Test (plus anschließende Behandlung) etc. mit dem Ziel, die gesundheitlichen Zielkriterien zu verbessern. In einer randomisierten Studie wird der Effekt einer Intervention ausgedrückt durch den Vergleich der Endpunkte in den beiden Gruppen mit bzw. ohne Intervention (z. B. eine Placebo- oder andere Kontrollintervention).
- *klinische Studie:*
  unscharf definierter Begriff zur Beschreibung einer Studie, in der die Wirksamkeit (*efficacy* und *effectiveness*) von Interventionen untersucht wird. Die damit beschriebenen Studiendesigns reichen von randomisierten, kontrollierten Studien bis zu Beobachtungen einzelner Fälle ohne Kontrollen.
- *Kohortenstudie:*
  vergleichende Beobachtungsstudie, in der Teilnehmer mit einer bestimmten (*nicht* vom Untersucher zugeteilten) Intervention oder Exposition beobachtet werden, um Unterschiede in den Endpunkten im Vergleich zu einer Kontrollgruppe (z. B. Personen ohne die Intervention/Exposition) zu untersuchen
- *Konfidenzintervall (CI):*
  gibt den Bereich an, in dem der „wahre" Wert einer Messung (d. h. der Effekt einer Intervention) mit einer definierten Wahrscheinlichkeit (z. B. 95 %) erwartet werden kann. Konfidenzintervalle stellen die Streuung von Zufallsfehlern, nicht aber von systematischen Fehlern (Bias) dar. Üblicherweise verwendet man 95%-Konfidenzintervalle. S. auch *Zufallsfehler*
- *kontinuierliche Daten:*
  Daten, die auf einer kontinuierlichen Skala wie etwa Körpergröße, Gewicht, Blutdruck etc. gemessen werden. Bei kontinuierlichen Daten wird der Effekt häufig als mittlere Differenz ausgedrückt. S. auch *Effektgröße* (ES)

- *kontrollierte klinische Studie:*
  ungenau definierter Begriff zur Beschreibung einer prospektiven Vergleichsstudie, in der die Wirksamkeit (*effectiveness*) von Interventionen (ungeachtet der Anwendung von Randomisierung) untersucht wird. Achten Sie in Reviews auf die unkritische Verwendung dieses mehrdeutigen Begriffes! Er ist auch ein MeSH-Begriff der MEDLINE-Datenbank.
- *Kosten-Nutzen-Analyse:* siehe *ökonomische Evaluation* und *Effizienz*.
- *Leitlinien:*
  systematisch entwickelte Entscheidungshilfen für Ärzte und Patienten über die angemessene Vorgehensweise bei klar definierten Gesundheitsproblemen. Häufig, aber nicht immer stützen sie sich auf die Evidenz aus systematischen Reviews.
- *Likelihood Ratio (LR; Wahrscheinlichkeitsverhältnis):*
  beschreibt die Wahrscheinlichkeit für ein positives (oder negatives) Testergebnis bei erkrankten Personen im Verhältnis zur Wahrscheinlichkeit desselben Testergebnisses bei nicht erkrankten Personen. Die LR gibt an, um das Wievielfache ein bestimmtes Testergebnis die Wahrscheinlichkeit einer Erkrankung erhöht oder senkt. Bei einem positiven Testergebnis erhöht eine positive Likelihood Ratio (LR+) >1 die Wahrscheinlichkeit für das Vorliegen der Erkrankung. Je größer die LR+, um so mehr steigt die Wahrscheinlichkeit, dass die Erkrankung vorliegt und um so nützlicher ist das Testergebnis für die klinische Entscheidungsfindung. Bei einem negativen Testergebnis verringert die LR– <1 die Wahrscheinlichkeit für das Vorliegen der Erkrankung: je kleiner LR–, um so stärker sinkt die Wahrscheinlichkeit für das Vorliegen der Erkrankung und um so nützlicher ist das Testergebnis für die klinische Entscheidungsfindung.
- *MeSH:*
  bzw. Medical Subject Headings sind definierte medizinische Schlagwörter für Recherchen in MEDLINE, die zur Indexierung von Literaturstellen verwendet werden. Andere bibliographische Datenbanken benutzen MeSH-ähnliche Suchbegriffe.
- *Messungsbias (Measurement Bias, Detection Bias, Ascertainment Bias):* systematische Unterschiede, wie in den einzelnen Gruppen einer Studie Exposition und/oder Endpunkte erhoben werden. Verblindung der Studienteilnehmer und der Untersucher der Endpunkte schützt vor diesem Bias.
- *Meta-Analyse:*
  statistisches Verfahren, bei dem die Ergebnisse mehrerer Einzelstudien zu einer vergleichbaren Fragestellung zu einem Gesamtergebnis zusammengefasst (gepoolt) werden.
- *Meta-Regression:*
  multivariates Modell, in das die Effektschätzer der einzelnen Studien (im Allgemeinen nach ihrer Größe gewichtet) als abhängige Variablen und die verschiedenen Studiencharakteristika als unabhängige Variablen einfließen. Es untersucht den Einfluss von Studiencharakteristika auf die Größe der in den Studien eines Reviews beobachteten Einzeleffekte. S. auch *multivariate Analyse*
- *mittlere Differenz:*
  Unterschied zwischen den Mittelwerten (d. h. den Durchschnittswerten) zweier Gruppen von Messungen auf einer kontinuierlichen Skala. S. auch *Effekt, standardisierte mittlere Differenz* (SMD)

- *multivariate Analyse (multivariates Modell):*
  Analyse, bei der mehrere unabhängige Erklärungsvariablen oder Prädiktoren (X_1, X_2,.....) zu einer abhängigen Variablen, der „Zielvariablen" (Y), mit Hilfe eines mathematischen Modells in Beziehung gesetzt werden, wie etwa in der Gleichung $Y = \beta_0 + \beta_1 X_1 + \beta_2 X_2 + ...$ Dabei ist Y die Zielvariable, β_0 der Effekt ohne Einfluss der Prädiktoren und β_1, β_2,..... sind die Regressionskoeffizienten, die den Einfluss der unabhängigen Variablen X_1, X_2,..... auf die abhängige Variable Y beschreiben. Der Koeffizient wird interpretiert als Änderung der Zielvariablen, die bei der Änderung einer Einheit der unabhängigen Variablen resultiert und ergibt ein Assoziations- oder Effektmaß. Multivariate Analysen werden verwendet, um Confounding-Effekte auszugleichen, z. B. dadurch, dass im Modell neben der Intervention (oder Exposition) auch Störgrößen als unabhängige Variablen berücksichtigt werden. So kann man den Effekt einer Intervention (oder Exposition) auf den Endpunkt schätzen und gleichzeitig für Confounding-Effekte anderer Faktoren korrigieren. S. auch *Confounding*

- *Nachtest-Wahrscheinlichkeit (post-test probability) einer Erkrankung:* beschreibt die Wahrscheinlichkeit einer Erkrankung unter Berücksichtigung der Informationen, die ein Test liefert. Bei Tests mit hoher Testgenauigkeit ändern sich die geschätzten Nachtest-Wahrscheinlichkeiten beträchtlich gegenüber den Vortest-Schätzungen. Auf diese Weise kann ein positives Testergebnis dazu beitragen, die Krankheit zu bestätigen und ein negatives Testergebnis, die Krankheit auszuschließen.

- *Nebenwirkungen:*
  unerwünschte Ereignisse und schädliche Endpunkte, die im Zusammenhang mit Expositionen und Interventionen auftreten. Bei systematischen Reviews über Nebenwirkungen und unerwünschte Ereignisse von Interventionen oder Expositionen sollte man überlegen, ob man sowohl experimentelle wie Beobachtungsstudien einschließen möchte, da experimentelle Studien in der Regel nur einen kurzen Nachbeobachtungszeitraum haben und nur eine relativ geringe Anzahl an Patienten beobachten. Damit sinkt auch die Chance, seltene Nebenwirkungen und unerwünschte Ereignisse zu entdecken.

- *negativer prädiktiver Wert:*
  Anteil der Personen mit negativem Testergebnis, bei denen wirklich keine Erkrankung vorliegt

- *Normalverteilung:*
  glockenförmige Kurve, bei der die Werte symmetrisch um den Mittelwert verteilt sind (auch als Gauß'sche Verteilung bezeichnet)

- *Nullhypothese:*
  Hypothese bei der Durchführung statistischer Signifikanztests, dass zwischen den Gruppen in einer Studie kein Unterschied besteht. Zum Beispiel können wir die Wirksamkeit einer Intervention statistisch nachweisen, indem wir die Nullhypothese, dass sich experimentelle und Kontrollgruppe in den Endpunkten nicht unterscheiden, widerlegen. S. auch *p-Wert*

- *Number-Needed-to-Harm (NNH):*
  Anzahl der Patienten, bei deren Behandlung mit einem zusätzlichen Fall einer Nebenwirkung, einer Komplikation etc. gerechnet werden muss. Die NNH wird genauso berechnet wie die NNT.

- *Number-Needed-to-Treat (NNT):*
  Effektmaß für dichotome Daten. Die NNT gibt die Anzahl der Patienten an, die behandelt werden müssen, um ein zusätzliches unerwünschtes Ereignis zu verhindern. In einer Einzelstudie ist dies der Kehrwert der Risikodifferenz (RD). In einem systematischen Review lässt sich die NNT aus dem Ausgangsrisiko und einem relativen Effektmaß (relatives Risiko, Odds Ratio) berechnen. Sie ist ein klinisch intuitives Maß für die Auswirkung einer Intervention.

- *Odds*:
  beschreibt in einer Gruppe das Verhältnis zwischen der Anzahl von Teilnehmern mit einem bestimmten Endpunkt und der Anzahl von Teilnehmern ohne diesen Endpunkt. Wenn also 30 von 100 Teilnehmern den Endpunkt entwickeln (und die anderen 70 Teilnehmer nicht), betrüge die Odds (Chance) $\frac{30}{70}$ oder 0,42. S. auch *Risiko*

- *Odds Ratio (OR)*:
  Effektmaß für dichotome Daten; bezeichnet das Verhältnis der Odds, dass ein Ereignis oder Endpunkt in der experimentellen Gruppe eintritt, zu der Odds, dass es in der Kontrollgruppe eintritt. Eine OR von 1 bedeutet keinen Unterschied zwischen den Vergleichsgruppen. Bei ungünstigen Endpunkten zeigt eine OR <1 an, dass die Intervention wirksam ist, um die Odds für diesen Endpunkt zu senken. S. auch *Relatives Risiko*

- *ökonomische Evaluation (z. B. Kosten-Nutzen-Analyse):*
  Studie, in der sowohl die klinische Wirksamkeit als auch die Kosten alternativer Interventionen untersucht werden und die Frage beantwortet wird, wie bei geringstem Kostenaufwand ein optimales klinisches Ergebnis erzielt werden kann. Der Begriff *Kosten-Nutzen-Analyse* wird häufig als Synonym verwendet, ist aber nur eine von mehreren Arten der ökonomischen Evaluation. Eine vollständige ökonomische Evaluation berücksichtigt als Zielgrößen sowohl klinische Endpunkte als auch die Kosten. Eine partielle Evaluation kann z. B. nur die Kosten ohne Berücksichtigung der klinischen Outcomes untersuchen.

- *p-Wert (statistische Signifikanz):*
  beschreibt die Wahrscheinlichkeit, dass bei einer gegebenen Nullhypothese so extreme Effekte, wie sie in der Studie beobachtet wurden, oder noch extremere, zufallsbedingt sein könnten (Zufallsfehler). In einer Wirksamkeitsstudie ist es die Wahrscheinlichkeit, zufälligerweise einen so ungewöhnlichen (oder noch ungewöhnlicheren) Effekt zu entdecken wie den berechneten Effekt, vorausgesetzt, die Nullhypothese ist korrekt. Konventionell festgelegt gilt ein p-Wert $\leq 5\%$ (d. h. $p \leq 0,05$) als statistisch signifikant. Diesen Schwellenwert sollte man jedoch keinesfalls als obligat betrachten. Wenn statistische Tests, wie etwa Heterogenitätstests, eine geringe Power aufweisen, kann ein niedrigerer Schwellenwert angebracht sein (z. B. $p<0,1$ oder $<0,2$). Umgekehrt bietet es sich an, die Schwelle noch höher (z. B. $p<0,01$) zu setzen, wenn das Risiko besteht, dass Ergebnisse fälschlicherweise signifikant werden, wie z. B. bei der Durchführung multipler Test in Untergruppenanalysen. Bei der Interpretation der Signifikanz von Effekten sollten neben den p-Werten stets auch die Konfidenzintervalle (CIs) mitberücksichtigt werden. S. auch *Konfidenzintervall*

- *Performance Bias:*   siehe *Durchführungsbias*
- *positiver prädiktiver Wert:*
  Anteil der Studienteilnehmer mit positivem Testergebnis, die auch wirklich erkrankt sind
- *Power:*
  Fähigkeit einer Studie, einen tatsächlich vorhandenen Zusammenhang statistisch auch nachzuweisen, bzw. die Fähigkeit, die Nullhypothese zu widerlegen, wenn sie wirklich falsch ist. Zwischen der Power und der Stichprobengröße besteht ein enger Zusammenhang: je größer die Stichprobe, desto stärker die Power und desto geringer das Risiko, dass ein vorhandener Effekt übersehen wird.
- *Präzision eines Effekts:*   siehe *Zufallsfehler*
- *Präzision (Spezifität) einer Recherche:*
  Anteil der aufgefundenen relevanten Studien einer Suchstrategie im Verhältnis zu allen aufgefundenen (relevanten und irrelevanten) Studien, ausgedrückt als Prozentsatz. Sie ist ein Maßstab dafür, inwieweit irrelevante Studien durch die Suche ausgeschlossen werden können. S. auch *Sensitivität einer Recherche*
- *Prognose:*
  der wahrscheinliche Verlauf oder Endpunkt einer Krankheit. Prognostische Faktoren sind Patienten- oder krankheitsspezifische Charakteristika, die den Verlauf beeinflussen. Eine gute Prognose bedeutet eine geringe Rate an ungünstigen Ereignissen, eine schlechte Prognose bedeutet eine hohe Rate an ungünstigen Ereignissen. S. auch *Ausgangsrisiko*
- *Publikationsbias:*
  Biasform in Reviews, die auftritt, wenn zwischen der Wahrscheinlichkeit, dass eine Studie publiziert wird, und der statistischen Signifikanz ihrer Ergebnisse ein Zusammenhang besteht. So ist z. B. die Wahrscheinlichkeit für die Publikation einer Studie geringer, wenn sie die Unwirksamkeit einer Intervention nachweist. Reviewer sollten alle Anstrengungen unternehmen, um solche negativen Studien aufzuspüren. Andernfalls können sich die Schlussfolgerungen über den Wert der Intervention verzerren. Mit Hilfe von Funnel-Plots lässt sich die Anwesenheit von Publikationsbias und anderen Biasformen in einem Review explorieren.
- *Punktschätzer des Effekts:*
  der in einer Stichprobe beobachtete Effekt einer Intervention. S. auch *Konfidenzintervall* (CI)
- *qualitative Forschung:*
  Forschung, die sich mit der subjektiven Welt befasst und Einblicke in soziale, emotionale und empirische Phänomene im Gesundheits- und Sozialwesen gewährt. Die Qualität und Aussagekraft von Reviews lässt sich durch Berücksichtigung von qualitativen Forschungsergebnissen verbessern.
- *Qualität einer Studie (methodische Qualität):*
  bezieht sich auf das Bemühen in einer Studie, Bias zu minimieren. Um die Qualität zu bewerten, können Merkmale des Designs, der Durchführung und der statistischen Analyse einer Studie herangezogen werden. Diese determinieren die Glaubwürdigkeit (Validität) der Studienergebnisse.

- *quasi-experimentelle (quasi-randomisierte) Studie:*
Begriff, mit dem bisweilen eine Studie beschrieben wird, in der die Zuteilung der Teilnehmer zu den verschiedenen Gruppen wie in einer experimentellen Studie kontrolliert wird, das Zuteilungsverfahren aber keine echte Randomisierung (mit verdeckter Zuteilung) darstellt (etwa Verwendung des Geburtsdatums oder gerader/ungerader Tage bei Einschluss). Der Begriff „quasi-randomisiert" ist irreführend. Studien mit dieser Zuordnungsform sollten mit Vorsicht interpretiert werden, da ein wesentliches Qualitätskriterium nicht erfüllt wird.

- *Random-Effects-Modell:*
statistisches Modell zur Zusammenfassung von Ergebnissen, bei dem Effektunterschiede zwischen den untersuchten Populationen berücksichtigt werden. In der Bewertung der Unsicherheit der Ergebnisse fließt daher nicht nur die Variation ein, die innerhalb der einzelnen Studien, sondern auch die Variation, die zwischen den Studien beobachtet wurde. S. auch *Fixed-Effect-Modell*

- *Randomisierung (mit verdeckter Zuteilung, „concealed allocation"):* zufällige Zuteilung der Studienteilnehmer zu zwei oder mehr alternativen Gruppen, etwa durch computergenerierte Zufallszahlen, mit denen die Zuteilungsfolge erstellt wird. Dadurch wird gewährleistet, dass alle Teilnehmer eine zuvor festgelegte (sehr häufig gleiche) Chance haben, einer der beiden (oder mehr) Interventionen zugeteilt zu werden. Damit versucht man sicherzustellen, dass die Gruppen hinsichtlich bekannter wie auch unbekannter und nicht gemessener Confounding-Variablen ausgeglichen sind. Die Verdeckung der Zuteilungssequenz bis zum Zeitpunkt der Gruppenzuteilung ist zum Schutz gegen Selektionsbias unabdingbar. Bestehen Vorkenntnisse über die Reihenfolge der Gruppenzuteilung, ist die Entscheidung über die Rekrutierung durch die Untersucher wie auch die Teilnehmer selbst manipulierbar. Eine verdeckte Behandlungszuteilung ist im Gegensatz zur Verblindung fast immer möglich. Randomisierung allein ohne verdeckte Zuteilung schützt *nicht* vor Selektionsbias.

- *randomisierte, kontrollierte Studie (RCT):*
Vergleichsstudie mit zufälliger (verdeckter) Zuteilung der Teilnehmer zu Gruppen mit unterschiedlichen Interventionen und systematischer Nachbeobachtung, um Unterschiede in den Endpunkten zwischen den Gruppen zu untersuchen

- *relatives Risiko (RR) (Risikoverhältnis, Ratenverhältnis):*
Effektmaß für dichotome Daten; beschreibt das Verhältnis zwischen dem Risiko in der experimentellen Gruppe und dem der Kontrollgruppe. Ein RR von 1 bedeutet keinen Unterschied zwischen den Vergleichsgruppen. Bei ungünstigen Endpunkten bedeutet ein RR <1, dass die Intervention das Risiko für diesen Endpunkt verringert. S. auch *Odds Ratio*

- *Review:*
Artikel, in dem die Datenlage aus mehreren Einzelstudien zusammengefasst und Schlussfolgerungen über die Studienergebnisse formuliert werden. Dabei kann es sich um einen systematischen oder nicht-systematischen Review handeln. S. auch *systematischer Review* und *Meta-Analyse*:

- *RevMan:*
Software der Cochrane Collaboration zur Erstellung von Reviews und Meta-Analysen, erhältlich unter http://www.cochrane-net.org/revman

- *Risiko (Anteil oder Rate)*:
  beschreibt den Anteil von Personen in einer Gruppe, bei dem ein bestimmter Endpunkt beobachtet wird. Wenn z. B. in einer Gruppe von 100 Personen 30 Personen einen definierten Endpunkt entwickeln, beträgt das Risiko (Ereignisrate) $\frac{30}{100}$ oder 0,30. S. auch *Odds*
- *Risikodifferenz (RD) (absolute Risikoreduktion, Ratendifferenz)*:
  Effektmaß für dichotome Daten. In einer Vergleichsstudie ist dies die Differenz der Ereignisraten zwischen zwei Gruppen. Der Kehrwert der RD ergibt die Number-Needed-to-Treat (NNT). S. auch *Number-Needed-to-Treat*
- *Selektionsbias (Allocation Bias)*:
  systematischer Unterschied in Prognose und/oder Ausgangsrisiko und Ansprechbarkeit auf die Behandlung zwischen den Gruppen zu Beginn einer Studie. Randomisierung einer großen Patientenzahl (und verdeckte Behandlungszuteilung) schützt vor diesem Bias.
- *Sensitivität („Recall") einer Recherche*:
  Anteil der aufgefundenen relevanten Studien einer Suchstrategie im Verhältnis zu allen relevanten Studien zu einem bestimmten Thema, ausgedrückt als Prozentsatz. Sie ist ein Maßstab für die Vollständigkeit einer Suchstrategie, d. h. ihre Fähigkeit, alle relevanten Studien zu einem bestimmten Thema aufzufinden. Hochsensitive Strategien haben in der Regel einen geringen Grad an Spezifität (Präzision) und umgekehrt. S. auch *Präzision einer Recherche*
- *Sensitivität (richtig-positive Rate) eines Tests*:
  Anteil der Personen, die wirklich erkrankt sind und korrekt als krank identifiziert wurden
- *Sensitivitätsanalyse*:
  Wiederholung der ursprünglichen Analyse mit anderen Annahmen (z. B. zur Studiendurchführung oder zur Studienqualität), um zu überprüfen, wie sich diese Annahmen auf die Ergebnisse der Analyse auswirken. Fehlen für einen systematischen Review in den Primärpublikationen wichtige Details der eingeschlossenen Primärstudien, sollten fehlende oder unklare Angaben von den Autoren beschafft werden. Da dies jedoch nicht immer möglich ist, müssen Reviewer häufig Annahmen über die angewandten Methoden, die Populationen oder die Interventionen machen und die fehlenden Daten mit Schätzungen ergänzen. In solchen Fällen sollte eine Sensitivitätsanalyse durchgeführt werden. In einer Primärstudie mit schlechter Nachbeobachtung kann in einer Sensitivitätsanalyse für die fehlenden Nachbeobachtungen das potenziell beste (z. B. alle nicht erfassten Patienten leben noch) oder das potentiell schlechteste Ergebnis (alle nicht erfassten Patienten sind verstorben) angenommen werden. Alternativ kann man die letzte Endpunkterfassung übernehmen. S. auch *Intention-to-Treat-Analyse* und *Studienabbrüche*
- *Spezifität (richtig-negative Rate) eines Tests*:
  Anteil der Personen, die wirklich nicht erkrankt sind und korrekt als gesund identifiziert wurden
- *statistische Signifikanz*:   siehe *p-Wert*

- *standardisierte mittlere Differenz (SMD):*
  ein Effektmaß für kontinuierliche Daten aus Studien, in denen zur Erfassung eines Endpunktes unterschiedliche Skalen verwendet wurden (z. B. lassen sich Schmerzen auf unterschiedliche Art messen). Die mittlere Differenz wird dividiert durch die geschätzte Varianz innerhalb der Gruppen und ergibt so einen standardisierten Wert ohne Einheiten. S. auch *Effekt*
- *Stichprobe:*
  Personen, die für eine Studie aus einer größeren Gruppe oder Population gezogen wurden
- *Studie:*   siehe *klinische Studie*
- *Studienabbrecher:*
  Teilnehmer oder Patienten, die die Therapie nicht befolgen, die Gruppe wechseln und eine alternative Intervention erhalten, die Studie abbrechen oder der Nachbeobachtung verloren gehen. S. auch *Verlustbias, Intention-to-Treat-Analyse* und *Sensitivitätsanalyse*
- *Summary-ROC (Receiver-Operating-Characteristics)-Kurve:*
  Methode, um die Testeigenschaften eines dichotomen Tests aus mehreren Studien zu beschreiben, wobei die Vierfeldertafeln aus mehreren Studien oder mit unterschiedlichen Schwellenwerten zusammengefasst werden. Die Methode berücksichtigt die Beziehung zwischen der Sensitivität und Spezifität der einzelnen Studien, indem die richtig-positive Rate (Sensitivität) gegen die falsch-positive Rate (1-Spezifität) aufgetragen wird.
- *systematischer Fehler:*   siehe *Bias.*
- *systematischer Review (systematische Übersicht):*
  Sekundärforschung, bei der die Evidenz zu einer klar formulierten Frage zusammengefasst wird. Dazu werden systematische und explizite Methoden verwendet, um relevante Primärstudien aufzufinden, auszuwählen und zu bewerten und ihre Ergebnisse zu extrahieren, zusammenzutragen und darzustellen. Durch Anwendung dieser Methoden wird ein Review zu einer eigenständigen Forschungsarbeit. Er kann, muss aber nicht zwangsläufig eine Meta-Analyse enthalten.
- *Untergruppenanalyse:*
  Auch in a priori festgelegten Unter- oder Subgruppen der Studien können Meta-Analysen durchgeführt werden, die nach Unterschieden in Populationen, Interventionen, Endpunkten und Studiendesigns stratifiziert wurden. Diese Technik erlaubt es Reviewern zu untersuchen, inwieweit die Effekte einer Intervention zwischen verschiedenen Untergruppen variieren.
- *Validität (interne Validität):*
  beschreibt die Wahrscheinlichkeit, inwieweit die Ergebnisse einer Studie die „wahren" Effekte einer Intervention/Exposition wiedergeben, d. h. die Wahrscheinlichkeit, dass die Ergebnisse frei von Bias sind. Die *interne Validität* bezieht sich auf die Integrität des Studiendesigns und ist Voraussetzung für die Anwendbarkeit (externe Validität) der Studienergebnisse. S. auch *externe Validität*

- *Varianz:*
  statistisches Maß für die Streuung von Werten, das sich aus der Abweichung der einzelnen beobachteten Werte vom Mittelwert ergibt. Häufig wird der Kehrwert der Varianz beobachteter Einzeleffekte benutzt, um die Primärstudien in statistischen Analysen, die in systematischen Reviews durchgeführt werden, zu gewichten (z. B. Meta-Analyse, Meta-Regression oder Funnel-Plot-Analyse).

- *Verblindung (Maskierung):*
  bewirkt, dass Studienteilnehmer, Studienleiter, Ärzte/Pflegepersonal und andere an der Studiendurchführung beteiligte Personen und Untersucher der Studienendpunkte keine Kenntnis über die Zuteilung der Studienteilnehmer zu den Interventionen haben. In einfach-blinden Studien wissen nur die Teilnehmer nicht, welche Intervention sie erhalten; in doppelblinden Studien hingegen sind sowohl Teilnehmer als auch Studienärzte/Pflegepersonal etc. verblindet. Bei subjektiven Studienendpunkten ist es in der Regel möglich, Untersucher der Endpunkte zu verblinden, wenn dies bei Teilnehmern und Leistungserbringern nicht der Fall ist. Verblindung schützt gegen Durchführungsbias und Messungsbias und kann auch dazu beitragen, dass die verdeckte Behandlungszuteilung während der Randomisierung adäquat erfolgt. S. auch *Randomisierung*

- *Vergleichsstudie:*
  Studie, in der der Effekt einer Intervention oder Exposition anhand von Vergleichsgruppen bewertet wird. Dabei kann es sich um eine randomisierte kontrollierte Studie, eine Kohortenstudie, eine Fall-Kontroll-Studie etc. handeln.

- *Verlustbias (Attrition Bias):*
  systematische Unterschiede zwischen Studiengruppen, die durch den Ausschluss von Studienteilnehmern oder durch Studienabbrüche (z. B. aufgrund der Nebenwirkungen einer Intervention) hervorgerufen werden. Eine Intention-to-Treat-Analyse und entsprechende Sensitivitätsanalysen, bei denen alle Studienteilnehmer berücksichtigt werden, können dazu beitragen, diese Biasform zu minimieren. S. auch *Intention-to-Treat-Analyse* (ITT) und *Studienabbrüche*

- *Vortest-Wahrscheinlichkeit einer Erkrankung:*
  Schätzung der Wahrscheinlichkeit einer Erkrankung vor der Durchführung des Tests. Sie beruht im Allgemeinen auf der Prävalenz der Erkrankung in einem bestimmten Umfeld (z. B. in der Normalbevölkerung, der Primär- oder Sekundärversorgung, im Krankenhaus etc.). Sind diese Informationen nicht verfügbar, müssen sie ggf. geschätzt werden.

- *Wirksamkeit:*   siehe *Efficacy* und *Effectiveness*

- *Zufallsfehler (Randomfehler oder Stichprobenfehler):*
  beruhen auf zufallsbedingten Abweichungen und führen durch fehlende Präzision zu breiten Konfidenzintervallen um den Punktschätzer. Die Breite des Konfidenzintervalls spiegelt die Größe des Zufallsfehlers bzw. der Ungenauigkeit wider. S. auch *p-Wert*

Sachverzeichnis

A

ARR (absolute Risikoreduktion;
  s. auch Risikodifferenz)   124
Ascertainment Bias (s. Messungsbias)   39, 124,
  129
Attrition Bias (s. Verlustbias)   39–43, 124
Aufbau des Buches   6–7
Ausgangsrisiko   124
– und klinische Anwendung
  der Ergebnisse   73–76

B

Beobachtungsstudie   19, 124
Bias (systematischer Fehler)   124
– Definition   124
– Durchführungsbias (performance
  bias)   39–43, 125, 132
– Endpunkte und Bias   38–43
– Intervention und Bias   38–43
– und Literatursuche   22, 29
– Messungsbias (measurement bias)   39, 124,
  129
– Populationen und Bias   38–43
– Publikationsbias   34, 65–66, 132
– und Qualitätsbewertung   38–43
– Qualität von Studien und Bias   38–43
– Randomisierung und Bias   39–43
– Selektionsbias   39–43, 134
– und Studiendesign   16
– Verlustbias   39–43, 124, 136
Bibliothek, Cochrane Library   82–84
binäre Daten
– Effektmaße   53
– Genauigkeitsmaße   114–117
Boole'sche Logik / Algebra   25–27
– Definition   124

C

CDSR (Cochrane Database of Systematic
  Reviews)   3, 82
CENTRAL Datenbank (Cochrane Central
  Register of Controlled Trials)   24
Checkliste
– Entwicklung von, Studienqualität   37–40
– Reliabilität, Studienqualität   45–46
– Zuverlässigkeit, Studienqualität   45
Chi-Quadrat-Test   56–58
CI (Konfidenzintervall)   52, 128

CINAHL (Cumulative Index to Nursing
  and Allied Health Literature)   24
Cochrane
– CDSR (Cochrane Database of Systematic
  Reviews)   3, 82
– Central Register of Controlled Trials
  (Cochrane CENTRAL Datenbank)   24
– Collaboration   5
– – Definition   124
– CRGs (Cochrane Review Groups) Output   4
– Library   82–84
– Reviews   82
concealment (s. auch Randomisierung)   133
conference papers index   24
confounding (Störgrößen)   40–43
– Definition   125
– in Studien zu Risiken und
  Nebenwirkungen   93–95
control event rate (s. experimental
  event rate)   124
CRGs (Cochrane Review Groups) Output   4

D

DARE (Database of Abstracts of Reviews
  of Effects)   3, 82
Daten
– binäre Daten
– – Effektmaße   53
– – Risikodifferenz für binäre Daten   53
– kontinuierliche, Definition   128
– tabellarische Darstellung   50–55
Datenbank (s. auch Literatursuche)
– CINAHL (Cumulative Index to Nursing
  and Allied Health Literature)   24
– Cochrane CENTRAL Datenbank   24
– conference papers index   24
– EMBASE (Excerpta Medica Datenbank)   24
– Literatursuche, Auswahl der
  Datenbanken   23–25
– MEDLINE-Datenbank   24
– MIDIRS-(midwives information
  and resource service)-Datenbank   24
– NHS EED (NHS economic evaluation
  database)   24
– Psycinfo-Datenbank   24
– Register laufender Forschungsarbeiten   24
– SIGLE-Datenbank (System for Information
  on Grey Literature)   24
diagnostische Tests, Studien
  zur Testgenauigkeit   108–118
dichotome Daten, Definition
  (s. auch binäre Daten)   125
DIMDI (Deutsches Institut für Medizinische
  Dokumentation und Information)   23

Dokumentation (s. auch Daten)   50–55
Durchführungsbias (performance
  bias)   39–43
– Definition   125, 132

E

effectiveness (s. Wirksamkeit)   80–88
Effekt
– binäre Daten, Effektmaße   53
– Definition   125
– Fixed-Effekt-Modell   57–58
– Gesamteffekt   50
– Punktschätzer eines Effekts   52–54, 132
– Random-Effekt-Modell   57–58
– Rechnung eines Effekts   52
– Richtung   54–55
– tabellarische Darstellung   50–55
– Therapieeffekt   125
Effektgröße, Definition   125–126
Effektmaß   53
– Definition   125
Effektschätzer   53
– Definition   125
efficacy (Wirksamkeit unter idealen
  Bedingungen)   125
Effizienz (efficiency)
– cost-effectiveness   17
– Definition   126
Einstufungen von Praxis-
  empfehlungen   70–73
elektronische Datenbanken
  (s. auch Literatursuche)
EMBASE (Excerpta Medica Datenbank)   24
Empfehlungen (s. auch Ergebnisse,
  Interpretation von)
– Einstufungen   70–73
Endpunkte
– Auswahlkriterien für Studien   31–32
– und Bias   38
– Definition   126
– NNT (Number Needed to Treat)
  für binäre Endpunkte   53
– und Qualität von Studien zu Risiken
  und Nebenwirkungen   93–96
– und strukturierte Frage   10–13
– in Studien zur klinischen
  Wirksamkeit   81–82, 99
– Surrogatendpunkte   16
– Variationen von Endpunkten
  und strukturierten Fragen   11–16
Ereignisrate   53
– Definition   126
– experimentelle Gruppe   53, 126
– Kontrollgruppe   53, 126

Ergebnisse
– Aussagekraft   66–69
– Empfehlungsstärken   70–72
– *Funnel*-Plot   65–66
– Interpretation von   64–77
– – Genauigkeitsstudien   117–119
– – Studien zu Risiken
   und Nebenwirkungen   96–97
– klinische Umsetzung / Anwendung   73–75
– – zu Studien zu Risiken
   und Nebenwirkungen   96–97
– Praxisempfehlungen   70–72
– Prognose und klinische Anwendung
   der Ergebnisse   73–75
– Wirksamkeitsstudien   85–88
evidenzbasierte Medizin   3
– Definition   126
Evidenzbericht
– klinische Heterogenität   56–58
– tabellarische Darstellung   50–55
Evidenzstufen
– und Empfehlungsstärken   70–73
– und Studiendesign   18–19
Evidenzzusammenfassung   50–63, 95–96,
   104–106, 114–117
– klinische Heterogenität   59–61
– Meta-Analyse   57–58
– methodische Heterogenität   61–62
– Studien zur klinischen Wirksamkeit   104–106
– Studien zu Risiken und Nebenwirkungen   95–96
– und Testgenauigkeit   114–117
– ungeklärte Heterogenität   62
– Wirksamkeitsstudien   85–88
experimental event rate (control
   event rate)   124
experimentelle Studie   18
– Definition   126
Exposition (*s. auch* Interventionen)
– Definition   126
– und Qualität von Studien zu Risiken
   und Nebenwirkungen   93–96
– und strukturierte Frage   10–13
externe Validität, Definition   127

G

Fall-Kontroll-Studie   19
– Definition   127
Fallberichte   19
Fallserie   19
Fallstudien
– Bewertung von Reviews   80–119
– therapeutische Wirksamkeit   98–107
– Reviews zur Testgenauigkeit   108–118

Fixed-Effekt-Modell   57–58
– Definition   127
Forest Plot   52, 54–55
– und Aussagekraft der Ergebnisse   67
– Definition   127
– in Meta-Analysen   58
– und Studienheterogenität   54–56
– und Testgenauigkeit   114, 117
freie Frage (*s. auch* strukturierte Frage)   11–13
Funnel-Plot
– Definition   127
– Ergebnisse   65–66

H

Genauigkeitsmaße   114–117
– Definition   127
Gesamteffekt   50
gewichtete mittlere Differenz, Definition   127
Glossar   123–135
Goldstandard-Test (*s. auch* Referenzstandard)
graue Literatur, Suche nach   28–29

F

Hazard Ratio, Definition   127
Health Technology Assessment (*s.* HTA)   4, 82,
   84, 127
Heterogenität
– und Aussagekraft   66–69
– Definition   128
– und diagnostische Test-
   genauigkeit   114–117
– Forest Plot und Studienhetero-
   genität   54–56
– klinische (*s. dort*)   54–56, 59–61
– Meta-Analyse   62
– methodische (*s. dort*)   56–57, 61–62, 66–69
– ungeklärte (*s. dort*)   62
– Untersuchung von   54–57
Homogenität (*s.* Heterogenität)
HTA (Health Technology Assessment)
   Database   4, 82, 84
– Definition   127

I

Identifizierung und Bewertung systematischer
   Reviews, Fallstudie 1   80–88
intention-to-treat-(ITT)-Analyse   40–43
– Definition   128
interne Validität, Definition   127, 135

Internetrecherche / Internetseiten   3–4, 29
– Leitlinien, Internetquellen   4
Interpretation von Ergebnissen
   (*s. auch* Ergebnisse)
Interventionen / Exposition
– Auswahlkriterien für Studien   31–32
– und Bias   38–43
– Definition   128
– klinische Relevanz   73–74
– in Studien zur klinischen Wirk-
   samkeit   81–82, 99, 101
– Variationen von Interventionen
   und strukturierten Fragen   11–16
ITT (intention-to-treat)-Analyse   40–43, 128

K

klinische
– Anwendung von Ergebnissen
– – Studien zu Risiken
   und Nebenwirkungen   96–97
– – Studien zur klinischen
   Wirksamkeit   105–107
– – Studien zur Textgenauigkeit   117–119
– – Wirksamkeitsstudien   85–88
– Heterogenität   54–57, 59–61
– – Evidenzbericht   56–58
– – Heterogenität   59–61
– Studie, Definition   128
Kohortenstudie   19
– Definition   128
Konfidenzintervall (CI)   52
– Definition   128
kontrollierte klinische Studie, Definition   129
Kosteneffektivität   17
Kosten-Nutzen-Analyse   129

L

Leitlinien   3–4
– Definition   129
– Empfehlungsstärken   70–72
– Ergebnisse, Interpretation von
   (*s. dort*)   70–72
– Internetquellen   4
Likelihood Ratio (LR) / Wahrscheinlichkeits-
   verhältnis   114–117, 119
– Definition   129
Literatur   122
– Qualität der Literatur bewerten   37–49
– relevante Literatur identifizieren   22–36
– SIGLE-Datenbank (System for Information
   on Grey Literature)   24

Literaturstellen, Management   30
Literatursuche (*s. auch* Datenbanken)
– Auswahl der Datenbanken   23–25
– Bias und Literatursuche   22, 29
– graue Literatur   28–29
– für laufende Forschungsarbeiten   29
– Management von Literaturstellen   30
– Präzision einer Recherche   28
– professionelle Unterstützung   30
– Publikationsbias   34, 132
– Sensitivität einer Suche   25
– Strategien   22–23
– Studien zur klinischen Wirksamkeit   82–84, 99–100
– Studien zu Risiken und Neben-
  wirkungen   91–92
– Studien zur Testgenauigkeit   110
– Studienauswahl   31
– Studiendesigngitter   28
– Verknüpfungen von Such-
  begriffen   25, 101–102
Literaturverwaltungsprogramme   30
LR (Likelihood Ratio) / Wahrscheinlichkeits-
  verhältnis   114–117, 119, 129

M

Maskierung (*s.* Verblindung)   40–43, 136
medikamentöse Behandlung
– Bewertung von Reviews   80–88
– Wirksamkeitsstudien   98–107
MEDLINE-Datenbank   24
Mehrfachpublikationen   34
MeSH (Medical Subject Headings)   25, 27
– Definition   129
Messungsbias (measurement bias)   39, 124
– Definition   129
Meta-Analyse   2, 56–58
– Definition   129
– und diagnostische Test-
  genauigkeit   114–117
– Evidenzzusammenfassung   57–58
– Forest Plot in Meta-Analysen   58
– Heterogenität   62
– – ungeklärte   62
Meta-Regression   61–62
– Definition   129
methodische
– Heterogenität   56–57, 61–62
– – und Aussagekraft von Ergebnissen   66–69
– – Evidenzzusammenfassung   61–62
– – Studiendesign und   56, 61–62
– Qualität einer Studie
– – und Aussagekraft von Ergebnissen   66–69
– – und Studiendesign   17–19

MIDIRS-(midwives information and
  resource service)-Datenbank   24
mittlere Differenz
– Definition   129
– gewichtete   127
multivariate Analyse, Definition   130

N

Nachtest-Wahrscheinlichkeit   117–119
– Definition   130
Nebenwirkungen (*s. auch* Risiken)   90–91
– Definition   130
negativer prädiktiver Wert, Definition   130
NHS EED (NHS economic evaluation
  database)   24
NNH (Number Needed to Harm)   97
– Definition   130
NNT (Number Needed to Treat)   53
– für binäre Endpunkte   53
– Definition   131
– klinische Anwendung   74–75
Normalverteilung, Definition   130
Nullhypothese, Definition   130

O

Odds, Definition   131
Odds Ratio (OR) für diagnostische
  Tests   53–54
– Definition   125, 131
ökonomische Evaluation, Definition   131
OR (*see Odds* Ratio)   53–54, 125, 131

P

Performance Bias (Durchführungs-
  bias)   39–43
– Definition   125, 132
pharmakologische Behandlung
– Bewertung von Reviews zur   80–88
– Wirksamkeitsstudien   98–107
Population
– Auswahlkriterien für Studien   31–32
– und Bias   38
– und strukturierte Frage   10–13
– in Studien zur klinischen
  Wirksamkeit   81–82, 99
– Testgenauigkeit   109
– Variationen von Population und strukturierte
  Fragen   11–16

positiver prädiktiver Wert, Definition   132
Post-hoc-Analyse   59–60
Power   107
– Definition   132
präventive Maßnahmen, Bewertung
  von Studien über Risiken von   89–97
Präzision
– eines Effektes (*s.* Zufallsfehler)   136
– einer Recherche   28
– – Definition   132
Prognose
– Definition   132
– und klinische Anwendung
  der Ergebnisse   73–75
prospektives Studiendesign   94–95
Psycinfo-Datenbank   24
Public-Health-Maßnahme, Fallstudie 2   89–97
Publikationsbias   34, 65–66
– Definition   132
– Literatursuche   34
– und Sprache   34–35
Punktschätzer eines Effekts   52–54
– Definition   132
p-Wert / statische Signifikanz, Definition   131

Q

Qualität von Studien / qualitative Forschung
– und Aussagekraft von Ergebnissen   66–69
– und Bias   38–43
– Definition   132
– Entwicklung von Checklisten   37–40
– methodische Qualität einer Studie
  und Aussagekraft von Ergebnissen   66–69
– Studien zur klinischen Wirksamkeit   84–87, 102–104
– Studien zu Risiken und Neben-
  wirkungen   93–96
– und Studiendesign   17–19
– und Testgenauigkeit   111–114
– und unterschiedliche Studiendesigns   43–45, 46–48
– Verwendung der Qualitätsbewertung   46–48
– Zuverlässigkeit einer Checkliste   45
quasi-experimentelle Studie, Definition   133
Quellen   3
– Leitlinien, Internetquellen   4
Querschnittsstudie   19

Sachverzeichnis

R

Random-Effekt-Modell   57–58
– Definition   133
Randomfehler, Definition
  (s. Zufallsfehler)   136
randomisierte kontrollierte Studie
  (s. auch Design)   18
– Definition   133
Randomisierung / concealment
– und Bias   39–43
– Definition   133
Ratendifferenz (s. auch Risikodifferenz)
– Definition   134
Ratenverhältnis (s. auch relatives Risiko, RR)
– Definition   133
RD (s. Risikodifferenz)   74
Recherche (s. auch Literatursuche)   28
Referenzstandard
– und Studienqualität   111–114
– und Testgenauigkeit   109
Register laufender Forschungsarbeiten   24, 29
relatives Risiko (RR)   53–54
Reliabilität einer Checkliste,
  Studienqualität   45–46
Reviewfragen formulieren   10–21
Reviews zur Testgenauigkeit,
  Fallstudie 4   108–119
Reviews, systematische (s. systematische
  Reviews)
RevMan-Software, Definition   133
Richtung eines Effekts   52
Risiken und Nebenwirkungen,
  Fallstudie   89–97
Risiken und Nebenwirkungen, Studien zu
– Evidenzzusammenfassung   95–96
– Literatursuche   91–92
– Qualitätsbewertung   93–96
– strukturierte Fragen   89–97
Risiko
– Definition   134
– relatives (RR)   53–54
Risikodifferenz (RD) und klinische Anwendung
  der Ergebnisse   74
Risikodifferenz (RD)
– für binäre Daten   53
– Definition   134
Risikoreduktion, absolute
  (ARR; s. auch Risikodifferenz)   124
Risikoreduktion, absolute, Definition   134
Risikoverhältnis (s. auch relatives Risiko, RR)
– Definition   133
RR (relatives Risiko)   53–54

S

Science Citation Index   24
Selektionsbias   39–43
– Definition   134
Sensitivität
– einer Suche   25
– eines diagnostischen Tests   114–116
Sensitivitätsanalyse   41–42, 56
SIGLE-Datenbank (System for Information
  on Grey Literature)   24
SMD (standardisierte mittlere Differenz),
  Definition   135
Spezifität (Präzisision) einer Recherche   28
– Definition   134
Sprache und Publikationsbias   34–35
standardisierte mittlere Differenz (SMD),
  Definition   135
statistische Signifikanz / p-Wert,
  Definition   131
Stichprobe, Definition   135
Stichprobenfehler, Definition
  (s. Zufallsfehler)   136
Störgrößen (s. Confounding)   93–95, 125
strukturierte Frage   10–20
– Fragekomponenten   10–13
– Modifikation   20
– für Studien zur klinischen Wirksamkeit   99
– Studien zu Risiken und Neben-
  wirkungen   90–91
– und Studiendesign   10–13, 16–19
– Testgenauigkeit   109
– und Unterschiede zwischen Studien   11–16
strukturierte Fragen in Studien
  zur klinischen Wirksamkeit   81–82
Studienabbrecher   41–43
– Definition   135
Studienauswahl
– Kriterien für   31–33
– Literatursuche   31–33
Studiendesign
– und Aussagekraft der Ergebnisse   66–69
– Auswahlkriterien für Studien   31–33
– und Empfehlungsstärken   70–73
– Evidenzstufen und Studiendesign   18–19
– Literatursuche, Studiendesignfilter   28
– und methodische Heterogenität   56, 61–62
– methodische Qualität und Studien-
  design   17–19
– prospektiv   94
– Qualität von Studien und unterschiedliche
  Studiendesigns   43–45, 46–48
– und strukturierte Frage   10–13, 16–19
– Studien zur klinischen Wirksamkeit   101–102
– für Studien zu Risiken und
  Nebenwirkungen   93–95

– Studientypen   17–19
– Suchfilter   28
– und Testgenauigkeit   111–114
– Wirksamkeit und Studiendesign   17
Studienheterogenität, Forest Plot und   54–56
Studienqualität (s. Qualität von
  Studien)   17–19, 37–48, 66–69, 84–87,
  93–96, 102–104
Subgruppen- / Untergruppenanalyse   59–61
– und Aussagekraft der Ergebnisse   67–69
– Definition   135
– und Testgenauigkeit   114, 117
Suchfilter, Studiendesign   28
Summary-ROC-Kurve, Definition   135
Surrogatendpunkte   16
systematische Reviews
– Cochrane Database of Systematic
  Reviews (CDSR)   3
– Eigenschaften   2
– Erstellung   5–6
– und Evidenzzusammenfassung (s. dort)
– zur klinischen Wirksamkeit   80–88, 98–107
– und Literatursuche (s. dort)
– kritische Bewertung   3–4
– Quellen   3
– strukturierte Fragen (s. dort)
– Studien zu Risiken und Neben-
  wirkungen   89–97
– Studien zur Testgenauigkeit   108–118
– und Studienqualität (s. dort)
systematischer
– Fehler (s. auch Bias)
– – Definition   135
– Review (systematische Übersicht),
  Definition   135

T

tabellarische Darstellung der Daten   50–55
Testgenauigkeit, Reviews / Studien zur
  (Fallstudien)   108–118
– Evidenzzusammenfassung   114–117
– Fallstudie 4   108–119
– Interpretation der Ergebnisse   117–118
– Literatursuche   110
– strukturierte Fragen   109
– Studienqualität   111–114
Tests, diagnostische, Studien zur
  Testgenauigkeit   108–118
therapeutische
– Interventionen
– – Bewertung von Reviews   80–88
– – Wirksamkeitsstudien   98–107
– Wirksamkeit (s. auch Wirksamkeit)   80–88
Therapieeffekt, Definition   125

U

Übersichtsartikel (*s. auch* systematische Reviews)
ungeklärte Heterogenität, Evidenzzusammenfassung 62
Untergruppenanalyse
(*s.* Subgruppenanalyse) 59–61, 67, 114, 117, 135

V

Validität
– externe, Definition 127
– interne, Definition 127, 135
– und Studienqualität (*s. dort*)
Varianz, Definition 136

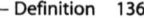

Verblindung / Maskierung 40–43
– Definition 136
verdeckte Zuteilung 40–43
Vergleichsstudie, Definition 136
Verknüpfungen von Suchbegriffen, Literatursuche 25, 101–102
Verlustbias 39–43
– Definition 136
Vorher-Nachher-Studie 19
Vortest-Wahrscheinlichkeit einer Erkrankung, Definition 136

W

Wahrscheinlichkeitsverhältnis
(*s. auch* likelihood Ratio) 114–117, 119, 129
Wirksamkeit (effectiveness) / Wirksamkeitsstudien
– Bewertung von Reviews zur 80–88

– Definition 136
– kritische Bewertung von Reviews zu 81–88, 98–107
– medikamentöse Behandlung 98–107
– und Studiendesign 17
– einer Therapie, Fallstudie 3 98–107
– unter Alltagsbedingungen 125
– unter idealen Bedingungen (efficacy) 125

Z

Zufallsfehler (Präzision eines Effektes), Definition 136
Zuteilung, verdeckte 40–43

MIX
Papier aus verantwortungsvollen Quellen
Paper from responsible sources
FSC® C105338

If you have any concerns about our products,
you can contact us on
ProductSafety@springernature.com

In case Publisher is established outside the EU,
the EU authorized representative is:
Springer Nature Customer Service Center GmbH
Europaplatz 3, 69115 Heidelberg, Germany

Printed by Libri Plureos GmbH
in Hamburg, Germany